BESTSELLER

Eduard Estivill, natural de Barcelona, es especialista en pediatría y neurofisiología clínica. Desde 1989 dirige la Clínica del Sueño Estivill, del USP Institut Universitari Dexeus de Barcelona, y es coordinador de la Unidad del Sueño del Hospital General de Catalunya. Es autor de más de doscientos artículos sobre los trastornos del sueño en publicaciones científicas nacionales e internacionales, y de más de una veintena de libros de divulgación sobre medicina del sueño y buenos hábitos, entre los que destacan *Duérmete, niño*, *¡A comer!*, *Método Estivill: guía rápida*, *Recetas para dormir bien*, *Dormir bien para vivir más* o *Pediatría con sentido común para padres y madres con sentido común*, escrito en colaboración con el Dr. Gonzalo Pin. Sus libros han vendido más de tres millones de ejemplares en todo el mundo.

Para más información visite la página web: www.doctorestivill.com

Gonzalo Pin, natural de Valencia, inició su carrera profesional en Unidades de neonatología para posteriormente coordinar los Servicios de Pediatría del Hospital de la Cruz Roja (1987-1989), Hospital San Juan de Dios (1989 a 1992) y Hospital Quirón (1992-1996) de la ciudad de Valencia. Completó sus estudios médicos con un máster en Terapia de Modificación de Conducta y Medicina del Sueño. Desde 1997 dirige la Unidad Valenciana del Sueño. Ha publicado más de cincuenta artículos relacionados con la pediatría y los trastornos del sueño en niños y es miembro activo de diversas sociedades científicas. Asimismo, es autor de los libros *Durmiendo como un niño* y *Cuando no quieren dormir*.

Biblioteca

Dr. EDUARD ESTIVILL
Dr. GONZALO PIN

Pediatría con sentido común
para padres y madres con sentido común

DEBOLS!LLO

ÍNDICE

PRÓLOGO DE LOS DOCTORES
EDUARD ESTIVILL Y GONZALO PIN

PRIMERA PARTE
CÓMO MADURA, CRECE Y EVOLUCIONA VUESTRO HIJO
DESDE QUE NACE HASTA LA ADOLESCENCIA

11

APÉNDICES
LOS RESÚMENES: TODO A LA VISTA, TODO FÁCIL

PRÓLOGO DE LOS DOCTORES EDUARD ESTIVILL Y GONZALO PIN

De pediatras a padres. O de pediatras a abuelos, a cuidadores y educadores. Así queremos que sea este libro: directo, práctico y muy, muy claro en sus ideas. Para los papás que acabáis de tener un hijo, para aquellos que esperáis tenerlo y para los que disfrutáis y sufrís todos los días educando a vuestro hijo, todavía niño o ya adolescente. Todos los que estamos en contacto con niños y queremos lo mejor para ellos podemos beneficiarnos de lo que contamos a lo largo de estas páginas.

Así, desde el máximo rigor científico, hemos intentado explicar de forma sencilla todos los aspectos que necesitáis saber sobre vuestros hijos y nietos para poder cuidarlos y educarlos con equilibrio y salud. Nuestra intención ha sido trasladar a un lenguaje accesible los conocimientos más actualizados sobre los cuidados y la educación que debe recibir un niño desde que nace hasta el final de la adolescencia; abordar su desarrollo físico y psíquico, su formación según determinados valores y un repaso exhaustivo a los problemas médicos más frecuentes en estas etapas de la vida. De hecho, para lograr una mejor comprensión de los numerosos aspectos que tratamos, en estas páginas hablamos de los niños en función de su edad, en períodos de meses y años que cubren desde el primer día hasta los 18 años.

Siguiendo la línea de nuestras anteriores publicaciones, el sentido común y los conocimientos científicos son los pilares de este libro.

Nuestro objetivo es que se convierta en una herramienta de gran utilidad para millones de padres y madres. Porque nos hace felices poder facilitar a los papás y las mamás la difícil labor de sacar adelante a su hijo. Con sentido común, seguridad, rigor y amor, por supuesto.

Dr. EDUARD ESTIVILL

Dr. GONZALO PIN

CÓMO MADURA, CRECE Y EVOLUCIONA VUESTRO HIJO DESDE QUE NACE HASTA LA ADOLESCENCIA

LO QUE VA APRENDIENDO Y CÓMO ESTIMULARLO
SU ALIMENTACIÓN
LAS SEÑALES DE ALARMA
LOS PROBLEMAS DE SALUD MÁS FRECUENTES

1

LLEGAMOS A CASA:
DE LA PRIMERA SEMANA AL PRIMER MES
UNA NUEVA VIDA... PARA TODOS

El amor está en el aire, a la par con unas incipientes ojeras y, sí, vamos a decirlo, una expresión, a medio camino entre la sorpresa y la felicidad, que os delata: ya sois padres. Habéis pasado de estar esperando a que naciera a compartir piso con, probablemente, la persona más importante de vuestra vida, vuestro hijo. Y, lo sentimos, pero este nuevo inquilino no llega en igualdad de condiciones: es el rey de la casa. ¿O aún no?

Bueno, hay mucho que decir respecto a la llegada de un bebé. Sin duda es el rey en cuanto a que os necesita para adaptarse a la dureza de un mundo tan distinto, en ritmos y comodidades, al que gozaba en el vientre materno. Depende de vosotros para alimentarse, dormir, mantenerse sano y aprender todo lo que le servirá en la vida, incluido el amor. Sin embargo, la atracción incondicional hacia vuestro bebé no es siempre inmediata. No os preocupéis si necesitáis algún tiempo para quererlo como al rey de la casa. Es decir, hay padres que empiezan a adorar a su hijo cuando no es más que un *garbancito* o una *lentejita*, pero también los hay que, como unos buenos amigos aseguran, no sabrán si el pequeño les caerá bien hasta que compartan vida con él.

El atento cuidado del bebé y la sensación de crear una vida de familia son las dos inquietudes que están en primer plano de esta nueva vida como padres. Y quizá quede mal decirlo desde un libro, pero ni para una ni para otra inquietud existen fórmulas que funcionen al cien por cien. Al igual que no hay dos personas idénticas, tampoco existen soluciones eficaces para que el proceso de ser papás roce la perfección. Pero hablemos un poco de estas preocupaciones, a ver si podemos aligerarlas un poco.

Para el bebé, la llegada a este mundo —el parto y un nuevo medio más incómodo que el vientre materno— es probablemente su primera experiencia intensa, pero para los padres no lo es menos. Tras meses de preparativos, y el paso por el hospital, tú, madre, aún recuperándote, y tú, padre, tratando de acompañarla en el a veces difícil posparto, os encontráis con un bebé en los brazos que requiere atención y cuidados durante gran parte de las 24 horas del día. Las rutinas cotidianas deben adaptarse a las necesidades de esta nueva personita, y todos, padres y madres, queréis, lógicamente, estar a la altura más allá incluso de lo puramente práctico y aun cuando no se trate del primer hijo que traéis al mundo. Sin embargo, es importante no obsesionarse con cumplir a la perfección este cometido —sois humanos—, ni con establecer casi de inmediato lazos afectivos con el bebé. En ocasiones esos vínculos (algo que los especialistas han llamado *bonding*, en inglés) pueden tardar tiempo en crearse y consolidarse. La paciencia será clave, pero, evidentemente, existen maneras de crear y reforzar ese lazo afectivo.

Lo primero de todo es preguntarse qué supone ser un buen padre o una buena madre. En esto también, como casi en todo, no hay patrones ni reglas fijas. Para vosotros, padres, presenciar el parto constituye, sin duda, una emoción sin igual, y ayudará a que desde ese mismo instante sintáis una atracción por el bebé. Pero, si por el motivo que fuera, no os es posible estar presentes, no penséis que habéis perdido la oportunidad de ser buenos progenitores. Os aguarda un largo camino para establecer y alimentar esa conexión emocional y afectiva con el recién llegado. Él también la necesita.

De igual modo, durante los primeros minutos y las primeras horas de vida el contacto entre vosotras, madres, y vuestro pequeño hará que empecéis a «conoceros» o, mejor dicho, a «reconoceros» en esta nueva situación en la que os encontráis: separados físicamente pero pudiendo veros, tocaros y escucharos mutuamente por primera vez. Esos primeros momentos juntos, llenos de emoción, serán la semilla de una relación fundamental en lo afectivo, así que es importante que podáis vivirlos con tranquilidad, sin presiones. Pero si las circunstancias no permiten que tengas a tu bebé en brazos nada más nacer (por ejemplo, si por algún motivo debe permanecer en observación o en la incubadora), no desesperes ni te sientas en ningún momento culpable. Pronto podréis estar juntos. De hecho, no existen pruebas científicas de que ese retraso pueda repercutir en vuestra relación futura. Quédate, pues, tranquila.

En estos primeros meses, tanto si decides dar el pecho a tu bebé como si recurres al biberón, cada toma será una excelente excusa para que os exploréis mutuamente, para observar cada reacción y movimiento del pequeño, sus gestos, su expresión, su mirada, los sonidos que emite... Y verás cómo él explora también los tuyos, cómo reacciona ante el contacto físico, te mira, escucha tu voz... Busca, por tanto, un ambiente adecuado para hacerlo, lejos de ruidos, relajado... (y si durante las primeras semanas tenéis que restringir las visitas de amigos o familiares al hospital o a casa, adelante). Los dos os sentiréis más a gusto para reconoceros.

Los primeros días de un bebé están repletos de nuevas experiencias: comer, que le vistan, que le cambien el pañal, el primer baño a los pocos días de nacer... Como padres, los dos os encargaréis de satisfacer todas estas necesidades, pero tan importante como eso es que el pequeño se sienta querido y protegido en todo momento. El contacto físico será un vehículo fundamental de vuestro cariño. Con vuestras caricias conseguiréis que se sienta arropado, y al mismo tiempo estaréis fomentando que empiece a tomar conciencia de su propio cuerpo. Los masajes dados de forma regular son otro método para entrar en contacto, piel con piel, con el pequeño. Le relajarán, le aportarán una sensación de bienestar y, con el tiempo, contribuirán a su buena salud física y emocional. Y no sólo eso: serán la excusa para disfrutar de otro momento juntos. Porque cualquier circunstancia es buena para cogerlo y abrazarlo. Pegado al pecho, sentirá los latidos de vuestro corazón, y vosotros sentiréis los suyos.

Tan importante como acariciar al recién nacido es hablarle a menudo en un tono dulce y amable; al sentir vuestra voz se irá familiarizando con ella. Y, aunque resulte increíble, también es fundamental mirarse. Si entre los adultos el contacto visual directo es muestra de seguridad y compromiso, mirar a vuestro bebé a los ojos os infundirá ternura y hará que el vínculo entre vosotros se fortalezca. Y una vez más, paciencia: el pequeño no siempre os corresponderá y sostendrá la mirada; necesita su tiempo para aprender a mirar, para comprender, en definitiva, a quiénes está viendo.

CUIDADO CON LA DEPRESIÓN POSPARTO: DÉJATE AYUDAR

Un parto es una vivencia física y emocional realmente extenuante aun cuando todo salga bien y discurra en muy poco tiempo. Tras tener a tu bebé, es normal que te sientas agotada tanto física como psíquicamente. Por no hablar de los desajustes hormonales que suelen producirse, con mayor o menor intensidad, y que afectarán a tu estado de ánimo. Es lo que se conoce como *melancolía de la maternidad*. Pero no te preocupes: lo más habitual es que se prolongue sólo durante los 10 días siguientes al parto. Así que concédete un tiempo. Y no dudes en aceptar y pedir la ayuda que necesites.

No obstante, ¿se puede aliviar de alguna manera esa fatiga posparto? En primer lugar, tienes que tomar conciencia de que buena parte de esa sensación de abatimiento que te acompaña en estos primeros días es producto de la falta de sueño. Tu bebé necesita alimento cada pocas horas, lo que hace imposible que disfrutes de las reparadoras horas de sueño continuado que necesitas habitualmente. ¿Qué hacer? Muy sencillo: tu ritmo debe adecuarse al del recién nacido, es decir, procura dormir un poco siempre que el niño lo haga. Los adultos que se encuentren en tu círculo más cercano tendrán que echarle un ojo mientras te tomas ese descanso, pues ésa será la manera de que consigas encontrarte cada vez mejor física y emocionalmente.

Procura también hablar de lo que estás experimentando con quienes te rodean, escribe un diario con tus emociones, busca aunque sean 15 minutos al día y dedícatelos por entero a ti misma...

No obstante, si los síntomas se agudizan o se prolongan más allá de 15 días tras el parto, es conveniente que acudas a tu médico para que determine si estás sufriendo una depresión posparto más severa.

Tras el parto, por fin os encontráis cara a cara con vuestro bebé. Preparaos para ser espectadores de los cambios espectaculares que va a ir experimentando ya en el primer mes de vida. Y no os asustéis: hay cosas que parecen raras pero son normales.

Sus ojos, por ejemplo, pueden permanecer hinchados y un poco enrojecidos durante los primeros días; su iris tendrá matices grisáceos (alcanzará su color definitivo entre los 3 y los 6 meses de vida), le costará fijar la mirada, incluso bizqueará, y será especialmente sensible a la luz intensa. Una forma de estimularle para que abra los ojos y observe es sostenerle en posición vertical, lo que se llama en ocasiones *efecto muñeco*. Pero tened en cuenta que, por el momento, su visión es en blanco y negro, y que, aunque es capaz de ver objetos que se encuentran a un metro de distancia, enfoca mejor entre los 20 y los 40 centímetros. Ésa es la referencia que debéis tomar cuando le miréis fijamente. Él prestará entonces atención sobre todo a vuestros ojos y al movimiento de vuestros labios si le habláis o sonreís. Hasta es probable que en este primer mes os imite y esboce sus primeras sonrisas.

Y qué decir de su nariz. Seguro que es respingona. Si está un poco desviada, no os preocupéis, puede ser a consecuencia del parto, en una semana recuperará su forma. Lo mismo que sus orejas, que pueden tener un aspecto algo arrugado porque los cartílagos aún no han comenzado a endurecerse.

En cuanto a la cabeza, si el bebé ha nacido por parto vaginal, es perfectamente normal que se vea algo deformada o apepinada. Además, su cráneo presentará aún hasta seis aberturas, llamadas fontanelas, fundamentales para adaptarse al canal del parto y para que, una vez ha nacido, su cerebro tenga espacio para crecer y desarrollarse. Dos de ellas, recubiertas y protegidas por una capa gruesa y fibrosa, pueden apreciarse simplemente palpando (si bien conviene no presionarlas): una se encuentra en la parte más alta de la cabeza y tiene forma de rombo (no se cerrará probablemente hasta los 18 meses de vida), mientras que la otra es triangular y está en la base de la nuca (suele desaparecer a los 6 meses). Son zonas muy blanditas, pero lo que más llama la atención es que se mueven al compás de los latidos de su corazón. Si las fontanelas están abultadas en exceso puede ser un síntoma de excesiva presión intracraneal, por lo que convendrá acudir al especialista; y si están hundidas puede indicar algún problema de deshidratación.

Es usual que los bebés tengan la piel un poco amarillenta (ictericia) o manchas rojas oscuras en cuello, nariz o párpados. Asimismo, pueden tener manchas blancas en el paladar (las denominadas perlas de

Epstein) y quistes llenos de fluido en las encías. ¡Tranquilos! Desaparecerán a lo largo del primer mes de vida.

Los puños apretados, los codos, caderas y rodillas flexionados... Todo es perfectamente normal. En estas primeras semanas el bebé está abandonando la posición fetal en la que ha permanecido durante meses. Y también tendrá reacciones instintivas ante la luz y el tacto y otra serie de reflejos primitivos. Por ejemplo, cerrará y apretará las manos si se le aplica presión con un dedo o un objeto en las palmas; habrá momentos en que se sobresalte y extienda los brazos hacia los lados ante un ruido, un olor o una luz fuerte; temblará cuando llore o se encuentre agitado; y es posible que su forma de respirar sea algo irregular. Hipo, estornudos y unos primeros balbuceos son habituales en cualquier bebé y no tienen por qué ser síntoma de ninguna dolencia.

Tendrá las uñas lo suficientemente largas como para arañarse la cara. Procurad cortárselas con mucho cuidado con unas tijeras pequeñas (nunca antes del mes de vida, hasta ese momento podéis limarlas); aprovechad para ello el momento del baño. Uno de los aspectos primordiales que hay que cuidar para la buena salud del bebé es la **higiene**. En sus primeros días, bastará con limpiarle con una esponja suave y agua templada o con toallitas húmedas, si es que no tenemos acceso al agua en ese momento.

Cuando llegue la hora del primer baño, debéis tener todo preparado y a mano: la ropa limpia, los pañales, una toalla, las cremas (aunque en los primeros días no serán necesarias a menos que os las haya prescrito un médico por algún motivo en concreto)... Podéis bañar a vuestro bebé sin problema antes de la caída de los restos del cordón umbilical. Eso sí, el agua debe estar a una temperatura de unos 36 °C (el método más habitual para comprobar si quema es sumergir el codo, lo que te permite tener las manos libres para sostener a tu bebé) y la habitación a una temperatura agradable. Evitad las corrientes de aire.

Es mejor que pongáis poca cantidad de agua, que no le cubra. Con una esponja y un jabón neutro iréis humedeciendo y lavando las partes de su cuerpo más propensas a sudar: axilas, cuello, pliegues de brazos y piernas... También es importante que queden bien limpios los genitales y el culito.

¿La mejor hora del día para el baño? A vuestra elección. Si ayuda a que el bebé se relaje, quizá la noche sea el mejor momento, para facilitarle el sueño. Si os es más práctico durante el día, adelante. Lo que sí es conveniente es que comencéis a establecer una rutina y que no variéis los horarios.

Importante: debéis tener preparada una toalla para cubrirlo nada más sacarlo del agua. Secadlo con suavidad, con pequeños toques (sin restregar), y comprobad que quedan bien secas zonas como detrás de las orejas, el cuello y toda el área del pañal. Así evitaréis irritaciones. Será el momento también de limpiarle las orejas con un bastoncillo (a partir de los 15 días desde el nacimiento), eso sí, con muchísima delicadeza. Las cremas, los aceites y las colonias es mejor dejarlos para meses más tarde, ya que la piel del bebé aún es muy sensible. Tener el pañal bien a mano para poder ponérselo enseguida evitará que un inesperado pipí dé al traste con el baño de ese día. A la hora de vestirlo, procurad hacerlo de arriba hacia abajo, para que no pierda calor.

Pensad que el momento del baño es ideal para comprobar que el cuerpo de vuestro bebé se encuentra sano; podréis controlar, por ejemplo, si ha aparecido alguna erupción o alguna anomalía en su piel. Pero, por otra parte, y aunque las primeras veces el bebé llore mucho al entrar en contacto con el agua, el baño es también una oportunidad excelente para disfrutar y jugar, para proporcionarle bienestar, cuidados y mimos, tan buenos para él como para vosotros.

CUIDADO CON EL CORDÓN UMBILICAL

Tras el nacimiento, el cordón umbilical, el canal a través del cual ha recibido alimento y oxígeno mientras estaba dentro de la madre, se corta, se pinza y tardará unos 10 días en caerse, aunque en algunos niños puede tardar entre 20-30 días. ¿Qué cuidados necesita en estos primeros días? Bastará con mantenerlo a salvo de infecciones aplicando un poco de alcohol de 70° con una gasa, con las manos muy bien lavadas y sin presionar. Dejad que se seque solo y, para que la herida transpire, evitad cubrirlo con esparadrapo, mucho mejor con una gasa suave. Repetid esta operación entre tres y cuatro veces al día.

OS ECHAMOS UNA MANO PARA... CAMBIAR LOS PAÑALES

CÓMO

Llegará un momento en que lo haréis de manera casi mecánica, pero los primeros pañales son todo un reto. Conviene tener todo lo necesario a mano para no perder al bebé de vista ni un momento. Lo mejor es tumbarlo boca arriba sobre la cama o el cambiador; antes habréis colocado un paño o celulosa protectora debajo del niño. Desvestidlo sólo lo necesario (evitad los pijamas o prendas de cuerpo entero; las dos piezas os serán mucho más prácticas) y, sosteniendo al bebé con una mano por los tobillos y elevándole así un poquito las nalgas retirad el pañal manchado. Limpiad a conciencia los genitales y el culito (no olvidéis los pliegues de las ingles) con una esponja y agua templada o con una toallita húmeda, pero siempre de delante hacia atrás (nunca al revés, sobre todo en las niñas, para evitar diseminar las bacterias procedentes del recto, pues podrían provocar alguna infección en el aparato urinario). Secad suavemente con una toalla para eliminar cualquier resto de humedad que, al quedar tapado, podría provocar rozaduras u hongos. A continuación, elevad de nuevo las nalgas del bebé, sosteniéndolo por los pies con una sola mano, lo suficiente como para deslizar la parte trasera del pañal (la que incorpora las tiras adhesivas) hasta alcanzar su cintura y cerrad la parte anterior entre sus piernas cubriendo el vientre. Si aún no se le ha caído el cordón umbilical, vigilad que no quede tapado o presionado. Haced este movimiento lo antes posible, pues es probable que al limpiarle, y al entrar sus órganos en contacto con el aire, el bebé responda con un pipí inesperado (y si es un niño, seguramente os llevaréis la peor parte). Ya podéis pegar las tiras elásticas, pero no las apretéis demasiado. Dejad suficiente holgura como para que el bebé pueda moverse sin que el pañal le moleste ni le roce. ¿Un truco? Tienen que caber uno o dos dedos entre el cuerpo del bebé y el pañal a la altura de la cinturilla.

CUÁNDO

¿Cada cuánto es necesario que cambiéis a vuestro bebé? Los pañales desechables han incrementado notablemente la capacidad de absorción, por lo que serán necesarios varios pipís para estar húmedos y resultar molestos. De todos modos, vosotros mismos, padres, sabréis juzgar cuándo hay que cambiar el pañal. Y si no acertáis, vuestro bebé os hará saber llorando que se siente incómodo. Pero, en líneas generales, calculad entre seis y ocho pañales diarios. Conforme el bebé crezca, este número se irá reduciendo.

Tened en cuenta que en estos primeros meses de vida una de las dolencias que más incidencia tiene en las consultas de los pediatras es la conocida como dermatitis del pañal (irritación en la piel de esta zona), por lo que conviene extremar la higiene. Como prevención, o para remediar sus primeros síntomas, podéis aplicar algún tipo de crema protectora (en especial las que contienen óxido de zinc), pero informaos bien sobre las más adecuadas para estas primeras semanas. Y si la piel del bebé se ve sana, no abuséis de ellas. Podrían variar su pH natural y ocasionar algún tipo de reacción alérgica.

De todos modos, las heces de los recién nacidos suelen ser bastante líquidas durante las primeras semanas de vida, por lo que es habitual que aparezcan rojeces e irritaciones.

CUÁLES

En el mercado encontraréis pañales específicos para recién nacidos (desde los 2 y hasta los 5 kilos de peso), especiales para niños prematuros, e incluso versiones para los primeros 10 días (con una abertura para evitar presionar el cordón umbilical). A la hora de escoger, fijaos en la calidad de los materiales, en su grado de absorción e impermeabilidad, que los ajustes y las terminaciones sean suaves, que las tiras adhesivas sean reutilizables, y mejor si tienen cintura antiescape (en estos primeros meses el bebé pasará muchas horas acostado).

UN DATO INTERESANTE

Las primeras cacas de un bebé suelen ser oscuras y pegajosas. Es lo que se denomina meconio. Manchan la piel más que las heces siguientes, por lo que su limpieza deberá hacerse a conciencia. Alrededor del tercer o cuarto día de vida, el pequeño comenzará a hacer cacas más normales, pero eso sí, tendrán una textura más bien líquida, ya que su alimento, la leche, también lo es. Es posible que en medio haga unas deposiciones de transición, poco abundantes, también muy líquidas y de un tono verdoso o grisáceo. No os asustéis, es perfectamente normal.

De un mundo a otro, y a otro. O sea, del cómodo útero a casa y, de ahí, a pasear por la ciudad. En contra de viejas creencias que aconsejaban la permanencia de los bebés en casa hasta que hubieran transcurrido más de 2 semanas desde su nacimiento, hoy en día se sabe que no hay inconveniente por salir a pasear con él desde los primeros días. La calle no supone ninguna amenaza para vuestro pequeño si le protegéis adecuadamente. Al contrario. Al bebé le encantará sentirse mecido dentro del cochecito, así como oír sonidos nuevos y ver un paisaje diferente al del hospital. Y a vosotros, padres, poder transportarlo os dará mucha más independencia.

¿Qué precauciones debéis, entonces, tener en cuenta? La primera de todas es el clima: el bebé no debe ir abrigado en exceso, pero tampoco coger frío. Una mantita, incluso en días de más calor, será fundamental para arroparle. Mantenedlo a salvo de corrientes de aire y no lo expongáis en exceso al sol: su piel es aún muy delicada.

Será imprescindible que llevéis con vosotros pañales de recambio, ropa limpia y artículos básicos para su higiene. También lo que sea necesario para darle el pecho o el biberón si conviene.

Durante los paseos el bebé se pasará la mayor parte del tiempo dormido. Al nacer ya sigue un ritmo más o menos preestablecido de vigilia-sueño. Aproximadamente cada 2-3-4 horas se despierta porque necesita comer, y también que le cambiéis los pañales y habléis con él. Este intercambio de afectos cuando el niño está despierto es muy importante. El recién nacido sigue un esquema de sueño muy similar al feto. Inicia su dormir en lo que llamamos **Sueño Activo**. Mueve los globos oculares, hace muecas con la barbilla, respira irregularmente, emite algún quejido y realiza pequeños movimientos con las extremidades. Este tipo de sueño, aunque parezca que el niño está inquieto, es totalmente normal y no debemos interrumpirlo bajo ningún concepto. Si las mamás, o los que cuidan al bebé, desconocen que no pasa nada, es muy probable que lo toquen, lo cojan en brazos o lo acunen. El problema es que así rompéis su sueño normal y plácido.

Tras unos 30-40 minutos en este Sueño Activo, el bebé entra en la fase del sueño más profundo, que denominamos **tranquilo**. Está totalmente relajado, sin lamentos ni movimientos, y respira suave y profundamente. Esta fase de sueño dura otros 30-40 minutos. El bebé va alternando estos tipos de sueño hasta que, 3-4 horas después, se despierta. Esta forma de dormir persiste hasta casi los 2 meses de edad.

Un bebé recién nacido dormirá gran parte del día (una media de 16-17 horas) y se despertará casi únicamente para ingerir alimento más o menos cada 2-3 horas. Aún no conoce la diferencia entre la noche y el día, así que sus rutinas serán bastante irregulares. Conforme quede más saciado, porque su estómago se vaya agrandando, el tiempo entre toma y toma será mayor y las horas de sueño tenderán a concentrarse. Por eso es tan importante seguir unas buenas rutinas en su alimentación (atentos al RESUMEN PRÁCTICO más adelante).

Conviene que respetéis su ritmo y que no le despertéis para darle el pecho o el biberón, a menos que hayan pasado unas 5 horas sin que él lo reclame.

A partir más o menos de los 2 meses, los bebés, al igual que los adultos, tienen diferentes etapas y grados de profundidad del sueño, sus patrones a la hora de dormir se habrán ido gestando en los últimos meses de embarazo.

El sueño lento o no REM comprende cuatro etapas:

▪ *Somnolencia*: al bebé se le van cerrando los párpados y va abriendo y cerrando los ojos.

▪ *Sueño liviano*: el bebé ya se encuentra dormido, pero se mueve y se sobresalta si oye ruido.

▪ *Sueño profundo*: mucho más tranquilo, el bebé apenas se mueve.

▪ *Sueño muy profundo*: el pequeño permanece tranquilo y sin moverse.

El sueño activo o REM (de movimientos oculares rápidos) es un dormir liviano durante el que se sueña. La mitad de las horas que un recién nacido duerme lo hace en esta etapa.

Durante los primeros 3 meses de vida, es normal que al bebé le resulte difícil enlazar estas fases, por lo que es probable que se despierte a menudo cuando quiera pasar del sueño profundo al sueño liviano. ¿Cómo saber si un bebé tiene sueño? Si aparta la mirada y no atiende, si se queja, si bosteza y, ya con más días de vida, si se frota los ojos. La misión de los padres será identificarlo y proporcionarle un entorno seguro y tranquilo para el descanso. Desde el primer día de vida es interesante ir estableciendo ciertas rutinas de alimentación, higiene y sueño. Si el bebé se duerme mientras mama o en brazos, iréis generando en él la creencia de que lo normal es eso, y no dormir en su cama.

MUY IMPORTANTE: Todos los bebés tienen pequeños despertares durante el sueño. Son cortos, y normalmente vuelven a conciliar el sueño ellos solitos. Son del todo normales y no debemos hacer nada para que vuelvan a dormirse.

Otro gran dilema es en qué posición debe colocarse al bebé a la hora de dormir. Últimamente se desaconseja tumbarlos boca abajo porque diferentes estudios han puesto de manifiesto que puede haber una relación entre esta posición y el Síndrome de Muerte Súbita del Lactante. Se recomienda que los bebés duerman boca arriba, aunque también se les puede poner de costado. Asimismo, es mejor evitar las almohadas, las mantas o edredones muy pesados, y los juguetes (aunque sean blandos) dentro de la cuna.

LA FUNCIÓN DEL CHUPETE

Desde que nace, el bebé tiene un intenso reflejo de succión instintivo que le ayudará a alimentarse cuando se le ofrezca el pecho o el biberón. Para calmar esa necesidad de succionar está el chupete. Utilizarlo cuando el bebé ha acabado de comer con el fin de que le ayude a dormir es lo más habitual, e incluso se recomienda a partir del mes de vida porque reduce el riesgo de muerte súbita. También le ayudará a relajarse en momentos en los que siente algún malestar o cuando llora porque tiene hambre y no os ha dado tiempo de preparar el biberón, pero en ningún caso debe ser sustitutivo del alimento ni de los mimos o cuidados que os reclame.

El uso del chupete puede deformar el paladar de tu bebé si el modelo es demasiado rígido y no cumple todas las normativas sanitarias vigentes, o si no lo usa con moderación. Los bebés son sibaritas para elegir su chupete, y cada pequeño tiene su gusto particular. Los hay que lo prefieren de caucho; otros, de silicona, con tetina anatómica (imita al pezón de la madre), fisiológica (adaptada a la forma del paladar), etc. En cualquier caso, recordad que conviene esterilizarlos antes de que el bebé lo use por primera vez. Asimismo, enjuagadlo a menudo y procurad que esté siempre bien limpio. No alarguéis la vida de un chupete más de un par de meses. Transcurrido ese tiempo, sustituidlo por uno nuevo.

Más detalles sobre esta herramienta fundamental para el niño...

El chupete seguro:

- Debe ser de una pieza.
- Su escudo tendrá unas dimensiones mínimas de 4,3 cm × 4,3 cm, rígido o semirrígido pero con flexibilidad suficiente para evitar traumatismos. Debe tener orificios laterales antiahogo.
- Preferible con anilla que permita su agarre fácil en caso de atragantamiento.

En cuanto a su uso:

- Se debe limpiar cada vez que deje de usarlo o se caiga.
- Lo cambiaremos cuando veamos que se dilata o deteriora.
- Nunca se debe mojar o impregnar de azúcar, miel...
- No se recomienda utilizarlo antes de la primera semana por el riesgo de accidentes y porque dificulta el establecimiento de un buen ritmo de alimentación.
- Al parecer, su uso durante el sueño en los primeros meses protege al bebé del Síndrome de Muerte Súbita del Lactante.
- A partir del año lo usaremos exclusivamente en los momentos del sueño.
- A partir de los 18 meses se recomienda su retirada, pues favorece la frecuencia de otitis de repetición, mayor frecuencia de candidiasis oral (hongos en la boca) o llagas bucales, o el desarrollo de malformaciones dentarias con presencia de respiración bucal marcada...

Resumiendo:

- Beneficios del chupete:
  - Efecto estimulante de la succión especialmente en el pretérmino.
  - Efecto tranquilizante sobre el bebé.
  - Prevención de la muerte súbita del lactante.
- Riesgos confirmados científicamente de su uso prolongado:
  - Mayor incidencia de malformaciones dentarias.
  - Favorece la presencia de otitis media.
  - Presencia de caries en los incisivos (especialmente si se «endulza»).
  - Aumento de accidentes.
- Riesgos no confirmados científicamente:
  - Infecciones víricas respiratorias.
  - Menor duración de la lactancia materna.

Las rutinas conductuales que debéis seguir:

1. Recomendamos que la mamá alimente al niño siempre que pueda en el mismo lugar, con luz, música ambiental suave y temperatura agradable. **El bebé debe permanecer despierto durante todo el tiempo de la toma.** Esto es bastante difícil, pues tiende a quedarse dormido cuando come. Háblale, hazle pequeñas caricias y estimúlale suavemente para que se mantenga despierto. Esto favorecerá que coma más y empiece a entender que la comida va asociada a estar despierto. La mamá debe seguir las normas de la lactancia materna a demanda o biberón, según su deseo y las recomendaciones de su pediatra.

2. Después de cada comida es preciso sostener al bebé en brazos **despierto** durante unos 10 minutos, para que elimine gases y para intentar evitar algunos cólicos. También ayudará a empezar la digestión. Estimúlale con caricias y háblale constantemente.

3. Después de cambiarle el pañal, lo colocaremos en la cuna, todavía despierto, para que aprenda a dormirse solito. Puede utilizar el chupete. Si se le cae, debes ayudarle a ponérselo las veces que haga falta.

4. Estas normas se seguirán en las tomas que correspondan al período del día. Las que correspondan al período nocturno, lo alimentaréis en vuestra cama y, después de cambiarlo, si lo precisa, volveréis a colocarlo en la cuna despierto.

5. Es muy recomendable que la mamá siga los mismos horarios de sueño que el niño. Así evitará en parte la depresión posparto. Se ha demostrado que un factor causante de esta depresión es la falta de sueño que sufre la madre cuando alimenta a su hijo.

Es lo primero que hacen al nacer y prácticamente su única forma de comunicación verbal en los primeros meses. Aunque puede resultar preocupante y desesperante ver y oír llorar al bebé, en la mayoría de las ocasiones es señal de que tiene hambre o sueño, de que se siente incómodo con la ropa que lleva o en la posición en la que se encuentra, de que tiene el pañal mojado o algún dolor (los habituales cólicos) o malestar. A veces puede incluso estar reclamando atención y expresando el deseo de que se le coja en brazos y se le proteja. En cualquier caso, lo mejor es no alterarse y mantener la calma, hablarle con suavidad para que se tranquilice, acunarlo y arroparlo. Y, claro está, dar respuesta a su necesidad. No os preocupéis, pronto descubriréis qué es lo que requiere en cada momento. Tened en cuenta, además, que la intensidad del llanto se hará más fuerte en el segundo mes, luego irá descendiendo progresivamente conforme el bebé vaya creciendo. Y que es tan normal que algunos niños lloren como media 2,5 o 3 horas mientras otros bebés sanos lo hacen hasta 6 horas al día. Así que, paciencia y calma. En ocasiones, durante los cólicos, envolver a nuestro bebé con una sábana (como si se tratara de una momia) hará que se encuentre más seguro y cómodo, por lo que el llanto disminuirá en frecuencia e intensidad.

Alimentación. Dar el pecho o no darlo

Uno de los grandes dilemas a los que se enfrentan todas las madres, en especial las primerizas, es si dar o no el pecho a su bebé. Si bien es cierto que la mayoría de las mujeres prefiere hacerlo, porque piensa que es beneficioso para su hijo y que con ello el vínculo con él podrá ser mayor, no es menos cierto que las que optan por no hacerlo, o aquellas que, por el motivo que sea, no pueden amamantar a sus hijos, no son peores madres. Este punto debe quedar perfectamente asumido y aceptado para que, cualquiera que sea la opción escogida, os sintáis satisfechas con vuestra elección.

Los pechos de una mujer no se llenan de leche por el hecho de haber dado a luz. Será la succión del recién nacido la que provoque el incremento de la prolactina (una hormona) y ésta la que estimule los alvéolos mamarios para que la generen. Así, a la media hora de nacer el bebé ya buscará instintivamente vuestro pecho y tendrá capacidad de succión suficiente para intentar extraer alimento. No obstante, hasta 2-3 días después del parto no tiene lugar la subida importante de la leche (aunque depende de cada mujer). Los pechos se tensan e inflaman, lo que puede resultar molesto. El mejor alivio será que el bebé mame lo más a menudo posible, así los irá vaciando. Lo primero que extraerá de ellos es el llamado calostro, una sustancia amarillenta y viscosa, rica en proteínas, vitaminas y minerales. Pasados unos 3-4 días, las mamas comenzarán a producir la leche de transición y posteriormente la leche madura.

En los partos por cesárea, la subida de la leche suele tardar un poco más, pero eso no es motivo para no colocar al bebé en el pecho. Su succión puede contribuir a que el proceso se acelere. En cualquier caso, debéis tener mucha paciencia. Es probable que el bebé tenga hambre antes de que os haya subido la leche, y que por ello llore más de lo que os gustaría. Pero intentad mantener la calma. En sólo unos días podréis alimentarlo con normalidad. El calostro (la leche de inicio) es muy rica en proteínas y otras sustancias, de manera que en la mayoría de las ocasiones una menor cantidad es suficiente para mantener al bebé alimentado y nutrido.

Un mito que conviene desmontar, llegados a este punto, es que no por el hecho de tener el pecho de mayor tamaño se produce más leche. La cantidad de leche que el cuerpo de una mujer es capaz de generar dependerá en gran medida, entre otras muchas cosas, de las veces que dé el pecho a su bebé. De igual modo, con el tiempo, la producción de leche se irá adaptando a la demanda del pequeño. Asimismo, las mujeres que decidáis dar el pecho no tenéis por qué variar vuestros hábitos alimentarios, aunque es posible que sintáis más apetito y más sed y que necesitéis ingerir más líquidos. Ni «comer por dos» ni «ponernos a dieta». Sí conviene que evitéis el café y cualquier otra bebida excitante, así como tomar medicamentos y fumar.

¿Cómo dar el pecho? Ante todo, con mucha calma. En un ambiente relajado, sin estrés ni presiones de ningún tipo. Alimentar a tu bebé requiere tiempo y dedicación. Averigua la postura más cómoda para ti. Elige el sillón o butaca más adecuado (o la cama, si lo prefieres), colócate algún cojín para mantener la espalda recta, bien apoyada, los hombros relajados, y acerca el bebé a tu pecho, girado hacia ti, de modo que tu barriga y la suya queden enfrentadas. Será él quien busque instintivamente el pezón, y él mismo te hará ver cuál es la posición en la que se siente más cómodo. No obstante, tú puedes ayudarle. El pezón debe quedar por entero dentro de su boca, y ésta debe cubrir prácticamente todo el espacio de la aureola. Con una mano puedes sostener la mama para que no le presione la nariz y que así el bebé pueda respirar con normalidad mientras come.

También será el bebé quien decida cuánto tiempo dura cada toma. Es probable que los primeros días se canse antes, y que sólo esté unos 4-5 minutos en cada pecho. Poco a poco irá aumentando hasta los 10 minutos o más. Tras saciar su apetito, tendrá sueño, y los dos podréis aprovechar para dormir un poco. Lo más seguro es que en un par de horas se despierte y reclame de nuevo más alimento, y tú tienes que estar preparada.

Siempre que acabes de dar de mamar a tu pequeño, recuerda que es bueno que lo cojas en posición vertical, que lo apoyes sobre tu pecho y que esperes, mientras le acaricias la espalda y le das pequeños toquecitos, a que extraiga los gases (el esperado eructito). Si lo hace, bien, pero si transcurridos 5-10 minutos no lo ha hecho, es que no tiene necesidad de ello. Puedes acostarlo para que duerma un poco. Recuerda también que en la siguiente toma deberás ofrecerle al bebé el pecho que ahora le has dado en segundo lugar, pues seguramente no lo habrá dejado tan vacío como el primero.

Que des el pecho no quiere decir que seas imprescindible. Utiliza un extractor de leche o sacaleches para guardar una cantidad (en el frigorífico se puede conservar hasta 2 días, y congelada hasta 3-6 meses) y que el padre o alguna persona cercana pueda, en un momento dado, alimentar al bebé si tú no puedes hacerlo o si quieres descansar un poco. También te será de utilidad si tienes un acúmulo excesivo de leche para lo que demanda tu bebé.

VENTAJAS DE LA LACTANCIA MATERNA

Aunque se trata de una elección muy personal, la lactancia materna tiene una serie de ventajas que conviene considerar. La primera es que la leche materna transmite al recién nacido toda una serie de anticuerpos que le serán beneficiosos para prevenir infecciones, además de vitaminas y minerales. Sus componentes (lactosa, proteína y grasa) son asimismo fácilmente digeribles, lo que evitará la aparición de diarreas y estreñimiento. Además estos componentes van variando en función de la edad del bebé, de manera que se adaptan perfectamente a sus necesidades y favorecen la capacidad innata que tienen los niños de autorregular la cantidad de alimento que consumen en 24 horas. Y, por si todo eso fuera poco, la leche materna es gratis. También es cierto que el contacto corporal que comporta el hecho de dar el pecho y la satisfacción que tú, como madre, sentirás al poder alimentar a tu bebé, será beneficioso para él.

Para asegurarnos el éxito de la lactancia materna conviene iniciarla lo antes posible (nada más nacer, aunque no «notes nada en los pechos»). Se han de dar tomas frecuentes los primeros días, permitiendo que el bebé vacíe bien los pechos, y es importante tener paciencia y no precipitarnos en dar biberones por miedo a que no se alimente lo suficiente.

Pero ¿y si no puedes? El biberón es la alternativa. El dolor que sientes cuando el bebé se agarra al pecho y la aparición de grietas en los pezones son las principales causas de abandono de la lactancia. Si bien es cierto que una correcta colocación del pezón a la hora de que el bebé mame puede ayudar a prevenir estos contratiempos, una vez que aparecen, para muchas madres se hace muy difícil continuar dando de mamar a sus hijos. En otras ocasiones, el bebé no obtiene de la lactancia todo el alimento que necesita o, simplemente, la madre elige, por la razón que sea, no dar el pecho.

En cualquier caso, las fórmulas infantiles de leche son la alternativa. Como lo serán probablemente más adelante, cuando tengáis que comenzar a preparaos para volver al trabajo y os veáis obligadas a dejar de amamantar a vuestro bebé (podéis leerlo en el siguiente capítulo). Estos productos satisfacen las necesidades nutricionales del pequeño, pues reproducen la mayoría de las propiedades y la composición de la leche materna (proteínas, grasas, azúcares, vitaminas...). El hecho de alimentar al bebé con biberón facilita que los padres participen en la alimentación y refuercen su papel paternal desde el principio. Conviene subrayar que dar el biberón puede ser un momento de contacto entre ambos igual de intenso y emotivo. Todo depende del amor con que se haga.

¿Otras diferencias? Las fórmulas artificiales de leche se digieren más despacio que la materna, por lo que la frecuencia de las tomas acostumbrará a ser más dilatada. Eso sí: preparar un biberón requiere cierta metodología. En primer lugar, siempre hay que tener producto suficiente a mano y esterilizar el envase, las tetinas y el agua que se vaya a emplear (a menos que sea agua envasada). La ebullición durante un minuto continúa siendo eficaz; si la hervimos más tiempo, aumenta la concentración de nitrito y de otras sustancias, lo que no es saludable. Según la Asociación Española de Pediatría Extrahospitalaria, en nuestro país no es necesario hervir biberones ni tetinas; el lavado con agua, jabón y un cepillo adecuado, seguido de un aclarado abundante, es suficiente. Salvo por prescripción facultativa, por cada 30 centímetros cúbicos de agua pondremos una medida de leche en polvo (van incluidas en los botes). Lo ideal es preparar el biberón inmediatamente antes de la toma, pero podemos preparar los de todo el día y guardarlos en la nevera a 4 °C, o incluso menos, y calentarlos al baño María llegado el momento.

Antes de dar la leche al bebé hay que asegurarse de que su contenido está ya tibio, no demasiado caliente. Bastará con que eches unas gotas en la cara interna de tu muñeca. Si se ha enfriado demasiado, evita calentarlo en el microondas. Es mucho mejor colocarlo bajo un chorro de agua caliente del grifo. Es cierto que la digestión del bebé es más lenta que con el pecho, por lo que existe mayor probabilidad de que tenga gases o estreñimiento.

Los temidos cólicos son uno de los motivos de llanto más habitual en los bebés de escasas semanas. Los llamados **cólicos del lactante** son quizá la dolencia más frecuente en esta etapa (una cuarta parte de los bebés los padece). Suelen aparecer a partir de las 3-4 semanas, cuando el pequeño ya se alimenta con normalidad, y desaparecen hacia los 4 meses. No obstante, en realidad no sabemos a ciencia cierta qué son los cólicos, qué los produce y por qué unos niños tienen más que otros. Lo único cierto es que son benignos y transitorios. Da igual que el bebé tome pecho o biberón. Los cólicos pueden aparecer indistintamente, con más frecuencia por la tarde y la noche, y pueden durar unos minutos o varias horas.

El cólico se distingue por:

▪ Es «edad-día» dependiente: suele iniciarse a las 3-4 semanas, su punto más crítico se distingue hacia las 6 semanas de vida y disminuye hacia los 3 meses, predominando en las últimas horas de la tarde o de la noche.

▪ Se acompaña de una serie de conductas: llanto inconsolable de manera constante y en muchas ocasiones con abdomen distendido y duro, expulsión de gases, puños cerrados, piernas flexionadas y espalda arqueada.

▪ El llanto se inicia y finaliza de manera brusca.

¿Qué podemos hacer si el bebé tiene cólicos?

▪ Continuar con la lactancia materna si ésta era la forma de alimentación.

▪ No adelantar los alimentos sólidos.

▪ No empezar a cambiar de fórmulas o a utilizar fórmulas sin lactosa.

▪ Evitar la sobrealimentación.

▪ Cuando el bebé llore: acariciarlo y, si es preciso, cogerlo en brazos.

▪ Mecer al bebé en decúbito prono (tumbado boca abajo).

▪ Evitar el exceso de estímulos (luz, música...).

▪ No sacudir al bebé.

▪ Buscar ayuda para poder descansar.

▪ Ser conscientes de que no es una enfermedad y de que mejorará espontáneamente.

DARLE DE COMER POR LA NOCHE

Durante el primer mes de vida vuestro bebé pedirá alimento cada 2-3 horas aproximadamente. Por el día podéis aprovechar cada toma para estimularlo. Procurad, para ello, que esté despierto, hacedlo en un lugar donde haya luz natural y poned un poco de música suave de fondo. Así conseguiréis que el pequeño asocie con estos elementos externos el hecho de estar despierto.

Si la toma es por la noche, lo primero es procurar que resulte cómodo para los padres, en especial para la madre que da el pecho. Por eso es buena idea que el bebé duerma junto a vuestra cama y no en otra habitación de la casa. Es necesario que a la hora de mamar o tomar el biberón el bebé esté despierto, pero no es necesario que le estiméis en exceso, sólo lo suficiente para que coma. Se trata de que poco a poco vaya asociando el momento de comer con el día, no con la noche.

EN RESUMEN...

- Un recién nacido conserva rasgos fisiológicos y anatómicos relacionados con su etapa fetal, por eso no nos extrañará que tenga las piernas dobladas, las manos apretadas, no vea al cien por cien o su cabeza pueda presentar una forma «peculiar» (apepinada, asimétrica...).
- Es importante no culparse de no ser buen padre porque no has asistido al parto o buena madre porque no amamantas al niño. Son decisiones personales que no afectan al buen crecimiento ni a la relación que tendréis con vuestro hijo.
- La leche materna aporta todos los nutrientes y anticuerpos que el bebé necesita, pero las fórmulas artificiales preparadas reproducen la mayoría de sus cualidades.

- Los niños pequeños no distinguen los ciclos circadianos —noche y día— porque aún conservan el ritmo de la gestación. De ahí que duerman prácticamente durante todo el día y toda la noche con breves despertares.
- Que el bebé llore no es siempre una evidencia de que pasa algo malo. Es su manera de comunicarse con nosotros. El llanto es normal, es la manera que el bebé tiene de conectar con el mundo. Suele llorar entre 2 y 3,5 horas al día.
- El contacto físico es el mejor vehículo para establecer un lazo afectivo con vuestro bebé.

Señales de alarma

Como ya hemos apuntado con anterioridad, en sus primeras semanas de vida los bebés tienen un patrón respiratorio irregular, lo que en ocasiones preocupa mucho a los padres, pues temen que pueda tratarse de una dolencia o, lo que es peor, del Síndrome de Muerte Súbita del Lactante (SMSL). No obstante, el hecho de que vuestro bebé aún tenga una respiración irregular es perfectamente normal. Puede pasar de hacer 60 respiraciones por minuto cuando está más activo o alterado a dejar de respirar durante 5-10 segundos, en especial cuando está dormido. No os asustéis. Sólo si observáis que el bebé deja de respirar durante más tiempo o si se pone un poco azul será una emergencia. En tal caso, llamad inmediatamente a vuestro pediatra o acudid al servicio de urgencias más cercano.

2

EL BEBÉ DE 2 MESES
PERO ¡QUÉ RÁPIDO CRECE!

Sólo han transcurrido unas pocas semanas desde su llegada al mundo, pero vuestro bebé ha experimentado ya una gran evolución. Cada vez come más cantidad, y eso le permite dormir algunas horas más de tirón. Ha ganado peso y centímetros, se le ve más activo, sus sentidos se van definiendo y agudizando, os reconoce, os mira, sonríe, y ya comienza a sostener la cabeza. Y lo que es más importante: vosotros, padres, controláis la situación. El miedo a no saber cuidarle adecuadamente ha pasado y disfrutáis más de vuestra relación con él. Es momento de ayudarle a crecer, y qué mejor que estimularle mediante el juego.

Aunque depende de cada niño, por norma general a partir de las 8 semanas de vida los bebés ya consiguen erguir la cabeza al menos durante unos segundos y girarla a ambos lados cuando quieren mirar algo o se sienten atraídos por algún sonido. También pueden sostenerse un poco apoyando los antebrazos. Podéis comprobarlo si lo dejáis tendido boca abajo un instante sobre la cama, práctica que es conveniente que hagáis cuanto más tiempo mejor, siempre cuando esté despierto y vigilado. Y si lo ponéis boca arriba, moverá las piernas y hasta es probable que consiga levantar un poco las nalgas y desplazarse unos centímetros. Asimismo, si nota que algo entra en contacto con sus pies, reaccionará dando patraditas, y si lo sostenéis por las axilas, comenzará a apoyar los pies como si quisiera caminar.

El bebé se interesa por su cuerpo, descubre sus manos y sus dedos, y ya está presente la presión por contacto: cuando note un objeto en contacto con su piel, realizará una presión involuntaria (automática) sobre el objeto. De la misma manera, es capaz de girar la cabeza para seguir un objeto con la mirada, aunque todavía no pueda cogerlo. ¡Cuántas cosas ha aprendido a hacer en tan poco tiempo! Cada nuevo avance os llenará de satisfacción.

Sus sentidos también han evolucionado. El bebé es capaz de fijar la mirada durante más segundos, y su círculo de visión se ha ampliado hacia los lados, hacia arriba y hacia abajo. Reaccionará ante determinados sonidos (el de un sonajero, el tintineo de unas llaves, las voces de las personas que le rodean...) y se escuchará a sí mismo. Su forma de comunicarse será fundamentalmente a través del llanto o la risa, pero ya es capaz de balbucear, emitir pequeños gritos y pronunciar algunos sonidos.

Pero ¿es en realidad vuestro bebé capaz de captar lo que queréis transmitirle? Está claro que aún no puede entender vuestro lenguaje, pero el tono de voz y el gesto con el que acompañéis cada frase harán que las asocie con una determinada sensación. Por ejemplo, unas palabras dichas con cariño y unas caricias harán que sonría. Si alzáis la voz o si os dirigís a él de un modo imperativo, se disgustará. Precisamente por eso es tan importante que intentéis hablarle siempre de manera tranquila y suave.

Es pequeño y duerme la mayor parte del tiempo, pero vosotros podéis y debéis contribuir a que vuestro bebé aprenda cosas nuevas y desarrolle sus sentidos. Es muy sencillo. Por ejemplo, lo que más le llama la atención son los rostros, y en especial los ojos. Mostradle un muñeco que tenga los ojos muy grandes: concentrará su mirada en él e intentará cogerlo. También puede ser muy estimulante dejar que se mire en un espejo. Aún no ha aprendido a reconocerse, pero le impactará verse y se divertirá mucho siguiendo sus propios movimientos y explorando su propio rostro.

Si lo dejáis boca abajo sobre una manta durante un ratito, estaréis ayudando a que su cuello se haga más fuerte para sostener la cabeza y evitaréis las deformaciones de ésta (plagiocefalia).

Los móviles con figuras grandes, suspendidos a unos 30 centímetros sobre su cabeza, llamarán su atención; extenderá los brazos para intentar coger las figuras. Lo mismo que sonajeros u objetos de pequeño tamaño que hagan ruido: querrá sostenerlos, moverlos... y eso fortalecerá sus manos.

¿Qué más podéis hacer? Sobre todo no comparar las habilidades de vuestro hijo con las que tienen otros niños. En una etapa como ésta, de desarrollo y aprendizaje, no hay un estándar de lo que un bebé debe saber hacer. Cada pequeño es diferente y debe evolucionar a su ritmo, sin presiones pero con estímulos y mucho cariño. De hecho, lo que más necesita es sentir que no está solo, que estáis con él.

Los bebés que se alimentan con leche materna suelen ganar menos peso en estas primeras semanas que los que toman biberón. Pero, una vez más, no existen reglas fijas al respecto. Lo habitual es que durante el primer mes vuestro bebé haya ganado unos 200 gramos por semana y haya crecido unos 3 centímetros en altura. Su perímetro craneal habrá aumentado 1-2 centímetros por mes. En cualquier caso, el pediatra os indicará en cada visita cómo evoluciona el pequeño.

Sabed que normalmente hay una serie de visitas al pediatra aconsejadas para todos los bebés, independientemente de que acudáis al médico ante cualquier otra necesidad que pueda presentarse. Nada más nacer, en la clínica o en el hospital ya le habrán hecho un primer examen, llamado test de Apgar, para valorar su frecuencia cardíaca y ritmo respiratorio, su tono muscular, el color de su piel y su respuesta ante estímulos externos. También le habrán pesado y habrán medido su longitud y el perímetro de su cabeza.

Durante las primeras 24 horas de vida, se le hará otro examen físico mucho más exhaustivo: se comprobarán sus fontanelas (aberturas craneales), la simetría de sus ojos, su boca, que no se haya dislocado ninguna clavícula en el parto, sus caderas, sus genitales, sus piernas y sus pies, y se examinará de nuevo su ritmo cardíaco y la actividad de sus pulmones; en cada revisión que el pediatra haga durante el primer año de vida del bebé se volverán a revisar cada una de estas partes. También se le pinchará en el talón para extraer una gotita de sangre y analizarla; así se descartarán ciertas enfermedades. No olvidéis que posteriormente deberéis acudir de nuevo a vuestro pediatra o al hospital para repetir esta prueba del talón y descartar que tenga ninguna dolencia metabólica. En algunas comunidades autónomas se administra una primera vacuna, la primera dosis de la que previene la hepatitis B, en el mismo hospital. En el capítulo 28 hemos incluido un calendario de vacunación completo.

A los 15 días de vida aproximadamente querrán veros de nuevo. El objetivo será ver si el estado del bebé sigue siendo normal, si su cordón umbilical ya se ha caído, verificar su evolución muscular y sus reflejos básicos.

Entre la primera y la segunda semana de vida es cuando el pediatra hará su primera revisión desde el nacimiento. Además de hacerle un detallado examen físico y sensorial (peso, longitud, ojos, oído), os aconsejará sobre los hábitos de vida más saludables para vuestro hijo en esta etapa de su vida. Será el momento ideal para que le planteéis cualquier duda que tengáis.

A los dos meses llega el turno de las vacunas. En la cita con el pediatra, además del reconocimiento médico habitual, se le pondrá una primera dosis de la vacuna contra la hepatitis B (a no ser que se le pusiera ya en el hospital; en tal caso, se le administraría la segunda dosis), para la difteria, el tétanos, la tos ferina, la polio, el haemophilus, el meningococo C, el neumococo, estas tres últimas son bacterias que producen enfermedades importantes (neumonías, meningitis, otitis) en los bebés, y el rotavirus.

Estas vacunas pueden tener algunos efectos secundarios, como fiebre e irritabilidad durante las 24 horas siguientes a su administración. Pero no os preocupéis, estos síntomas desaparecerán en poco más de un día.

IGUAL ES QUE ESTÁ SOÑANDO...

Tras el primer mes de vida, el bebé suele tener ya sus ciclos de sueño y vigilia más o menos establecidos. Como ingiere más alimento, duerme durante más horas seguidas, en especial por la noche, lo que os permitirá descansar un poco más que en las primeras semanas, cuando el reloj biológico del pequeño aún no diferenciaba entre noche y día (a esto lo denominamos ritmo ultradiano y consiste en despertarse-comer-dormir-despertarse). Y no es que con dos meses ya aprecie la diferencia, simplemente se habrá habituado al ritmo que vosotros le hayáis ido pautando.

Se sabe que mientras duermen, los bebés, crecen. Así es. Mientras descansan, su cerebro repara y restaura su cuerpo (fase profunda del sueño), y segrega la hormona del crecimiento. Además, se fijan los nuevos conocimientos adquiridos (durante la conocida como fase REM, en la que sueñan), se producen un mayor número de conexiones neuronales (lo que actúa en pro de un coeficiente intelectual más alto) y se recuperan energías para el día siguiente. Por eso es importante favorecer que el bebé pueda dormir apaciblemente y tanto como necesite durante estas primeras semanas de su vida.

Pero conviene que sepáis que él tampoco está a salvo de pesadillas o sueños que le provoquen algún tipo de angustia, máxime cuando la mitad del tiempo que está durmiendo lo hace en fase REM. Si esto ocurre, no le despertéis: le asustaríais. Simplemente está soñando.

Las madres que hayan optado por dar el pecho a su bebé pueden seguir haciéndolo hasta que quieran, aunque lo habitual es que, si tienen que reincorporarse a su trabajo, dejen la lactancia natural aproximadamente a las 16 semanas después del parto o, al menos, inicien la llamada lactancia mixta, con la introducción de lactancia artificial durante las horas de trabajo. Otra posibilidad es extraer la leche materna a lo largo del día y conservarla en el congelador. De nuevo, para ofrecérsela al bebé la calentaremos al baño María.

LACTANCIA DE CALIDAD

- ¿Cuánto tiempo aguanta en perfecto estado la leche, una vez extraída del pecho? Para no correr ningún riesgo, no deben sobrepasarse los siguientes intervalos de seguridad:
  - A temperatura ambiente: 6 horas (4 horas en verano).
  - En el frigorífico: 6 días.
  - En el congelador (influye la frecuencia con que se abra):
    - Congelador de una o dos estrellas */**: 2 semanas.
    - Congelador de tres estrellas ***: 3 meses.
    - Congelador separado: 6 meses.
  No coloquéis la leche en los estantes de las puertas del frigorífico ni del congelador, pues es la parte donde más varía la temperatura. Es mejor ponerla al fondo y centrada.
- ¿Se puede volver a dar al niño leche no consumida de la toma anterior?
  Si el niño no toma toda la leche que se le ha ofrecido, tenéis 1-2 horas de plazo para volver a dársela. Si pasara más tiempo, deberéis desecharla.
- ¿Cómo calentar la leche una vez retirada del frigorífico o el congelador?

Colocar el recipiente cerrado bajo un grifo de agua corriente y luego hacer correr el agua caliente poco a poco hasta que la leche esté a temperatura ambiente.

Otra opción es poner directamente el recipiente dentro de otro con agua templada, pero teniendo cuidado de que no esté demasiado caliente.

Con la leche congelada, lo más práctico es que la noche anterior la saquéis del congelador y la metáis en el frigorífico. No uséis el microondas para descongelar la leche almacenada, pues puede hacer que en parte se pierdan ciertas propiedades de la leche muy beneficiosas para vuestro hijo (defensas).

Con 8 semanas, el pequeño debe ser alimentado a demanda, es decir, siempre que él lo reclame, tanto si le das el pecho como si le dais biberón. Pero notaréis que él solo va espaciando cada vez más las tomas: sus horarios se están haciendo más regulares.

En el caso de los bebés que toman biberón, ¿cuál es la cantidad adecuada? Dependerá siempre de su peso y de lo que os recomiende el pediatra, pero en líneas generales suele ser de 150 centímetros cúbicos diarios de leche por kilo de peso. No pongáis más polvo de leche de la que corresponde pensando que así vuestro bebé quedará más saciado o mejor alimentado (las medidas deben ser rasas y sin comprimir, y por cada una corresponden unos 30 mililitros de agua), sin quererlo podríais estar propiciando que se deshidratase. Seguid las instrucciones del envase y haced caso de ellas. La mejor pista para saber si vuestro bebé está bien alimentado es que vaya ganando peso de acuerdo a los baremos considerados normales por los especialistas.

Otra medida que debéis extremar al máximo es la higiene: el lavado de manos previo a la preparación del biberón, y el lavado del biberón, tras su uso, con un cepillo adecuado y convenientemente aclarado (ver los comentarios sobre la esterilización del capítulo anterior). Es necesario que mantengas el biberón inclinado de forma que la leche cubra toda la tetina, así evitarás que el pequeño trague aire.

Otro hecho asociado a esta edad y al tipo de alimentación es que muchos lactantes no hacen caca cada día. Es más: pueden estar varios días sin defecar y, cuando lo hacen, es probable que sus heces sean abundantes y muy blandas. Una vez más: no os preocupéis, es algo perfectamente normal. No se trata de estreñimiento. Vuestro bebé estará estreñido si hace caca en bolas duras y secas. Entonces es probable que se sienta incómodo cada vez que tenga que defecar; porque le dolerá el ano, incluso es posible que aparezca alguna fisura en esta parte tan sensible del cuerpo.

Las leches artificiales favorecen más el estreñimiento en los bebés que la leche materna. No obstante, aconsejamos no administrar ningún laxante al bebé para ponerle remedio (a menos que el médico lo prescriba), y mucho menos tratar de estimularle con un termómetro (puede ser incluso peligroso). El cuerpo es sabio, y es probable que la molestia desaparezca sola. El mejor laxante continúa siendo el agua; ofrece a tu bebé agua entre las tomas (no añadas más agua al biberón). Si es preciso, ante las molestias del bebé, consulta con tu pediatra.

En cualquier caso, para que tengáis una orientación de cómo deben ser las cacas de vuestro bebé, conviene decir que si toma el pecho es probable que sean amarillentas (aunque en alguna ocasión pueden presentar un matiz más marronáceo y verdoso), muy blandas y grumosas, además de más frecuentes (4-5 al día, casi tantas como veces mame al día, aunque algunos niños alimentados con leche materna hacen caca sólo cada 4 o 5 días). Sin embargo, si toma biberón, sus cacas serán más oscuras y sólidas y quizá menos frecuentes, a veces cada 2 días.

EN RESUMEN...

- Estamos en pleno momento de aceleración del crecimiento. Los sentidos del bebé empiezan a definirse.
- Es bueno que lo estimulemos con muñecos de ojos grandes y con móviles. Un juego muy divertido es que vea su imagen reflejada en un espejo (aunque todavía no se reconoce).
- Durante estas semanas, el pediatra le habrá practicado numerosas pruebas para comprobar su estado de salud general. Es, además, tiempo de vacunas.
- El bebé a esta edad pasa muchas horas en fase REM, que es donde se producen los ensueños; ellos también pueden tener sueños inquietos, pero no debemos despertarlos.
- Podemos combinar la lactancia con los primeros biberones si deseamos abandonar la toma de pecho o combinarlo con la leche extraída y conservada en el congelador. Las fórmulas artificiales están pensadas para cubrir las necesidades nutricionales del niño.
- El estómago y el intestino del bebé están madurando; sus cacas presentan aspectos diversos y quizá son más espaciadas en el tiempo.

Señales de alarma

Consultad a vuestro pediatra si observáis:

- Temperatura inferior a los 36 °C o superior a los 38 °C.
- Piel pálida, amarillenta o azulada-morada (cianosis).
- Alteraciones en la piel: petequias, hematomas, ampollas...
- Dificultad para respirar.

- Vómitos frecuentes.
- Diarrea prolongada o heces con moco y/o sangre.
- Estreñimiento de varios días de evolución.
- Abdomen distendido.
- Dolor abdominal intenso que no remite.
- Una disminución importante del apetito.
- Genitales alterados: hernia inguinal (se aprecia un bulto en la ingle que no estaba antes), inflamación de los testículos o del pene.
- Fontanelas abombadas.
- Llanto inconsolable e irritable.
- Sueño prolongado con decaimiento.
- Movimientos anormales.

3

EL BEBÉ DE 4 A 6 MESES
(CASI) UNA PERSONITA

Vuestro bebé va a empezar a sonreír. Un hito que recibís con emoción todos los que lo veis crecer. A sus 4 meses, abandona el talante de recién nacido, de bebé dormilón y comilón, y comienza a analizar el mundo. Literalmente. Los padres, además, contáis con unas cuantas horas de vuelo y os sentís más seguros con vuestro hijo. Ciertas dudas se disipan y gozáis como nadie atendiendo a la incipiente personita, al bebé que va mostrando su carácter propio, su fascinante **personalidad**.

Del cuarto al sexto mes, el juego y la *conversación* priman, se desarrollan. Padres y bebé intiman, se comunican en idas y venidas de caricias, llanto, movimientos y nuevas experiencias. Es la hora de conectar, de interactuar al máximo. Para el bebé, no hay nada más placentero que la relación con sus cuidadores. Quiere hacer amigos, asegurarse la atención de aquellos que le reportan cuidados y calor, le encanta socializar. Y, como ya hemos dicho, su mejor baza es la sonrisa, que supera a la irritación porque vuestro bebé va adquiriendo una nueva capacidad, la de autoconsolarse. Así, un bebé despierto y receptivo es el resultado de una buena relación con las personas que le cuidan, seáis o no los padres. Ahora es tiempo de formar vínculos. Tal como el bebé reciba cariño y atención, será capaz de demostrar eso mismo en sus relaciones vitales. No hay más truco que abrazarlo, jugar con él, acunarlo, hablarle... En resumen: cuidado físico y estimulación emocional. Estamos en la divertida edad del «laleo», en la que se intuyen las primeras cadenas de sílabas y la voz. El bebé varía el volumen, controla la duración de los vocablos, la intensidad de la voz, se escucha y va tomando conciencia de los sonidos que emite. Repite sin cesar sus ejercicios vocales; es uno de sus juegos preferidos, y los adultos no debemos intervenir. Dejemos que el lenguaje se perfile en una experimentación en solitario e iniciemos conversaciones en otros momentos del día para estimular al bebé de forma extra y demostrarle afecto.

Vuestro bebé se convierte en un agudo explorador del mundo que le rodea. Su curiosidad no tiene límites, y eso lo notamos en que se distrae con facilidad para husmear en lo que se cuenta o sucede en su entorno. Incluso cuando come, por eso debemos alimentarlo en un lugar tranquilo.

Esta curiosidad se puede interpretar como inquietud, aunque en ocasiones lo es. La avidez de conocimiento del bebé es tal que se pone nervioso. Ahí es cuando resulta necesario tener preparadas diversas estrategias de juegos y formas de entretenimiento con el fin de adelantarnos a las pequeñas crisis. Con todo, cuando esta desazón surge y ya hemos desechado que se deba a hambre, sed, pipí, caca, etc., no está de más acomodarlo en la cuna y dejar que se consuele por sí mismo.

La expectación e indagación continuas de vuestro hijo son patentes en otro cambio: el físico. Todo indica que va afirmando su posición en el mundo. Desde la cabeza y el tronco, ya muy sólidos, hasta su mayor actividad muscular, el bebé gana autonomía. Tumbado sobre la barriguita, ya levanta la cabeza y el cuerpo apoyándose primero en los codos para luego usar las manos. En esta posición puede manipular un juguete con las dos manos, lo que constituye un excelente ejercicio para la musculatura de la espalda. Si lo sostenemos en pie, salta levemente (ésta es la fase «saltadora») y puede soportar casi su propio peso. Boca abajo, levanta brazos y piernas, como un avioncito, mientras que tumbado de espaldas, pedalea y se coge los pies. Y bueno, ya gira sobre sí mismo: de estar boca abajo pasa a estar boca arriba y viceversa, algo que es mejor que vigiléis.

Que tampoco os sorprendan sus apretones. Al cuarto mes de vida ya actúa la prensión voluntaria. Es palmar, global y poco precisa, aunque cuando le ofrezcáis un objeto, vuestro bebé lo tomará entre la palma de la mano y los tres últimos dedos y se lo llevará a la boca. Se trata de una reacción tactilovisual, es decir, el bebé asocia la vista al tacto. Y ojo con los objetos pequeños cuando el niño roce el quinto mes, puesto que estará listo para alcanzarlos y ponérselos en la boca. Con 6 meses, además, la irrupción de los dientes conllevará que el niño chupe todo lo que esté a mano para aliviar las molestias de sus encías desnudas.

Otro punto que despierta entusiasmo es la confirmación de que, al fin, vuestro hijo os distingue y reconoce. Os ve bien, sigue con los ojos vuestros movimientos y mira a quien le habla para deleitarse con las formas de la boca y el sonido de las voces ajenas. Vuestro bebé es especialmente sensible a las entonaciones y a la música, intenta emular los sonidos y vocalizar.

BUENOS ESTÍMULOS

- Llamad a vuestro hijo por su nombre, es mejor que evitéis los diminutivos.
- Al mostrarle objetos, recordadle cómo se llaman, y enseñadle diferentes sonidos, colores, olores... usando siempre su nombre correcto.
- Hacedle sentir telas de diferentes texturas (seda, lana...), hacedlo oír diferentes sonidos y exponedlo a diferentes olores.
- Miraos juntos en el espejo.

Ante todas estas novedades, los padres soléis plantearos varias cuestiones. La primera: qué hacer cuando un problema de distinto cariz os pilla desprevenidos, algo que sucederá durante toda vuestra vida como padres. Pero, además, se presentan las primeras dudas en torno a vuestro ritmo diario, como pareja y como familia: os preocupa tener tiempo libre para vosotros y para vuestros otros hijos y, asunto de máxima importancia, os incomoda el fin de la baja maternal (o paternal) y el retorno al trabajo, pues no sabéis cómo afectará al cuidado del bebé.

Las primeras papillas y purés

Entre las nuevas experiencias importantes también despuntan los primeros pinitos con los alimentos. Las pruebas para que tolere sabores se equiparan al ensayo-error, y hay que idear algunas artimañas para conseguir triunfar en la adaptación. Además, que vuestro bebé se inicie en una alimentación variada se traduce en que está aprendiendo para, posteriormente, sentarse a la mesa con la familia (pequeños tropiezos con vasos vertidos y dedos dentro del puré incluidos). El aprendizaje de una nueva dieta va unido al intercambio, a la socialización, a la costumbre de probar, y requiere paciencia, tranquilidad y mano izquierda con el bebé. Al fin y al cabo, la mesa va a ser uno de los puntos de encuentro más frecuentes y comunes de la familia a lo largo de los años venideros.

Del cuarto al quinto mes de vida, el bebé parece menos descansado y más nervioso a la hora de comer, y los cambios y parones en las tomas pueden dar sensación de que estáis descoordinados. Es absolutamente normal. Hablamos de una transición muy interesante, ya que el niño es relativamente receptivo a nuevos sabores y es el momento de investigar con calma la introducción de alimentos diferentes a la leche. Esta fase debe ser lenta y progresiva, sin prisas ni exigencias, para evitar cualquier rechazo contraproducente y para que el niño pueda interiorizar los cambios de sabores y las texturas de los alimentos. De hecho, no podemos ofrecerle de golpe según qué menú porque su intestino aún no está maduro para asimilar todos los alimentos. Un detalle: en los niños prematuros, esta madurez intestinal se retrasa un poco, por lo que es mejor esperar hasta los 6 meses para introducir nuevos alimentos en la dieta.

Está claro que el interés que el bebé desarrolle ante las novedades en su plato dependerá de las sensaciones de placer que le proporcione el menú, por lo que no cabe imponerse o conseguiréis todo lo contrario a lo que os proponíais. Es su ritmo lo que os debe mover, no vuestras ganas de avanzar. Una idea básica: la comida no debe ser nunca un castigo-obligación sino un placer-gozo.

De hecho, el bebé comienza a deglutir sólidos hacia los 6-7 meses de edad, mucho antes de que sea consciente de masticar. Recordemos que un niño succiona —no mastica— de forma natural. Por si fuera poco, el pequeño no tiene dientes, así que no podemos pretender que mastique, por muy minúsculos que sean los trocitos. Es a partir de los 6 meses cuando observamos movimientos mandibulares rítmicos que le permiten masticar pequeños alimentos.

Sin adelantarnos, ahora es el momento de centrarnos en introducir la **alimentación complementaria**. Es importante recordar que se trata de eso, de una alimentación complementaria y no sustitutiva de la leche, por lo que de postre el niño debe tomar lácteos (lactancia materna o fórmula artificial). A los 6 meses, no más del 50% de las calorías que ingiere debe provenir de la alimentación complementaria. Este momento debería coincidir además con la adquisición por parte del bebé de una serie de avances:

- Sentado o incorporado es capaz de mantener erguida la cabeza.
- Ya se mantiene sentado con apoyo.

- Es capaz de expresar su rechazo o aceptación del alimento ofrecido: es participativo.
- Ha aprendido a tomar comida de la cuchara.
- A pesar de la ausencia de dientes, es capaz de realizar movimientos de masticación.

He aquí un pequeño esquema útil (el orden de introducción no es lo más importante):

PASO 1. Si vuestro bebé no toma el pecho, podéis empezar añadiendo dos medidas de cereales en biberones alternos. Hoy los pediatras pregonan introducir el gluten más precozmente, a partir de los 5-6 meses y de manera lenta (los bebés que toman el pecho, a los 5 meses).

A esto le sumaremos en la tercera toma del día la primera papilla, la de frutas, compuesta de:

- Un plátano muy maduro sin las hebras.
- Media pera.
- Media manzana.
- El zumo de una naranja.

Atentos: cada una de las frutas se introducirá cada 2 días y en muy poca cantidad. Un día, un poco de manzana; al cabo de un par de días, manzana y un poco de pera... y así sucesivamente (véase el recuadro «*Frutas y verduras: cuándo y cómo*»). Después de la papilla, como postre, el bebé mamará o tomará un biberón.

FRUTAS Y VERDURAS: CUÁNDO Y CÓMO

- El primer año, el niño conoce de forma progresiva:
  FRUTAS: la naranja, la mandarina, la manzana, la pera, el plátano, la uva, la sandía y la ciruela. A partir de los 12 meses, el resto de las frutas.

VERDURAS Y HORTALIZAS: la judía verde, la zanahoria, la calabaza, la cebolla, el puerro, el calabacín, el tomate y, puntualmente, la patata. A partir de los 12 meses, las espinacas, las acelgas, el apio, la col, la coliflor, la alcachofa, los pimientos, la berenjena...

- Las frutas que más problemas de intolerancia y alergias producen son el melocotón y el kiwi. La patata, por su parte, también se asocia a reacciones alérgicas y a dermatitis atópica.

PASO 2. Cuando el bebé se sienta a gusto con su papilla de frutas, hay que aprovechar para ofrecerle la papilla de cereales; la prepararemos añadiendo una medida de las de la leche por mes de vida en el primer biberón del día. En este punto se prescinde de los cereales de los biberones, si es que los estaba consumiendo.

PASO 3. En un plazo de al menos 15 días, el protagonista de la toma del mediodía pasará a ser el *puré de verduras*. Este puré es el resultado de triturar media zanahoria, unas cuantas judías verdes y un trocito de patata con su caldo de cocción, que también tendrá la sustancia del ala o muslo de pollo o gallina que habréis hervido y retirado antes de batir; añadiréis una cucharadita de aceite crudo. Durante 3 días, la comida se basará en el puré y el pecho/biberón como postre. En caso de que a vuestro bebé le cueste aceptar su nuevo manjar, podéis alternarlo con el pecho o un poco de biberón hasta que se acostumbre. A partir del cuarto día, y cada 2 días, podéis introducir una verdura (nunca dos a la vez), a excepción de nabo, puerro o espinacas. La cebolla puede formar parte de la cocción, pero no debemos triturarla. A las verduras elegidas sumaremos unos 35-40 gramos de ternera o pechuga de pollo asados y convertiremos todo en puré. El ágape siempre terminará con la toma del pecho o un biberón.

No debéis olvidar que el objetivo fundamental de una buena alimentación es obtener todos los nutrientes necesarios para el desarrollo del bebé. De ahí que los lactantes menores de 1 año deban consumir las papillas de verduras y frutas recién preparadas o, a lo sumo, después de no más de 24 horas de haberlas guardado en la nevera. Si cocináis de más, lo mejor es congelar. El proceso debe ser rápido para que no se altere la estructura del puré; deberéis usar envases perfectamente sellados. Una vez descongelados, nunca los devolveremos al congelador —con preferencia de 3 o 4 estrellas— y los mantendremos a menos de 18 ºC hasta el momento de su consumo.

Existen diferentes opciones para descongelar las verduras y carnes, pero la más acertada es el microondas. El agua corriente daña los tejidos y elimina propiedades nutritivas, mientras que en la elaboración en agua hirviendo las verduras precisan un tiempo de cocción más corto y menos sal. Las frituras se deben verter directamente en el aceite muy caliente, y en el horno se pasa de una temperatura elevada a una suave. Para finalizar, es importante remover los alimentos para garantizar una preparación uniforme, así como cubrirlos con un plato invertido (microondas) o papel de aluminio (horno) para retener el vapor y prevenir que se sequen y pierdan sabor.

CONCEPTOS BÁSICOS SOBRE LA ALIMENTACIÓN

MUY IMPORTANTE: ¿Qué cantidades debe comer nuestro hijo?
El tamaño del estómago de un lactante de 6 meses es similar al de una pelota de golf y se dilata ligeramente cuando come. Cuando el estómago está lleno, el bebé se siente saciado: retira su boca del pecho o no quiere mas biberón. NO INSISTAS. Intentar que coma más sólo dilata innecesariamente el estómago y fomenta la posibilidad de una obesidad posterior o la aparición del vómito.

Un niño de 3 años tiene un estómago similar a una pelota de tenis. ¿Cómo son los platos de macarrones, pescado y frutas que intentamos que coma?

Solemos dar demasiada comida a los niños. Ellos regulan perfectamente sus necesidades. Por eso es importante tener en cuenta estos conceptos:

1. Ningún niño se muere de hambre si tiene comida a su alcance. Para comer, lo único que se necesita es tener hambre.

Con esto no pretendemos que se lleve al niño hasta el límite de la desnutrición. NO. Lo que hay que entender es que el cuerpo del niño juega a nuestro favor, porque es él quien envía la señal del hambre. Los cachorros van detrás de su madre para que los alimente. Los niños pobres de África van detrás de sus madres para que les den comida. Nosotros vamos detrás de nuestros niños para que coman. Algo no encaja, ¿no?

2. No existe ningún estudio que demuestre que genéticamente hay algún alimento que los niños no puedan probar (una vez que el pediatra ha corroborado que el niño no presenta ninguna intolerancia a un alimento en concreto). Otra cosa son las preferencias que puedan mostrar respecto a algunos alimentos. Es cierto que al nacer existe una preferencia innata por lo dulce (como la leche materna).

Esas preferencias pueden solidificarse a medida que el niño crece, pero eso no ha de desplazar de su menú otros elementos culinarios necesarios para su desarrollo. No sólo para crecer, sino para seguir viviendo saludablemente.

3. El «de tal palo, tal astilla» aquí no nos sirve. Si uno de los padres come mal, no deberá tenerse en cuenta en el aprendizaje del niño a comer bien. No ha de servir de pretexto. Aunque a ninguno de los padres les gusten las verduras, nunca será cierto que el hijo engendrado por ambos recibió en herencia genética una predisposición a rechazar las hortalizas de color verde. Otra cosa muy diferente es que la fobia de

los padres a las verduras se transmita en el hogar familiar o que el niño desde el principio aprenda a imitar a su padre retirando las verduras del plato. Procesos totalmente erróneos y adversos al método de la buena educación culinaria de los niños.

LAS COMIDAS PREPARADAS

Nuestro ritmo de vida impone ciertas cuestiones prácticas, y disponer de los famosos «potitos» puede resolver muchas situaciones. Podéis utilizar, sin problema, estos preparados comerciales, siempre que os aseguréis de que están exentos de productos tratados con sustancias farmacológicas, tóxicas o con hormonas. Por supuesto, también tenéis que considerar que existen apreciables variaciones en los aportes nutricionales de los preparados caseros y los industriales:

	Caseros	Comerciales
Grasa (g/100 kcal)	2,6 +/− 1,7	3,6 +/− 1,3
Carbohidratos (g/100 kcal)	11,1 +/− 3,7	11,8 +/− 3,1
Proteínas (g/100 kcal)	7,5 +/− 3,7	5,0 +/− 1,4
Energía (kcal/100 g)	44,9 +/− 9,7	78,8 +/− 11,7
Distribución calórica:		
Grasas (%)	25	33
Carbohidratos (%)	45	47
Proteínas (%)	30	20

EN RESUMEN...

- El niño ya muestra gestos de aprobación y desagrado particulares, sonríe porque os reconoce.

- No obliguéis al bebé a comer todo o de todo.
- No lo distraigáis ni inventéis juegos para que trague unas cucharadas más. Comer es comer, debe disfrutar de la comida.
- No enmascaréis los alimentos con saborizantes. El niño se rendirá a los sabores por repetición y si los mezclamos con otros alimentos que le gustan. Paciencia.
- Permitíos cierta flexibilidad en los horarios de comida: no seáis muy estrictos ni demasiado variables.
- Utilizad verduras y frutas frescas. Cada día que pasan en la nevera pierden de un 5 a un 10% de sus propiedades nutricionales. Por ejemplo, la manzana, al cabo de un par de horas elaborada, pierde el 26% de su contenido en vitamina C.
- La cocción debe ser la justa para no destruir nutrientes. Se recomienda el uso de la olla a presión.
- Añadid poca, o nada, de sal. Para vuestro gusto, debe estar soso.
- Excluir también el azúcar.
- No empleéis especias: pueden resultar indigestas.
- Con un poco de leche, agua, zumo o caldo de cocción conseguiréis papillas de textura más líquida. La consistencia de la papilla debe crecer de forma paulatina en el tiempo.
- Las hebras de frutas y verduras pueden inducir el vómito o que el bebé se ahogue. Si es preciso colad lo que trituréis.
- El aceite de oliva siempre tendrá poca acidez (0,4°). Preferiblemente, de cultivo y manejo ecológico.
- Un apunte interesante: acostumbrad al niño a su primera cuchara (mejor de plástico para evitar el metal frío, pequeña y anatómica) dándole con ésta sorbitos de zumo o agua. Pasados unos días, utilizad dos cucharas, una para él y otra para vosotros. Es mejor alimentarlo de frente a él, no a su lado.

Y bien, ¿qué puede preocuparnos en la evolución de un bebé de 4 a 6 meses? Tanto los padres primerizos como los que ya tienen más hijos suelen estar pendientes de la mínima muestra anómala en el crecimiento y el comportamiento de su retoño.

Cierto es que todos los niños no siguen un patrón exacto en sus modos y capacidades. Sin embargo, las diferencias y comparaciones entre el funcionamiento de los bebés resultan con frecuencia anecdóticas.

Si tenemos que determinar signos por los que sí vale la pena consultar a un especialista, nos centraríamos en:

- La pasividad excesiva.
- Manos siempre cerradas y piernas encogidas.
- Falta de orientación hacia la voz y ausencia de risas sonoras.
- Con una alineación de ojos estable, el bebé cruza o desvía la mirada de forma esporádica.

4

EL BEBÉ A LOS 7 Y 8 MESES
«YO TAMBIÉN TE QUIERO»

Vuestro hijo ya sabe quiénes sois. Diréis, ¿es que hasta ahora no nos reconocía? Por supuesto, pero en estos momentos el paso cualitativo en su desarrollo social es que distingue a la perfección los rostros. Entre todas las caras que le rodean, le hacen muecas y le sonríen, destaca la de su madre, a quien da un estatus muy diferente y a quien necesita a todas horas. En esta etapa, que mami vaya al baño os costará una llorera. El bebé es tan consciente de la importancia de su madre, que si ésta desaparece, aunque sea 2 minutos, se disparan todos sus temores y angustias.

Son los meses de la *crisis ansiosa*, los llantos inconsolables cuando la madre no comparte cada minuto con el bebé. Te buscará, te llamará, te abrazará... Es un amor que a muchas mamás les satisface y las une intensamente a su bebé; otras se sienten un poco abrumadas ante la demanda de atención y los miedos, y se angustian porque ven a su hijo siempre en guardia. Ahí está, justamente, la razón por la que nuestros hijos se hacen amigos de un muñeco o un peluche a esta edad: es su sustituto afectivo, el elemento que les compensa la ausencia de sus modelos de protección, los padres o, en realidad, la madre. En su grupo de amigos favoritos nuestro bebé también puede acoger a otras mascotas muy curiosas, como un trozo de sábana, una vieja colcha... El caso es que todos estos objetos le recuerdan el olor natural de mamá, de su cama, y le dan seguridad mientras aprende a superar el miedo a estar solo.

Como todo lo que es nuevo le asusta, y como ahora es capaz de reconocer diferencias en los detalles, cambios de decoración, de lugar, de rostros extraños, si el inicio del primer cole coincide con esta fase de temor a la separación, constituirá un verdadero trago para el niño. En el capítulo 18 explicamos los avatares que el ingreso en la guardería supone entre los 7 y los 9 meses y cómo afrontarlo.

El miedo y la timidez, sin embargo, no se contradicen con que nuestro bebé se sienta muy atraído por los adultos y los niños a los que ve. Cuando lo motivamos, da besitos encantado, extiende sus bracitos para reclamar que otra persona lo cargue o lo abrace, y acaricia a sus muñecos de juguete.

A los gritos y sonidos para captar vuestra atención, sumamos ya una breve jerga que representa el esbozo de un lenguaje primigenio: el idioma personal de nuestro bebé, tanto verbal como no verbal. Empezará con los monosílabos *da*, *pa*, *ba*, *ma*... a los que debemos responder con frases bien articuladas, para que nos escuche y vaya interiorizando la estructura del idioma. Habladle con lentitud, pronunciando muy bien, y usad palabras simples que pueda asociar a los gestos. Devolvedle también expresiones faciales que pueda imitar, pues le gusta mucho gesticular. Las actividades rutinarias de la jornada, como la comida, el baño, el cambio de pañales, son un momento íntimo y cercano para mantener estas *conversaciones*. El niño ya comprende que algo puede existir pese a que no lo vea: entiende la abstracción.

Incluso, en el curso de los 8 a los 9 meses, no sólo asimilará que sus acciones tienen consecuencias (como que si tira del muñeco puede arrancarle una parte), sino que podrá empezar a expresarlo en palabras que, en sí, son sílabas duplicadas. Más tarde, éste será su lenguaje, como contamos. Nuestro bebé ya entona según la intención del mensaje y, algo que agradeceremos los padres el resto de nuestra vida: ya sabe lo que el término «no» significa. Tal vez, el diferenciar lo que le gusta y lo que no tiene algo que ver con el hecho de saber qué es la negación. Ahora bien, él también contraatacará haciendo valer más su voluntad: exigirá o dirá «no» cuando un juego o algo en particular no le satisfaga.

¡A CANTAR Y A BAILAR!

El niño controla cada vez más sus propios movimientos, así que se deleita especialmente con actividades que estimulan sus sentidos:

- Los juguetes que hacen ruidos o tienen música.
- Hablándole, cantándole y enseñándole ritmos.
- Sujetándole y guiándole en diferentes movimientos de baile, balanceo y juegos en el agua.
- Haciéndole cosquillas y pasándole por la piel objetos de diferentes texturas y colores.
- Separando sus juguetes en grupos y jugando con un grupo determinado cada día, según queramos estimular el tacto, la vista, el oído..
- ¡Jugad a señalaros y a observaros en el espejo! Tocad vuestra imagen reflejada y sentid que el espejo es suave y frío. Invitad al bebé a que imite los movimientos que hacéis y las caras que ponéis. Es su mejor medio de aprendizaje.
- Sentadle y dejad que golpee cosas y que introduzca objetos en un recipiente.
- Facilitadle diferentes tipos de papel (celofán, periódico...) para que los estruje y compruebe su sonido y tacto, pero procurad que no se los meta en la boca.

Así como el lenguaje y la expresión no verbal se multiplican y nos despiertan ternura y alegres sorpresas, en estos meses nuestro hijo aprende a moverse con más soltura. Ya se sienta sin apoyarse o sin que le sujetemos y desplaza el cuerpo hacia delante usando los brazos y el impulso, ya que busca dar alcance a esos objetos que le llaman la atención. De hecho, sus manitas se han convertido en un instrumento cada vez más preciso y afinado; más que a reflejos, ya responden a su voluntad. ¡Cuidado con el niño que todo lo agarra! Puede sostener un objeto en cada mano y pasárselos de una mano a otra. Y no es magia. A los 8 meses indagará en los objetos de menor tamaño poniendo en práctica una *pinza inferior* compuesta por el pulgar y el índice. Los sacudirá y golpeará contra alguna superficie, y se congratulará al ver el ruido que hacen al caer al suelo. El plan, nos tememos, también incluye los alimentos. Comienza la exploración menos sutil.

Fijaos en que su postura, su sentido del equilibrio y su coordinación avanzan sin freno. Y fijaos también cómo se divierte girando a un lado y a otro sin oscilar, reptando, rodando sobre sí mismo o poniéndose a cuatro patas. Su tronco, sus bracitos, piernas y pies cobran fuerza. Ya se pone de pie aferrándose a los barrotes de la cuna, pero se cae porque no controla el movimiento de sentarse y levantarse de forma suave y coordinada. Juega a ponerse de pie en nuestro regazo. Se lleva manos y pies a la boca para tantearlos, también, pese a que ya reconoce su cuerpo. Pronto estará listo para gatear.

Vista su mayor autonomía, os recomendamos que le dejéis que desarrolle su propia capacidad de juego, o sea, que aprenda a entretenerse y a disfrutar jugando solo, sin interrumpirle. De esta manera, nos aseguramos de que explora su mundo interior y su propia impresión de lo que va descubriendo. Solo no significa a solas. Ya sabéis que os quiere cerca, pero si se está divirtiendo no hará falta que le habléis; un abrazo o un beso bastarán para decirle que seguís ahí.

Otra facultad de agradecer es que a partir de los 6 meses el cerebro rige ya un reloj biológico más maduro. Es decir, da las órdenes más precisas para que el bebé descanse por la noche y se mantenga despierto varias horas durante el día. El ritmo circadiano, que es la secuencia biológica de sueño y de vigilia que se repite cada 24 horas se va perfilando. Esto se traduce en que en estos meses los niños ya pueden dormir 10, 11 o incluso 12 horas seguidas durante la noche. Sí, suelen despertarse en algún momento, pero vuelven a dormirse rápidamente sin ayuda, y durante el día se echan una cabezadita después del desayuno, la comida o la merienda. El ritmo de padres y niño empieza a coincidir.

ESOS DIENTECITOS

Entre los 7 y los 9 meses, las capacidades sensoriales de nuestro bebé crecen. La vista, el olfato y el oído entran en una fase de perfeccionamiento, en la que el niño puede distinguir (y rechazar) sonidos, imágenes y olores. En cuanto al gusto, el más primario de todos los sentidos, se ve favorecido indirectamente por la irrupción de los dientes, lo que supone que podrá comer más alimentos, como veremos. Sin embargo, hay que decir que nuestro niño todavía es bastante conservador respecto a los sabores nuevos y aborrece en especial lo amargo y lo ácido.

Cuando los dientes cortan las encías, el bebé llora, está inquieto y hasta puede negarse a comer. Le molesta, claro. Con todo, se trata de una situación banal y transitoria que sólo en muy contadas ocasiones debería llevarnos a la consulta del pediatra. A los 7 meses, el niño tendrá unas cuatro piezas dentales, y a los 8 meses, aparecerán cuatro dientes más. Podemos ver la evolución de la dentición de leche en los gráficos de la página siguiente.

Alimentación. A comer se aprende

Junto con la introducción de nuevos alimentos y nuevas texturas en el menú infantil, ha llegado el momento de pensar en establecer uno de los hábitos más importantes en la rutina de una persona: cómo y cuándo comer. Pero que sea un hábito no significa que todos tengamos que cumplirlo de la misma manera. Cada niño desarrolla su forma individual de comer, tanto en relación con la velocidad —comer rápidamente o con parsimonia— como con sus preferencias en la mesa.

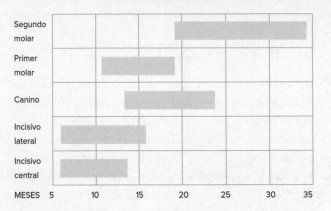

ERUPCIÓN DE LA DENTICIÓN PRIMARIA (TEMPORAL) EN LA ARCADA SUPERIOR

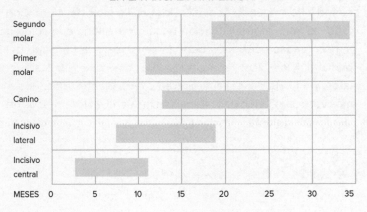

ERUPCIÓN DE LA DENTICIÓN PRIMARIA (TEMPORAL) EN LA ARCADA INFERIOR

Al igual que creamos unos horarios para dormir y que toda la familia se despierte descansada, resulta esencial para el bienestar de todos que marquemos unos tiempos para comer. Además de asegurarnos la buena nutrición del niño cuando cumpla más años y haya interiorizado esta rutina, la mesa nos permitirá socializar y compenetrarnos como familia. En esta etapa, sin embargo, el momento de grupo todavía no es posible porque las necesidades de un bebé y de un adulto no se corresponden. Mientras nosotros estamos a punto de desmayarnos de hambre, quizá nuestro hijo, que come más a menudo, está satisfecho y no prueba cucharada. Aun así, cuando ya ha cumplido 6 meses, podemos aplicar el siguiente plan, que puede ser adaptado al país donde os encontréis:

- Desayunar a las 8 de la mañana.
- Comer a las 12 del mediodía.
- Merendar a las 4 de la tarde.
- Cenar a las 8 de la noche.

Entre ágape y ágape sólo pasan 4 horas, y el bebé se enfrentará a su plato con hambre. Pero, ojo, su apetito no es el nuestro. Para que os hagáis una idea, si nuestro estómago tiene el tamaño de una pelota de balonmano, el suyo es una pelota de ping-pong, así que es muy lógico que no se coma ningún plato a rebosar. Y mucho menos cuando se halla en plena etapa de transición tomando alimentos nuevos cada 2 o 3 días. Tendemos a querer sobrealimentar a nuestros hijos, y ellos saben, porque escuchan a su cuerpo, lo que precisan ingerir. No sufráis y, sobre todo, evitad que el niño picotee entre horas (de vuestra mano, en este caso), porque eso sí que es un punto negativo para que asimile el buen hábito de comer lo que le conviene a ciertas horas.

El método del *tiempo aparte* para que nuestro bebé coma, ahora que ya tiene el «no» en la boca, requiere que no nos sulfuremos ni nos pongamos nerviosos cuando comience a rechazar las cucharadas. Si nos mantenemos impasibles, tal vez desista y coma porque ignoramos su juego. Cuando parezca que no quiere más, retiraremos el plato y los cubiertos, le quitaremos el babero y aparentaremos que no pasa nada. Nuestro niño se relajará y empezará a jugar y, entonces, volveremos a montar todo el dispositivo —babero, platos y cubiertos— y continuaremos con la cucharada tranquila. A la siguiente negativa, volveremos a retirarle todo y ampliaremos el tiempo de *descanso* 1 minuto más (si antes esperamos 3 minutos, ahora serán 4 y después 5) y así sucesivamente, con una sonrisa impertérrita en los labios. Le damos la oportunidad, a pesar de que los niños son listos y saben que fingimos la calma. No obstante, cuando vea que ha desaprovechado la oportunidad y que vamos a dejarle sin comer hasta el próximo ágape, empezará a darse cuenta de la necesidad de comer a esas horas. No os preocupéis, que no coma en un lapsus de 4 horas no le hará daño. Si sois constantes, en un par de semanas habrá entendido la mecánica de las comidas estipuladas. Y, sobre todo, no le deis NADA entre comidas.

Por cierto, es el momento de incorporar el vaso a sus utensilios. Ya agarra con fuerza, así que le encantará la novedad. Siempre con vuestra guía, si queréis evitar una repentina ducha. También nos parece buena idea, como pediatras, que de vez en cuando le permitáis comer con las manitas, puesto que de ese modo ejercitará los movimientos correspondientes a llevarse la comida a la boca y luego será más natural y fácil que aprenda a usar los cubiertos.

Por lo que se refiere a qué comer, continuará probando nuevos alimentos y más sólidos. Puede que la primera reacción sea de disgusto, pero no tiréis la toalla, porque cuantos más sabores asimile su paladar en estos meses, más tolerante y dispuesto a comer será cuando sea adulto.

En el caso de que tome menos leche materna o que hayáis abandonado la lactancia, debéis asegurar alguna fuente de hierro para reforzar su dieta y que crezca sano y feliz.

En cuanto al sueño, a esta edad ya tiene que tener consolidado su ciclo de vigilia-sueño. Duerme 10-11 horas y hace tres siestas, una después de cada comida. La más larga será siempre la de después de la comida del mediodía. Debe dormir en su cuna, con un pijama-manta o saco de dormir, para que pueda moverse mientras duerme pero no pase frío. Tendrá como amigos a sus chupetes (dejadle cuatro o cinco en su cuna para que aprenda poco a poco a ponérselo solo) y su peluche. Es muy normal que en sus despertares nocturnos no encuentre el chupete o no sepa ponérselo. Debemos ayudarle hasta que aprenda.

EN RESUMEN...

- Vuestro bebé siente una predilección por la figura de la madre porque le aporta seguridad. En estos meses, ser consciente de los extraños le da miedo y suele llorar y angustiarse cuando no os ve cerca.
- Ya es capaz de sentarse solo y domina los movimientos de su cuerpo. Se pone de pie, pero se cae porque su sentido del equilibrio necesita más recursos.
- Explora los objetos que alcanza con las manos y los atrapa haciendo pinza con los dedos pulgar e índice. Puede incluso coger los más pequeños, que chupará, golpeará y tirará al suelo para comprobar su textura y sonido.
- Compone palabras repitiendo sílabas y entiende los conceptos abstractos.
- Es capaz de dormir más horas seguidas durante la noche porque su cerebro está estabilizándose según el ritmo circadiano.
- Ya puede aprender a comer según una rutina horaria y un método para conseguir que no rechace la comida. Los hábitos de la comida y del sueño son básicos para su desarrollo personal.

Las revisiones periódicas en la consulta del pediatra os tendrán al corriente de cualquier retraso o irregularidad en el desarrollo y el comportamiento de vuestro bebé.

Si tiene dificultades para dormirse solo, tanto en las siestas como en el sueño nocturno, o se despierta muchas veces por la noche y necesita vuestra participación para volver a dormirse, el pediatra os podrá ayudar. Existen pautas educativas muy eficaces para enseñar a dormir a los niños.

Por vuestra parte, ahora que el niño empieza a moverse por la casa, es muy importante que activéis la prevención de accidentes:

- En el automóvil debe viajar siempre en su sillita de seguridad.
- Enchufes: en las próximas semanas empezará a gatear. Conviene que no os pille desprevenidos y que coloquéis ya los protectores.
- Cuidado con que se resbale o se hunda en la bañera.
- Puede llevarse trocitos de alimentos y pequeños objetos a la boca, así que estad pendientes de lo que dejáis a su alcance. Tampoco debéis dejarle demasiados juguetes a la vez para que juegue.
- Ya que se pone de pie, comprobad que los zapatitos le sujetan y protegen.

5

EL BEBÉ A LOS 10 MESES
ENTENDER EL MUNDO

No todos los bebés son iguales ni se desarrollan a la misma velocidad, pero lo importante es el conjunto de acontecimientos y comportamientos de nuestro hijo. En este momento, la sociabilidad irrumpe en su día a día y está encantado. Se ha convertido en un explorador, y todo lo que le rodea es susceptible de transformarse en un tesoro por descubrir. Ha desarrollado considerablemente sus capacidades de movimiento, por lo que nuestro bebé ya podrá tomar decisiones a la hora de comer y dormir, decisiones que emite por lo general en forma de protesta. Esto no significa que esté irritado o que se sienta mal, es simplemente su forma de reaccionar. En esta etapa los padres notaréis de un modo especial cómo aumenta la autonomía y la libertad del niño. Veréis que no para de husmear, lo coge todo, lo prueba todo. Es hora de desarrollar todos los sentidos mediante la incesante exploración del mundo cercano.

Y, atención, parece ser que a los padres nos cuesta aceptar esta nueva etapa. Nos damos cuenta de que, tras 10 meses acostumbrados a tener al bebé en nuestro regazo, un bebé que apenas protesta, ahora va despegando solito. Bueno, aún con nuestra ayuda, claro. Con el gateo y la capacidad de asir objetos comienzan los primeros gestos de autonomía. Nuevos olores, nuevos colores, nuevos objetos que tocar... y con la libertad necesaria para saber qué manosear y hacia dónde quiere explorar, algo fundamental en el desarrollo del bebé. Aquí, queridos padres, empieza la separación paternal, que será imparable hasta que nuestro hijo establezca su propio hogar.

Pero para eso todavía quedan muchos años. Ahora, vuestro investigador favorito realizará cada día nuevos e inquietantes hallazgos que contribuirán a su socialización y afinarán todos sus sentidos. Vuestro bebé ya no es ese retoño que se conformaba con comer y dormir. El pequeño Sherlock Holmes que todo bebé lleva dentro está comenzando a ver la luz. En estos próximos meses vuestro hijo dará pruebas de una actividad desbordante. No podrá estarse quieto ni un instante, querrá tocarlo todo, todo le llamará la atención. De ahí que necesite valerse por sí mismo para alcanzar sus metas. A partir de los 7-8 meses puede empezar a arrastrarse sobre el propio vientre y, posteriormente, comenzará a gatear. Primero gateará utilizando las manos y las rodillas, adoptando una posición aún lo suficientemente segura como para mantener el equilibrio. Al poco tiempo, el bebé comenzará a usar los pies en vez de las rodillas, y en alguna ocasión incluso se pondrá en pie solo recurriendo a los muebles como soporte para mantener el equilibrio. Sin embargo, no todos los niños gatean con brazos y piernas más o menos coordinados, algunos lo hacen sentados dando saltitos, otros se dejan la pierna debajo... no importa, son sus «señas personales», los adultos tampoco andamos todos de la misma manera, cada uno tenemos «nuestra seña personal». Pero aún es pronto para alcanzar la postura erguida de las personas adultas, por lo que, al poco de levantarse, se caerá sin remedio al suelo. Estamos presenciando sus primeros intentos de caminar. A partir de ahora no habrá quien lo pare. Será el torbellino de la casa. Cogerá cosas, gateará, investigará todos los rincones... A nosotros nos toca ubicar los peligros potenciales en casa, como pueden ser los cables eléctricos y los productos de limpieza, y recolocarlos para proteger al bebé. Ojo, la cocina debe ser un lugar prohibido para el niño. Es el lugar más peligroso de la casa. Aviso pues para navegantes: vuestro pequeño explorador recorrerá hasta los rincones más insólitos, así que prestad especial atención a aquellos lugares de la casa que puedan suponer un peligro para el bebé y tomad las medidas de protección adecuadas (en la tercera parte y en los apéndices de este libro te damos ideas para prevenir accidentes).

Para mejorar su rol de investigador, nuestro hijo ya sujeta objetos pequeños con la base del pulgar y el índice. Es lo que se denomina la *presión en pinza superior*. Inicia de esta forma su independencia manual; cogerá todo lo que pueda para analizarlo, para ver las propiedades de los objetos que toca. Este peculiar análisis se basa en operaciones poco ortodoxas, como tirar los objetos al suelo para comprobar qué ruido hacen al caer. Otro modo de reconocer objetos es llevárselos a la boca. De hecho, el sentido más desarrollado que tienen los niños durante el primer año de vida es el gusto. Os aconsejamos que tengáis mucha paciencia y que no frenéis demasiado los nuevos impulsos del bebé; en definitiva, se encuentra en pleno proceso de reconocimiento e investigación del mundo.

No obstante, conviene que marquéis algunos patrones para evitar que rompa, chupe o se trague objetos peligrosos. Además de señalarle que no son seguros, es bueno que le ofrezcamos a cambio otros que le satisfagan y que no constituyan un riesgo para su salud. Pasados los 2 años, aun habiendo desarrollado sus otros sentidos, es posible que siga metiéndose cosas en la boca; entonces sí será preferible que lo evitemos. De esta forma, se esforzará en reconocer los objetos mediante el tacto, el oído, la vista y el olfato, y aprenderá a divertirse de otras maneras.

Además de coger las cosas, el bebé las utiliza para socializar: muchos de los objetos que obtiene se los ofrece a sus padres. El intercambio es interacción y le ayuda a agudizar sus sentidos. Así, de paso, el niño prueba el concepto de socialización con las personas que le rodean y también adquiere el sentido de la permanencia del objeto. Es decir, el niño, aunque no vea a su padre o a su madre, es consciente de que existen. Asimismo, asimila los conceptos de principio y fin y, sobre todo, de continente y contenido: introducir y sacar cositas de una caja se convertirá en una de sus actividades preferidas.

Pero un bebé de 10 meses no sólo gatea y agarra lo que está a su alcance. Puede comunicarse de manera más eficiente con sus padres por medio del lenguaje. Llega el momento mágico en que dice sus primeras palabras. Serán *sílabas duplicadas*, es decir, su comunicación consiste en pronunciar las sílabas de manera repetida. Por eso lo más habitual es que las primeras palabras del bebé sean *mamá* o *papá*, aunque también pueden ser vocablos como *dodó*, *tata*, *bobó*...

Nuestro hijo, con 10 meses, además de empezar a pronunciar sus primeros y emocionantes *papá* o *mamá*, ya será capaz de comprender perfectamente el sentido general de una frase; a menudo, incluso hará un gesto para acompañar la palabra. Un ejemplo claro es el momento de decir «adiós»: a la palabra le acompañará el correspondiente saludo con la mano. Pero como su capacidad con el lenguaje se está perfilando día tras día, el niño no sólo capta el sentido de la frase, sino que también entiende muy bien el tono que usamos. Así que estad atentos. No os extrañe que llore si le habláis en un tono más alto y duro de la cuenta. El pequeño explorador asimila el sentido de las frases, pronuncia pequeños vocablos, reacciona ante diferentes tonos de voz... ¡su capacidad lingüística nos deja atónitos!

Pero la competencia en el lenguaje no se detiene ahí. A esta edad, la palabra tiene también numerosos significados. Es la *palabra símbolo*: imaginad que nuestro bebé utiliza el vocablo *aba* para referirse a la palabra «agua». En este período, el bebé relacionará la palabra *aba* no sólo con el agua sino también con todo lo que el pequeño reconozca como elemento líquido. Es un verdadero despertar a la vida.

El bebé descubre cada día nuevas cosas y comienza a reaccionar ante ellas. Es el comienzo de una nueva etapa para vuestro hijo. De aquí en adelante, el pequeño participará en las actividades desarrollando estímulos de acción-reacción, todo ello acompañado de una cada vez más acentuada competencia en el lenguaje.

Alimentación. Querrá hacerlo por sí mismo

En estas semanas el bebé demostrará su autosuficiencia con el gateo y también en lo que concierne a la alimentación. Nuestro personaje empezará a autoalimentarse. Y es en esta autoalimentación cuando entra en juego la doble responsabilidad: los padres seréis responsables de ofrecer variedad y suficiente cantidad de alimento a vuestro hijo, así como el lugar y el horario de las comidas, y éste empezará a decidir cuánto alimento va a tomar. Esto se traduce en un proceso lento de adaptación por parte del bebé y de sus padres, que tienen que ajustar sus expectativas a la realidad de las necesidades de su hijo. Es muy recomendable que durante este período eliminemos toda posibilidad de distracción a la hora de la comida, como la televisión o el uso de tronas con juguetes. El niño deberá estar concentrado en la comida para así poder disfrutarla y aprovechar sus nutrientes correctamente. La comida debe ser divertida per se y no porque los padres «se conviertan en payasos» para distraer al niño mientras lo alimentan.

Del mismo modo, no debemos olvidar que en un principio nuestro bebé seguirá mostrándose reticente a la alimentación, por lo que en ocasiones será necesario presentar el alimento unas 10-15 veces antes de que abra la boquita y se lo coma.

También es un momento de cambio para el continente. En estas semanas debemos introducir elementos nuevos y estimular al bebé para que beba de un vaso o una taza. Eso sí, evitando las bebidas azucaradas, ya que aportan calorías pero no nutrientes y, además, favorecen la aparición de caries en los dientes. Aun así, no es necesario dejar de lado la lactancia. La leche materna continúa siendo, a los 10 meses, una excelente opción para el desarrollo del bebé.

En adición a esto, cuando el niño alcanza los 10 meses de vida, vemos que ya presenta algunas competencias a la hora de comer. Observaréis que chupa la cucharita con los labios, se lleva los alimentos a la boca, lo mordisquea todo, comienza a practicar los movimientos laterales de la lengua, empuja la comida hacia los dientes, insiste en asir la cuchara pese a que aún no se la acerca a la boca directamente... y lo más importante y que justifica y resume todos estos nuevos comportamientos: vuestro bebé ya siente cierto interés por la comida.

El contenido del menú también se verá ampliado en estas semanas.

De esta forma, observaremos que su demanda de agua aumenta y que, ahora, será el bebé quien decida cuánta agua quiere beber. Por otro lado, podemos ampliar la gama de minerales que consume. Podemos darle más calcio, que es imprescindible para la formación y el desarrollo de los huesos y los dientes. La principal fuente de calcio es la leche en todas sus variantes. Además, otro mineral que debemos tener en cuenta es el fósforo, necesario también para el crecimiento de los huesos y los dientes. Si no ingiere fósforo suficiente, puede que el bebé se sienta cansado o tenga menos apetito. Este mineral se halla en alimentos como la carne y las aves, el pescado, los huevos y las legumbres. Además, también es un mineral esencial para el desarrollo de los músculos. El hierro, por su parte, es básico para la circulación, los músculos y las defensas. Su carencia hará que el bebé se sienta más cansado y debilitado. Los alimentos que aportan más hierro son la leche, los productos de origen animal (carne, huevos, pescado) y, en menor cantidad, los de origen vegetal (sobre todo las legumbres).

Los alimentos ricos en fibra serán muy útiles para garantizar un correcto tránsito intestinal, así como la absorción óptima de los hidratos de carbono. La mejor forma de proporcionar a un bebé de 10 meses la ración necesaria de fibra es mediante el consumo de frutas, hortalizas y algunos cereales. Los hidratos de carbono son el combustible básico, ya que proporcionan energía. Para un bebé de 10 meses, la leche supone la fuente principal de hidratos de carbono.

Además de todos los elementos anteriores, la carne, el pescado, los huevos, los frutos secos y las legumbres contienen proteínas, necesarias para la regeneración de los tejidos.

El aporte de grasas también es fundamental para el desarrollo de un bebé de esta edad; son muy importantes para el desarrollo cerebral y de la visión, junto con el desarrollo del sistema inmunitario o de defensas. Las encontramos en la leche, el aceite, los frutos secos, el pescado azul, los derivados cárnicos, etc.

Y por último, pero no por ello menos importante, es vital la aportación de vitaminas. Éstas tienen funciones reguladoras esenciales en el organismo y están presentes en los alimentos frescos. Todos estos nutrientes aparecen en el ejemplo de dieta de esta página.

MENÚ TIPO DE UN BEBÉ DE 10 MESES		
	Comida	Postre
1.ª Toma	Papilla de cereales	
2.ª Toma	Papilla de verduras	Lácteo (leche materna, biberón o yogur natural)
3.ª Toma	Papilla de frutas o lácteo	
4.ª Toma	*3 días/semana:* papilla de verduras con pescado blanco (30-35 g de merluza, pescadilla o lenguado)	Lácteo (leche materna, biberón o yogur natural)
	Resto semana: papilla de cereales	

Cerca del primer cumpleaños los gustos variarán y, a veces, la alimentación será difícil. Es necesario entonces despertar su curiosidad para que pruebe los nuevos alimentos del plato. Ésta será la mejor manera de acostumbrar al niño a sabores desconocidos por él hasta ese momento. Sin embargo, no debemos olvidar que, por su salud, la cocina casera deberá ser variada, ligera y rica en fibra. Para ello podemos ir sustituyendo progresivamente los ágapes básicos por platos más variados. Enumeramos algunos ejemplos, con alimentos de diferentes texturas que facilitan el desarrollo de la masticación y la deglución.

Para una aplicación más práctica de estas nuevas incorporaciones en el hábito alimenticio de nuestro bebé, a continuación os ofrecemos algunos platos para el período de los 9 a los 12 meses. Podemos incorporarlos poco a poco en su dieta. Ya incluyen elementos sólidos como pescado o pasta.

Sopa sabrosa

Ingredientes: 1/4 de litro de caldo de carne desgrasado, una o dos cucharadas de sémola, una yema de huevo, una cucharada de aceite de oliva, una cucharada de queso rallado.

Preparación: dejar hervir el caldo de carne y, después de desgrasarlo, verter lentamente la sémola sin dejar de remover para evitar la formación de grumos y dejar cocer durante 10 minutos a fuego medio. Retirar del fuego y añadir la yema de huevo mezclando continuamente hasta conseguir una mezcla homogénea. Condimentar por último con aceite y queso rallado.

Bolitas de sémola

Ingredientes: tres cucharadas de sémola, 1/4 de litro de leche, 70 gramos de queso rallado, un huevo, 1/2 litro de caldo de verduras y una pizca de sal.

Preparación: llevar la leche a ebullición, salar y añadir la sémola. Cocer durante 20 minutos a fuego lento. Cuando la preparación se enfríe ligeramente, añadir el huevo y la mitad del queso rallado. Con esta mezcla, confeccionar unas bolitas y luego sumergirlas durante 5 minutos en el caldo hirviendo. Las bolitas se sirven espolvoreadas con el resto del queso rallado.

Crema de tomate

Ingredientes: dos o tres tomates maduros, 1/4 de litro de agua, dos o tres cucharadas de harina de cereales (no instantánea), una cucharada de aceite de oliva, una cucharada de queso rallado.

Preparación: hervir en el agua los tomates (escaldados, pelados y troceados) durante 15 minutos y, a continuación, colar el agua sin machacar los tomates. Cocer la harina de cereales de 5 a 10 minutos en el caldo anterior, mezclando continuamente para evitar que se formen grumos. Una vez cocida, retirar del fuego y añadir un par de cucharadas de tomate, previamente pasado por el pasapurés, y el queso rallado. Condimentar con el aceite.

Menestra de verduras con queso

Ingredientes: 1/4 de litro de caldo vegetal, un quesito cremoso, una cucharada de aceite de oliva, verduras como: zanahorias, espinacas, guisantes, patatas, judías verdes.

Preparación: colocar el caldo vegetal en una cacerola, añadir las verduras previamente pasadas por el pasapuré y dejarlo hervir a fuego moderado durante 5 minutos. Aparte, aplastar el quesito, mezclar con un poco de caldo vegetal, removiendo continuamente con una cuchara de madera hasta disolverlo, y añadir por último el caldo restante hasta obtener la cantidad deseada. Condimentar con el aceite de oliva.

Lenguado en salsa rosa

Ingredientes: un filete de lenguado, dos tomates maduros, la miga de medio panecillo, una cucharada de aceite de oliva, zumo de limón, medio tallo de apio, una cebolla pequeña, media zanahoria.

Preparación: lavar y trocear las verduras, introducirlas en una cacerola con agua y dejar hervir durante 10 minutos. En el caldo resultante, cocer el filete de lenguado. Cuando esté cocido, triturarlo y añadir el aceite de oliva y unas gotas de limón. Aparte, sumergir los tomates en agua hirviendo, escaldarlos, pelarlos, quitarles las semillas y triturarlos. Añadir el puré de tomate al pescado, mezclando cuidadosamente antes de servir.

Pasta con huevo y jamón

Ingredientes: 1/4 de litro de caldo vegetal, dos cucharadas de pasta pequeña como pueden ser las estrellitas o maravilla, 50 gramos de jamón cocido, media yema de huevo duro.

Preparación: llevar el caldo vegetal a ebullición, añadir la pasta y dejarla cocer el tiempo necesario. Una vez cocida, retirar el recipiente del fuego, añadir el jamón previamente triturado y la media yema de huevo.

Pescadilla con tomate

Ingredientes: 70 gramos de pescadilla, una patata, una zanahoria, un tallo de apio, dos tomates maduros, una cucharada de aceite de oliva, un poco de perejil, unas gotas de limón.

Preparación: en una cazuela con agua introducir la patata, la zanahoria y el apio, todo troceado, y dejarlo hervir. Cuando el caldo esté listo, añadir la pescadilla y dejar cocer. Cuando el pescado esté cocido, colarlo y triturarlo o bien pasarlo por la batidora, según las preferencias del niño. Añadir el aceite de oliva y el perejil triturado. Mientras, habremos escalfado los tomates en agua hirviendo. Los trocearemos y, después de retirar las semillas y la piel, los condimentaremos con aceite de oliva. Servir la pescadilla adornada con el tomate así preparado.

Puré de verduras con añojo

Ingredientes: una patata, una zanahoria, un ramillete de apio, un trocito de cebolla, tres hojas de lechuga, de 30 a 50 gramos de carne de añojo.

Preparación: pelar las verduras, cortarlas en trozos grandes y cocerlas con poca agua. Asar la carne a la plancha y triturarla con las verduras.

Puré de hinojo con pescado

Ingredientes: un hinojo, 50 gramos de pescado blanco, una patata, un trocito de mantequilla.

Preparación: pelar y cortar las verduras y cocerlas en poca agua hasta que queden blandas. Preparar el pescado hervido o a la plancha. Triturarlo todo y añadir el trocito de mantequilla.

El sueño debe seguir un esquema parecido al de los 7-8 meses, con tres siestas, una después de cada comida, y un sueño nocturno de 10-12 horas. Los despertares durante el sueño nocturno son normales. No debemos hacer nada para que se duerma. Simplemente esperar. Si tiene dificultades para encontrar su chupete, debemos seguir ayudándole.

EN RESUMEN...

- Es un pez que se muerde la cola: el niño necesita descubrir el mundo que le rodea y analizarlo. Para eso, empieza a gatear y a asir objetos, a tirarlos al suelo, a ponérselos en la boca y, a la vez, mediante este proceso, desarrolla sus sentidos.
- Las conductas y la acción son necesarias para el desarrollo del conocimiento del niño; estas investigaciones libres desarrollarán su memoria e inteligencia.
- Nuestro bebé entiende qué le decimos y qué significa el tono que utilizamos. También usa palabras para crear conceptos y pronuncia sus primeros vocablos con sentido: mamá y papá.
- Comienza ya a decidir si quiere o no comer y cuánto querrá comer.
- Dejemos que el bebé tenga cierto poder de decisión en las comidas.
- Evitemos todo tipo de distracción en los momentos de comer: el bebé debe aprender a concentrarse para nutrirse bien.
- Puede mostrarse reticente a la hora de comer. Paciencia.
- Incorporemos nuevos utensilios en las comidas, como vasos o tazas.
- Aún no es momento de dar al bebé bebidas azucaradas, puesto que aportan calorías pero no nutrientes.
- La leche materna continúa siendo una buena opción.
- El bebé comenzará a sentir interés por la comida, y ya observaremos habilidades que le dan independencia a la hora de comer.
- Démosle el agua que el bebé demande en cada momento.

A los 10 meses, el bebé deberá buscar el contacto con sus padres, porque necesita seguridad, que lo reconforten, o juegos; de no ser así, puede no ajustarse a los estándares de desarrollo social y cognitivo. En sus juegos, ya debería interactuar con otros, por lo general vosotros, ya que sois sus referentes, en quienes confía. Además de por los juegos interactivos, vuestro hijo debería sentirse atraído por libros de dibujos, llamativas figuras y colores, que estimulan su sentido de la vista. También en esta etapa, lo normal es que vuestro bebé explore el ambiente tanto visual como físicamente. En esta línea de mejorar su comunicación, si el bebé no usa de manera repetitiva consonantes o vocales, no ejercita su competencia oral de forma correcta.

El bebé necesita investigar, por lo que puede intentar ponerse de pie para llegar a las zonas para él más altas. Otro de los movimientos más comunes de esta etapa es el de llevárselo todo a la boca.

En definitiva, si veis al niño muy decaído o ausente, sin la curiosidad que caracteriza a esta etapa de la vida, lo más conveniente es que preguntéis al pediatra. En algunos casos se tratará simplemente de una evolución más lenta de lo normal, y podréis quedaros tranquilos. Si no duerme adecuadamente, el pediatra os ayudará a educar su hábito del sueño.

6

AL CUMPLIR SU PRIMER AÑO
¡A POR LA INDEPENDENCIA!

Los primeros pasos. Tras soplar la primera vela de cumpleaños, es probable que nuestro bebé ya empiece a caminar, eso sí, bien apoyado y agarradito de los padres (pero no os asustéis si no empieza hasta los 18 meses). Y es sólo el principio. Poco a poco nuestro pequeño irá cogiendo confianza y sólo asirá una de las manos adultas, además de empujar muebles, generalmente sillas, a modo de entrenamiento para lo que luego serán sus primeros pasos de *mayor*. No es extraño que en esta fase nuestro bebé dé patadas, es una forma de ejercitar las piernas para fortalecerlas y poder dar así unos pasos más firmes. Nuestro hijo comienza una nueva etapa. Una etapa en la que camina y, más tarde, corretea por toda la casa. Nuestro niño cambia, y su independencia va creciendo con cada nuevo paso que da. ¡Estamos perdiendo un bebé y encontrando un niño!

Pero ¿cómo puede agarrarse así a los muebles? En el capítulo anterior decíamos que nuestro bebé sujetaba los objetos en modo de *pinza inferior*, es decir, con el índice y la parte inferior del pulgar. Pues bien, a partir de este momento nuestro hijo ya sabe utilizar correctamente el pulgar y cogerá todas las cosas con el índice y la parte superior del pulgar: es lo que en pediatría se llama *pinza superior*, y empezó a utilizarla rudimentariamente a los 10 meses. Al poder coger los objetos de una forma más precisa, es capaz de mantener el equilibrio mientras se agarra a un mueble y, además, se desplaza.

Además de mover objetos, otra de sus grandes diversiones será tirar o estampar contra el suelo todos los objetos que pueda coger. Pero, ¡ojo!, no interpretéis esto como un acto de rebeldía. Nada más lejos de la realidad. Lo que nuestro niño está haciendo es aprender a contar de una forma de lo más rudimentaria. Será el comienzo de una *actividad matemática* muy curiosa. Y al aprender a asir las cosas no sólo se limitará a arrojar los objetos al suelo. También comenzará a dar utilidad a algunos de ellos, como los lápices. Ya lo sujeta con seguridad, así que comenzará a efectuar sus primeros garabatos.

Otra de las consecuencias de aprender a cogerlo todo con los dedos se refleja en la alimentación. Nuestro bebé se cansa ya del servicio personalizado que le concedemos, y ahora es él mismo el que quiere coger todo lo que come. Más adelante, en el apartado dedicado a la alimentación, desarrollaremos diversos consejos y recetas para que el niño pueda comer solo y hacerlo, además, con sus propios deditos. Cuando nuestro pequeño ha perfeccionado ya todas estas habilidades, es importante dejarle claro lo que está bien y lo que está prohibido. Su gran movilidad nos obligará como padres a establecer estas pautas para que desde pequeño comience a ser consciente de que no todo está permitido. Pero al corregir algunos malos hábitos o algunos comportamientos reprobables, también es importante no dar largas explicaciones que de momento no entiende. Un «NO» claro, directo, simple y tranquilo es la mejor forma de corregir un comportamiento inconveniente.

En cuanto a la comprensión y la asimilación de todo aquello que le rodea, nuestro bebé inaugura el año de vida a lo Cristóbal Colón: señalando todo con su pequeño dedo índice y, además, explorando la tercera dimensión, como orificios, hendiduras, ranuras, etc. Gracias a esta actitud, el niño descubre el sentido de la profundidad, de lo que está más lejos y más cerca, de lo sólido, de lo alto, de lo bajo. Cuando le ponemos dos objetos delante, es capaz de diferenciar si éstos están separados o están unidos. Además, si estos objetos se contienen el uno al otro, será capaz de diferenciar cuál es el continente y cuál el contenido... En este sentido, al diferenciar continente y contenido, el bebé tiene la necesidad de encajar estos objetos para convertirlos en uno solo.

Otro de los comportamientos más curiosos del bebé a los 12 meses es la costumbre de ponerse cajas en la cabeza. Para desarrollar todas estas capacidades motoras, es recomendable proporcionarle juguetes que le ayuden a potenciar estas nuevas habilidades que está adquiriendo. Varios ejemplos de juguetes que serían de mucha utilidad son los libros de tela o plástico dotados de grandes ilustraciones; o muñecos resistentes para que pueda jugar con ellos sin preocuparse de posibles desprendimientos de pequeñas piezas que podría tragarse. Los juguetes musicales le ayudan a que desarrolle el sentido del oído y relacione sonidos con objetos. Los bloques de encajar son también excelentes para esta edad, ya que potencian la exploración de la tercera dimensión mediante la observación de diferentes tamaños y formas. Otros juguetes, como teléfonos y automóviles, también resultan adecuados para que nuestro bebé se divierta aprendiendo y jugando. Eso sí, siempre nos aseguraremos muy bien de que ninguno de estos juguetes tengan piezas desmontables más pequeñas de lo normal para un bebé de 1 año. Podría tragarse alguna y asfixiarse.

«Bebé cae» o «bebé aba [agua]» serán expresiones que escucharemos de nuestro hijo en torno a los 12 meses de vida. Será su jerga particular y su forma de comunicar las cosas. Los pediatras lo llamamos el *lenguaje global*: una jerga poco explícita y desarrollada pero que corresponde a situaciones concretas de necesidad del bebé. Pero si vuestro hijo a partir del año aún no se comunica de esta forma, no hay por qué preocuparse; no todos los bebés alcanzan esta competencia a esta edad. Esta evolución varía de un niño a otro entre los 12 y los 18 meses. Si llegados los 18 meses vuestro hijo no muestra competencia lingüística, entonces sí será recomendable acudir a un especialista.

El niño comprende ya perfectamente el sentido y el significado de casi todo lo que decimos. Por lo tanto, debemos comunicarnos con él mediante frases completas. Es importante que el vocabulario que usemos sea básico, pero que estructuremos frases bien construidas y con todos los elementos sintácticos. De esta manera, nuestro bebé irá ejercitando su competencia lingüística para que él también pueda, dentro de no mucho tiempo, comenzar a hablar con más propiedad.

Gracias a la motricidad, nuestro hijo moverá las cosas de sitio, de un lado para otro, y controlará, por tanto, la colocación de cada objeto en vuestro hogar. Amplía así sus conocimientos intelectuales valiéndose de la memoria visual. Es bastante curioso, y podréis observar cómo vuestro bebé se fijará en detalles que muchas veces incluso a nosotros mismos como padres se nos escapan. Un ejemplo es la colocación de cualquier objeto en el salón. Si lo cambiamos de lugar, nuestro hijo se dará cuenta y tratará de analizar dicho cambio. No es sólo cosa del desarrollo de la capacidad intelectual y la memoria visual. Un niño, desde que nace, tiene una necesidad inconsciente de seguridad, de sentirse seguro. Controlar que las cosas estén en su sitio es una forma clara de demandar seguridad. Ya veis que el bebé tiene un sentido del orden muy desarrollado.

En esta línea, uno de los juegos que más apasiona a un bebé de unos 12 meses es el juego de *¿Dónde está el bebé?*, en el que oculta el rostro de su madre o padre con un pañuelo para, posteriormente, hacerlo reaparecer con gran jolgorio. Con este juego, nuestro bebé estará controlando el concepto de separación. Será él quien decida si su madre o padre, es decir, su referente de seguridad, se encuentra o no con él en determinados momentos. Desarrolla y se hace consciente del *aquí y otra vez aquí*: encuentra a alguien que anteriormente se encontraba oculto en el mismo lugar.

Seguiremos pues marcando pautas y rutinas para los nuevos comportamientos del bebé respecto a comer, dormir, la hora del baño... De esta forma estamos socializando al niño e inculcándole una *rutina de trabajo* para que asocie un determinado momento del día con una actividad concreta.

Nuestro hijo potencia y aumenta esa independencia de la que hablábamos en el capítulo anterior. Ya no nos necesita a cada momento, y ya no es tan estático como lo era en sus primeros meses de vida. Por el contrario, a partir de los 12 meses, no se estará quieto, estará lleno de energía y todo lo que le rodea le llamará tanto la atención que sentirá la imperiosa necesidad de estudiarlo. Por todo esto, sería conveniente tener en cuenta las siguientes directrices de seguridad:

¡OJO CON EL ENTORNO!

- No permitáis que el niño esté solo en habitaciones donde haya objetos calientes.
- Vigilad la existencia de objetos pequeños en el suelo.
- Aseguraos de que el televisor y el resto de los electrodomésticos están bien fijados y no puede desplazarlos.
- Poned cierres de seguridad en los cajones donde haya objetos peligrosos como cuchillos, tijeras o productos tóxicos.
- Los hermanos mayores no son los segundos padres. Son hermanos mayores. No pueden cuidar a todas horas de su hermano y allanarle el camino por la casa; ellos también pueden hacerse daño.
- Si tenéis escaleras en casa, sería recomendable colocar barreras al inicio y al final.
- En el coche debe viajar en la silla homologada por la UE para su edad y peso.
- Si tenéis piscina o similar, aseguraos de que sea inaccesible para vuestro bebé.

Alimentación. ¿Mejor con los dedos?

Cuando nuestro bebé ha cumplido el año de edad, ya puede comer casi de todo. Los problemas aparecen cuando deja de interesarse por la alimentación con cuchara que vosotros le ofrecéis y decide que en su boca no entrará nada que no introduzca él mismo. Esto es debido a que, al cumplir los 12 meses, como ya comentábamos al principio del capítulo, comienza a poder coger las cosas por sí mismo. Es un mundo nuevo que está descubriendo: el poder del control de las cosas. Y al ser aún tan pequeño, la diferencia entre comer, jugar y explorar es, para él, prácticamente inexistente. Si coger un objeto, analizarlo, arrastrarlo, tirarlo y jugar con él forma parte de su rutina diaria, ¿por qué la comida iba a ser una excepción?

En este panorama, el mejor modo de animarle a que coma es preparando alimentos que pueda coger él mismo con los dedos. Su objetivo a esta tierna edad está probablemente muy lejos de la perfección y, aunque es bueno enseñarle a que utlice la cuchara, probablemente comerá mejor si utiliza los dedos. Más abajo ofreceremos una lista de alimentos adecuados para que nuestro hijo pueda usar los dedos al comer y de esta forma sea él quien controle esta actividad. Nuestro pequeño se divertirá probando todo ese surtido de comidas. Además, masticar le ayudará a fortalecer los dientes y las encías y a calmar las molestias de la dentición, especialmente si son comidas frías.

Como decíamos anteriormente, el niño aún no diferencia el hecho de comer del resto de las actividades que realiza durante el día. Para él, la comida será un objeto más que investigar: un objeto que va a tocar, va a analizar con detalle y que, para bien o para mal, va a tirar al suelo. Por este motivo, es bastante aconsejable poner un mantel de plástico debajo de su sillita para poder reciclar la comida que se pierda por el camino. Un detalle para padres preocupados: para que los niños coman correctamente es esencial que tengan hambre. Mientras en

África los niños pasan hambre, aquí, ironías aparte, tenemos que insistirles para que coman. Y para que tengan hambre es necesario que no piquen entre horas.

Otro detalle muy importante es que, aunque nuestro hijo ya sepa comer solo, nunca debemos despistarnos: puede atragantarse. Si aun estando con él mientras come, el bebé se atraganta, lo que haremos será ponerlo boca abajo, sobre nuestro brazo o nuestras rodillas y, posteriormente, darle cuatro palmadas entre las paletillas para que expulse lo que le obstruye la garganta. Tras esto, y aunque parezca una obviedad, debemos retirar con nuestros dedos los restos de comida que pueda tener en la boca. Pero no empezaremos metiendo los dedos, pues podríamos introducir o repartir más aún el alimento.

Veamos ahora estas ideas de recetas simples y fáciles de comidas que nuestro pequeño puede coger con los dedos y que tentarán incluso a los inapetentes más obstinados.

ESAS RECETAS PARA CHUPARSE LOS DEDOS

■ Fruta fresca pelada: plátanos, uvas sin pepitas, arándanos, clementinas, melocotón, etc. Las frutas de pulpa dura, como las manzanas, es mejor dárselas partidas en trozos lo suficientemente grandes para que pueda sujetarlos y mordisquearlos. Con los trozos pequeños podría atragantarse si se los come enteros. No debemos olvidar quitar siempre los huesos de las frutas.

■ Frutas deshidratadas (orejones). Si están duros puede que sea necesario remojarlos en agua caliente.

■ Tiras de hortalizas crudas con una salsa para mojar.

■ Hortalizas ralladas: una forma de que le atraiga es trazar con ellas en el plato el dibujo de una cara, una casa o de cualquier otra cosa que llame su atención.

- Pasta cocida con una salsa bastante espesa que se pegue a la pasta.
- Trocitos de pollo cocido.
- Cereales integrales sin leche: trigo inflado, arroz inflado, copos de maíz inflados, avena tostada.
- Hamburguesa troceada o albóndigas pequeñas.
- Trocitos de pescado blanco o atún desmenuzado.
- Galletas de arroz o galletas integrales.
- Queso cortado a tiras o gratinado.
- Bocadillos miniatura con rellenos blandos: mantequilla, plátano machacado, requesón o bien pan ácimo (sin levadura) cortado a tiras del tamaño de un dedo y untadas con ingredientes blandos.
- Huevos duros.
- Tostadas cortadas a tiras (¡como soldados!) con una salsa para mojar, por ejemplo, garbanzos triturados mezclados con semillas de sésamo o bien nos podemos inventar nuestra propia salsa. Podemos mezclar, como idea, aguacate machacado con tomates troceados, queso cremoso y cebollino.
- Mini ensaladas con tomates pelados y sin semillas, rodajas de pepino, zanahoria o queso rallado, etc.
- Tiras de tostadas con queso o tiras de pizza.

Como vemos, cuando nuestro bebé llega al año de edad, la oferta culinaria entre la que puede elegir se diversifica de forma muy sugerente. Atravesamos una época de maduración gustativa, y al mismo tiempo el crecimiento empieza a ser más lento. Esto se traduce en que nuestro bebé, a partir de los 12 meses, comenzará a ingerir menos cantidad de comida que en la etapa anterior. Madre mía, ¿qué debemos hacer como padres al respecto? Pues es el momento de pensar en la variedad de la alimentación más que en la cantidad. Un niño atiende a lo que su cuerpo le dice y suele comer lo que su organismo necesita, así que, a no ser que se trate de un caso extremo, no debemos alertarnos. Pensemos que de aumentar alrededor de 1 gramo a la hora en el primer mes de vida, a partir del primer año aumenta 2-4 kilos al año.

Lo que sí es esencial es que ofrezcamos esta nueva gama de alimentos de manera reiterada. Y fijaos en que decimos ofrecer, no imponer. Es decir, debemos repetir con asiduidad un mismo plato durante un tiempo para que se habitúe a él y lo asimile como opción.

A los 12 meses también hay cosas que nuestro pequeño rechazará a la hora de comer. Esta resistencia puede derivar de experiencias desagradables por dificultades nasales, problemas en la boca, problemas respiratorios normalmente asociados a la comida o incluso dificultades para tragar cuando la boca se encuentra llena. Ante esos casos, la insistencia y la presión para que acepte un determinado tipo de alimento puede trastornar esa etapa de separación e individualización en la que nuestro pequeño se encuentra inmerso, con la última consecuencia de que el bebé empeore y rechace el hábito a nuevos alimentos. Una buena solución sería determinar qué alimentos concretos provocan el rechazo y, en vez de perseverar con ellos, buscar la manera de prepararlos de forma que no los asocie con ese plato que tanto odia.

Otro factor esencial es establecer un tiempo predeterminado para cada comida e intentar ajustarnos al máximo a éste. De esta manera estaremos creando en nuestro bebé un hábito de horario de las comidas. Además de esto, y como consideración muy importante, si el pequeño se muestra reticente a comer, nunca debemos utilizar la comida como premio, castigo o pago, ya que, como decíamos antes, estamos tratando de crear un hábito alimenticio, no de pelearnos. Actitudes como ésta romperían completamente esa armonía a la hora de la comida.

Continuando con la variación en la alimentación, a continuación veremos algunos ejemplos de platos que podemos introducir a partir del primer cumpleaños. Podrían ser los siguientes:

Fideos de cabello de ángel con tomate

Ingredientes: 30 gramos de fideos de cabello de ángel, cuatro tomates maduros, una cucharada de aceite de oliva, un trocito de cebolla, un quesito sin grasa.

Preparación: escaldar los tomates en agua hirviendo durante unos minutos. Pelar y retirar las semillas; pasar por el pasapurés. En una cacerola, introducir el puré de tomate y el trocito de cebolla cortada muy fina. Dejar cocer a fuego lento con el recipiente tapado hasta que el agua que desprende el tomate se haya evaporado. Aparte, hervir los fideos de cabello de ángel durante 10 minutos. Escurrirlos bien. Condimentar la pasta con el puré de tomate, añadir una cucharadita de aceite de oliva y el quesito sin grasa.

Arroz caldoso con calabacín

Ingredientes: caldo de carne desgrasado, 30 gramos de arroz, un calabacín, una cucharadita de aceite de oliva.

Preparación: lavar, pelar y trocear el calabacín. Triturarlo en la batidora o el pasapurés y mezclarlo con el caldo de carne ya preparado. Introducir el arroz en la mezcla y dejar cocer. Remover durante la cocción y, si es necesario, añadir de vez en cuando más caldo. Antes de servir, condimentarlo con el aceite de oliva.

Hamburguesas de pollo

Ingredientes: 50 gramos de pechuga de pollo, 1/2 yema de huevo, cuatro o cinco tomates, un pedazo de cebolla, una cucharadita de aceite de oliva.

Preparación: lavar, pelar y trocear los tomates. Pasar la pulpa por el pasapurés. Con la pechuga triturada y la yema de huevo haremos pequeñas hamburguesas y las pondremos en una cacerola con el jugo de tomate, el trozo de cebolla y el resto de los ingredientes y lo dejaremos cocer. Finalizada la cocción y antes de servir, condimentar con el aceite de oliva.

Al confeccionar la dieta de nuestro bebé, debemos ceñirnos a las normas especificadas en la tabla de la página siguiente.

Pero como no todos los pequeños son iguales, cabe la posibilidad de que el nuestro no sea muy aficionado a la comida y que le dé pereza alimentarse. En ese caso, como hemos comentado, no debemos obligarle a comer ese plato que no termina de gustarle. Una de las posibles soluciones es recurrir a otros platos y, mediante algunos truquitos, aderezar dichas recetas para suplir esa carencia de nutrientes provocada por el hecho de que nuestro bebé no sea muy dado al placer culinario. Te presentamos una serie de truquitos que contribuirán a que el niño alcance el peso ideal:

■ Utilizar las salsas en nuestras recetas es un truco muy recurrente como medio nutricional. La mayonesa y la bechamel aumentan las calorías y mejoran el sabor de los platos.

■ En cuanto a las carnes, podemos rebozarlas y añadirles pan rallado para que sea una receta más completa.

■ Añadir a las salsas que hagamos ingredientes como maizena, crema de leche, leche en polvo o huevo, que aumenten su consistencia.

■ La miel, la nata, el caramelo líquido o el chocolate son el componente ideal para completar un postre o la fruta natural.

■ Cuando le damos a nuestro bebé la leche, enriquecerla además con leche en polvo, cacao, azúcar o miel es una buena fuente calórica y nutritiva.

Comida	Alimento	Cantidad
Desayuno	Leche[1]	200 ml
	Harina infantil	20-25 g
	Azúcar	10 g
	Zumo de frutas	50 ml
Comida	Carne,[2] pescado[3] o huevo	40-50 g
	Legumbres cocidas o crudas	75 g
	Arroz, pasta o patatas	75 g
	Yogur	1
	Fruta cocida o cruda	75 g
	Mantequilla	10 g
	Aceite	15 g
	Azúcar	5-6 g
Merienda	Leche	200 ml
	Galletas	20 g
	Azúcar	10 g
	Fruta	50 g
Cena	Potaje / Legumbres verdes	75 g
	Arroz, pasta, sémola	75 g
	Mantequilla	10 g
	Postre lácteo	100 g
	Fruta cocida o cruda	70 g
	Azúcar	5-6 g
	Un huevo / 50 g de carne o pescado	

[1] Se debe tener en cuenta que 250 mililitros de leche se pueden sustituir por un yogur mediano o 35 gramos de queso manchego o 40 gramos de queso de bola semicurado.
[2] Carnes magras: pollo, ternera, buey, caballo, pavo, etc. El hígado puede sustituir a la carne una o dos veces a la semana, aunque no es necesario.
[3] Pescados magros: gallo, lenguado, pescadilla, dorada, merluza, etc.

▪ A las pastas y a la salsa bechamel podemos añadirles lácteos que condimenten dicha receta, por ejemplo queso rallado.

▪ Si comenzamos a darle pan tostado o incluso bocadillos, sería interesante agregar un poco de aceite para hacerlos más jugosos.

▪ En las sopas, caldos o cremas, unos picatostes o trocitos de pan frito podrían ser el acompañamiento ideal.

¿QUÉ HACEMOS CON LOS ZUMOS DE FRUTAS INDUSTRIALES?

- Un exceso de zumos de frutas industriales puede favorecer la aparición de diarrea. Los zumos de uva, naranja y piña son los más equilibrados e indicados. Por el contrario, los zumos de pera y manzana son los que más se asocian a diarreas.
- Las cantidades que debemos dar son de 10 mililitros o centímetros cúbicos por cada kilo que pese el niño.
- El consumo elevado de zumos y bebidas refrescantes no es nada recomendable. Aumenta el riesgo de que el organismo no absorba la suficiente cantidad de vitaminas A, C, B_2, B_6, B_{12}, calcio, hierro y magnesio. Además, proporciona un exceso de azúcar y de energía, lo que se traduce en un mayor riesgo de obesidad. Asimismo, puede favorecer la aparición de caries dental.
- Lo más importante: desde el punto de vista nutricional, los zumos de frutas NO son equivalentes a las frutas naturales. Carecen de fibra y, al ser líquidos no estimulan la masticación. No tienen ninguna ventaja nutricional ni suponen una mejora de los hábitos dietéticos sobre la fruta natural.

Tras repasar los componentes nutricionales y los contenidos alimenticios que precisa nuestro bebé, vamos a analizar ahora cuáles son sus habilidades para comer. Cuando cumple su primer año, es posible que ya sea capaz de comenzar a usar la cuchara. En este período de crecimiento ya ha desarrollado la habilidad de asir los objetos. Es lo que al principio de este capítulo llamamos *pinza superior*. Ya es capaz de agarrar las cosas con firmeza y, por tanto, sujetar una cuchara es pan comido para él. Sin embargo, no resulta extraño que, al llevarse la cuchara a la boca, ésta se desequilibre antes de llegar al objetivo y la comida se caiga. Nuestro hijo ya sabe coger bien la cuchara, pero aún no ha aprendido a llevársela a la boca, movimiento que requiere mayor precisión, ya que la muñeca debe adoptar la posición correcta para que la cuchara no rote sobre su eje y la comida se derrame. Esta rotación incorrecta de la cuchara suele desaparecer a los 15 meses, cuando el pequeño ya ha asimilado qué rotación debe realizar su muñeca para que la comida siga en la cuchara al abrir su boquita. En algunas ocasiones este fallo puede persistir incluso hasta los 18 meses.

En cuanto a la higiene, no olvidemos que a los 12 meses ya tiene la mayor parte de los dientes colocados, por lo que el cepillado de éstos después de cada comida resulta fundamental para su higiene bucal y para evitar la aparición de caries.

Las necesidades de sueño son similares al período anterior. Dormirá tres siestas, una después de cada comida, y la pausa nocturna de 10-12 horas.

EN RESUMEN...

A esta edad, nuestro bebé es capaz de...

- Dar pasos solo: al principio con nuestra ayuda, poco a poco con la ayuda de muebles y finalmente por sí solo.

- Mostrar el uso de la función de pinza de forma precisa: es capaz de agarrar firmemente objetos con el índice y la parte superior del pulgar. Esto le permitirá desarrollar otras habilidades, como coger la cuchara para comer.
- Lanzar dos cubos juntos.
- Poner un objeto dentro de otro, ya que tiene desarrollado el concepto de la tercera dimensión.
- Puede decir de una a tres palabras y entender casi todas las frases que los padres le decimos.
- Puede usar una taza o un vaso con las dos manos.
- Nos puede incluso ayudar a que le vistamos.
- Señala con un dedo y busca a sus padres al nombrarlos. El juego de *¿Dónde está...?* es su preferido a esta edad.
- Mover las cosas de sitio. Aunque desarrolla una gran capacidad del orden y es capaz de identificar si un objeto no se halla en su sitio habitual.
- Coger los alimentos con los dedos.

Señales de alarma

Nuestro pequeño se está convirtiendo en una personita hábil en casi todo. En el lenguaje, en la relación social, en el ámbito de la motricidad.

Para asegurarnos de que el niño se desarrolla bien, debemos acudir a un especialista en los siguientes casos:

- Si no realiza juegos interactivos ni imita.
- Si no se está estableciendo una relación de apego seguro.
- Si no muestra angustia ni ansiedad frente a la separación.
- Si no dice al menos dos palabras.

- Si no imita ni vocaliza sonidos.
- Si no identifica a las personas cuando se le pregunta «¿Dónde está...?».
- Si no sigue dos direcciones diferentes.
- Si no se mantiene en pie.
- Si no es capaz de tener a la vez un objeto en cada mano.

PROBLEMAS DE SALUD MÁS HABITUALES EN EL PRIMER AÑO

(Descritos en detalle en la tercera parte)

- Cólicos
- Dermatitis del pañal
- Vómitos
- Diarreas
- Estreñimiento
- Gastroenteritis
- Fiebre
- Erupciones en la piel (alergia a un tejido, a un pañal, a una crema o jabón, a un tipo de leche...)
- Infección del cordón umbilical
- Hernias umbilicales
- Infección de oído
- Conjuntivitis
- Congestión nasal

7

LO QUE SUCEDE A LOS 15 MESES
EL CONSTRUCTOR INCANSABLE

Nuestro pequeño ha sobrepasado el año de vida y comienza una etapa de plena actividad. No obstante, para nosotros, los padres, los 15 meses de nuestro hijo no serán una etapa nada fácil. El pequeño exigirá un control permanente y continuado de todos sus movimientos, pues estrenará una actividad frenética de aprendizaje y de descubrimiento de todo lo que hay a su alrededor. Una gran curiosidad invade al niño a esta edad. No nos desesperemos. Que nuestro bebé no pare ni un segundo es una señal perfecta y clara de que está creciendo y desarrollándose: es un niño sano y lleno de inquietudes que lo único que pretende es impregnarse de todos esos conocimientos nuevos que le llegan y que para él son de lo más sorprendentes.

En estos días, el pequeño ya tendrá una total autonomía a la hora de caminar. Se desplazará por toda la casa sin problema alguno, aunque no será hasta los 18 meses cuando empiece a correr. En sus primeros días o semanas de andar, notaremos que, en vez de andar, lo que hace es separar bien las piernas y estarse quieto, balanceándose de delante hacia atrás, con un movimiento completamente pendular. Es su forma de mantener el equilibrio en esos primeros días en los que su cuerpecito se encuentra completamente erguido y sin la ayuda de nadie.

A la hora de enfrentarse a una escalera no dudará en pensar que no supone una barrera para él. Y no va muy mal encaminado: a los

15 meses es capaz de subir las escaleras a gatas. No existen límites. Al haber desarrollado perfectamente el movimiento del gateo antes de lanzarse a andar, usará esta técnica para derribar aquellas barreras que considere que no puede superar caminando. Se podría decir, por tanto, que ya no existen prácticamente fronteras para este pequeño explorador que poco a poco se está convirtiendo en un experimentado aventurero. Y si le ayudamos, puede incluso llegar un poco más lejos: subir las escaleras a pie cogido de nuestra mano. También es capaz de arrodillarse para coger un objeto, y no sólo eso: tras coger el objeto, se levantará sin problema. Si una vez de pie después de agacharse, se cae de nuevo al suelo, es normal. Aún no tiene desarrollado al cien por cien el sentido del equilibrio. ¡No hay que impacientarse! Son sus primeros pinitos como caminante.

La vitalidad es la característica principal del bebé de 15 meses. Prueba de ello es que en estas semanas no parará de arrojar, lanzar o tirar objetos, e incluso no cesará de empujarlos para desplazarlos de un lado a otro de la habitación. Cuando antes jugábamos con él a lanzar el balón, todavía no había perfeccionado la capacidad de devolverlo. A los 15 meses, ya es experto en devolver con gran energía los balones que le lanzamos. Es más, le fascina. Y no sólo será capaz de devolverlo, sino que también tratará de lanzarlo con la mayor fuerza posible. Le encanta probar cosas nuevas e intentar superar las barreras que le separan de sus padres. Tras varios intentos lo conseguirá. Pero al lanzar el balón o chutar, se caerá al suelo. Por ahora.

Como adelantábamos en el capítulo anterior, nuestro niño ya sujeta objetos con los dedos con gran precisión (*pinza superior*) y es capaz de meter una pastilla en una botella, o de coger correctamente una cuchara. Pero, sin duda, donde mejor apreciaremos esta nueva habilidad es con los libros con ilustraciones. La curiosidad por conocer cosas nuevas hará que aprenda y adquiera la capacidad de pasar las páginas (aunque, claro, se salte algunas). Además, en lo referente a la competencia visual, comienza a señalar imágenes, las identifica y diferencia unas de otras.

Cuando ya tiene más de 1 año se vuelve todo un arquitecto. En los meses anteriores dibujaba garabatos con un lápiz en grandes hojas de papel. Ahora, además de perfilar este garabato, puede reproducir casi con exactitud un trazo realizado previamente por un adulto. Además, no sólo diseña, también construye. A los 15 meses sabe hacer torres de dos a cuatro cubos. También tiene la habilidad de encajar piezas, poniendo en práctica su percepción de la tercera dimensión y de las diferentes formas de los objetos. Aunque por ahora sólo distinguirá los más simples, como es el caso del círculo.

En cuanto al lenguaje, el pequeño desarrolla una perfección lingüística en general. Construye sus primeras frases de una manera un poco primitiva. Por ejemplo, si quiere decir «La muñeca de María se ha roto», dirá «María muñeca rota». Se trata de una estructura puramente emocional. Es decir, el niño realizará la composición de las frases según su valor afectivo, de ahí que la palabra que primero coloca es la de María, ya que, al ser la persona, es la palabra a la que más vinculado se encuentra. En este sentido, cuando la frase que vaya a construir requiera incluirse a sí mismo, se colocará siempre el primero en la frase, y para ello utilizará la palabra «nene» o directamente su nombre.

Con voluntad defensiva, una de las cosas que más le gusta a nuestro bebé será interrumpir las conversaciones. Si ve que estamos charlando con alguien no dudará en cortarnos. Un grito o una frase más alta de la cuenta será su forma de llamar la atención de su madre o su padre, para así sentirse atendido.

Si hablamos de su desarrollo social, los juegos que más le apasionarán serán los que pongan a prueba y hagan evolucionar sus nuevas capacidades motrices. Desde que comienza a dar sus primeros pasos o gateos y empieza a expresarse con mayor claridad, la autonomía es el don que más valora y el que más desea. Es mejor que no restrinjamos su ansia de libertad, pues podríamos estar bloqueando sus iniciativas. No obstante, la permisividad tiene sus límites: debemos dejarle espacio siempre y cuando no ponga en peligro su integridad o su evolución educativa.

Necesita autonomía y, por otra parte, ansía socializarse. Para divertirse, el niño precisa cada vez más de la figura de un adulto, pues sus juegos son cada vez más complejos: saltar sobre las rodillas del adulto, jugar a *¿Dónde está el bebé?*, paseos en el cochecito, etc.

Pero no sólo se interesará por aquellos juegos que requieran la presencia de un adulto. También llamarán su atención, como hemos señalado, los juegos de construcciones. Además, los juegos de encajar y los libros con ilustraciones lo tendrán ocupado durante un buen rato. Estas nuevas tareas son un ejemplo de que su capacidad de concentración está mejorando.

En contraposición a lo que decíamos de que nuestro hijo necesita de un adulto para jugar, las relaciones con otros niños son menos armoniosas. Es habitual que, ante otro pequeño, le muerda, le pellizque o le tire del pelo. No se trata de un rechazo a las personas de su misma edad. El problema es que aún le cuesta asociar, y trata a su compañero como si de un juguete más se tratase. Su máxima referencia de iguales se la muestran los padres, es decir, personas adultas. Por ello, a esta edad, preferirá jugar ajeno a otros pequeños.

Alimentación. El dominio del «no»

Cuando nuestro bebé cumple los 15 meses, el «no» aparece en los momentos de las comidas. Necesita menos cantidad de alimento, y vive su alimentación como algo voluntario y cada vez más independiente

- Es bueno hablar a nuestro bebé: nombrar objetos, texturas, sonidos, sentimientos...
- Hay que escucharle: es importante prestarle atención cuando intenta decirnos algo. De esta manera reforzamos la relación social y la comunicación.
- Debemos aceptar y reconocer sus esfuerzos por comunicarse. No le corrijamos en exceso.
- Siguiendo con el ámbito comunicativo, no debemos presionarlo a hablar. Es mejor dejar que tome la iniciativa en lo que se disponga a decir.
- Es bueno enseñarle fotos y nombrar los elementos y los objetos.
- Si le contamos un cuento, no esperemos que nos escuche sentado, sin moverse. Se moverá constantemente, pero eso no quiere decir que no nos esté escuchando.
- Desarrollar su capacidad creativa es fundamental. Para ello, es bueno darle una hoja grande de papel para que dibuje lo que quiera en ella. Incluso con los dedos (témperas).
- Tras cada comida, jugad a cepillarle los dientes (hasta los 5 años debemos usar un dentífrico con un contenido en flúor menor de 250 ppm, si bien esto dependerá del contenido en flúor del agua que estemos consumiendo, por lo que deberíamos consultarlo con su pediatra; en caso de duda, hasta los 5 años cepillar los dientes sólo con agua, pues se suelen tragar la pasta dentífrica).

de los padres. Si queremos garantizar su buena alimentación y evitar la pelea de si quiere o no comer, deberemos modelar los hábitos alimentarios correctamente, fijar horarios y establecer una dieta en la que estén presentes todos los grupos de alimentos. Podemos seguir una serie de pautas que le ayudarán a que se acostumbre con más facilidad y sin que suponga un cambio brusco para él ni para los padres.

Hemos enumerado esos hábitos en otros capítulos, pero hagamos un resumen a modo de repaso:

- Las cuatro comidas del bebé (desayuno, almuerzo, merienda y cena) deben cumplirse siguiendo un estricto horario fijo que se repita cada día.
- El almuerzo y la cena siempre se componen de un primero y un segundo plato o de un solo plato que combina ambas cualidades.
- De los platos citados en la pauta anterior, el primero debe estar compuesto por aportes de almidón, sales minerales y vitaminas. La pasta y el arroz con hortalizas son dos buenos ejemplos. Las verduras, a trocitos también deben acompañar al segundo plato, que puede estar compuesto por carne, pescado u otros alimentos proteicos.
- En contraposición a la pauta anterior, alguna vez podemos sustituir los dos platos por un plato único compuesto por cereales y legumbres.
- Le ofreceremos pescado con una asiduidad de 4-5 días a la semana. Huevos: 3 días a la semana.
- Los alimentos que deben aparecer siempre, cada día, en la dieta del bebé son la fruta, las verduras y la leche y sus derivados.
- En cuanto a la composición, debemos evitar platos muy elaborados. Desechemos las recetas especiadas.
- Una alimentación variada y equilibrada permite asimilar todos los nutrientes que el pequeño necesita. Debemos dejar a un lado la preocupación por las cantidades y fijarnos más en la calidad de lo que nuestros hijos comen cada día.

En cuanto al sueño, no hay variaciones respecto a las necesidades del período anterior. Recordad que un niño que duerme bien es un niño mas feliz, crece mejor y aprende más rápido. El sueño adecuado es el mayor motor del crecimiento.

- Debemos controlar los movimientos de nuestro pequeño.
- Empezará a caminar solo y a desplazarse por casi toda la casa. Subirá las escaleras gateando, o a pie cogido de la mano de un adulto.
- Podrá agacharse y levantarse, aunque no siempre mantendrá el equilibrio.
- Comienza a lanzar, arrojar y tirar objetos. También los arrastrará por toda la habitación.
- Devuelve el balón lanzándolo con energía, aunque se caerá al suelo por falta de equilibrio.
- Coge la cuchara con los dedos para llevársela a la boca, aunque una vez en la boca, la cuchara rotará hasta ponerse del revés.
- Aprenderá a pasar las páginas de los libros y dibujará garabatos en papeles; incluso será capaz de dibujar un trazo realizado previamente por un adulto.
- Sabe hacer torres de dos a cuatro cubos.
- Comienza a pronunciar sus primeras frases, aunque aún son estructuras muy básicas.
- Comprende la mayoría de las frases que le decimos.
- A partir de los 15 meses, nuestro hijo necesita menos alimento y más variedad.
- Es necesario seguir unas rutinas para evitar que se acostumbre a rechazar ciertos alimentos.

Señales de alarma

Como hemos explicado, las pautas de desarrollo del bebé son siempre relativas. Algunos niños adquieren ciertas habilidades antes que otros.

Unos evolucionan más deprisa y otros más despacio. Lo importante, generalmente, es el conjunto. Sin embargo, siempre podemos tomar como referencia los siguientes patrones para saber si nuestro pequeño está desarrollándose correctamente.

En cuanto a la postura del cuerpo y los movimientos que puede realizar, destacamos que ya anda solo, sin ayuda, aunque se cae con asiduidad porque aún no ha desarrollado al cien por cien el sentido del equilibrio. Además, es capaz de subir escaleras gateando y se arrodilla y se pone en pie sin ayuda de un adulto. Si no se dan la mayoría de estas condiciones en el pequeño, aconsejamos acudir a algún profesional para aclarar si tiene algún problema motor.

La tabla de la página siguiente muestra los patrones de crecimiento infantil de la OMS.

La habilidad manual de nuestro hijo a esta edad también es significativa para establecer si está desarrollándose bien. A los 15 meses le gusta arrojar objetos, lanzar balones, hace torres con cubos, coge un lápiz y realiza trazos y es capaz de pasar páginas de libros, aunque pueda saltarse más de una. También, en relación con la alimentación, el niño es capaz de coger la cuchara, pero al metérsela en la boca lo hace al revés. Aun así, insiste en comer solo. También es capaz de coger un vaso con las dos manos y beber. Para garantizar que nuestro bebé se desarrolla correctamente, debe cumplir la mayoría de estas habilidades.

También debemos acudir al pediatra si a los 15 meses de vida, nuestro bebé, en el plano lingüístico, no es capaz de pedir comida o bebida con sonidos o palabras. Otra señal que podemos tomar como referencia es si no conoce, al menos, tres palabras. Y, por último, si no pide objetos señalándolos con los dedos.

Períodos de los logros

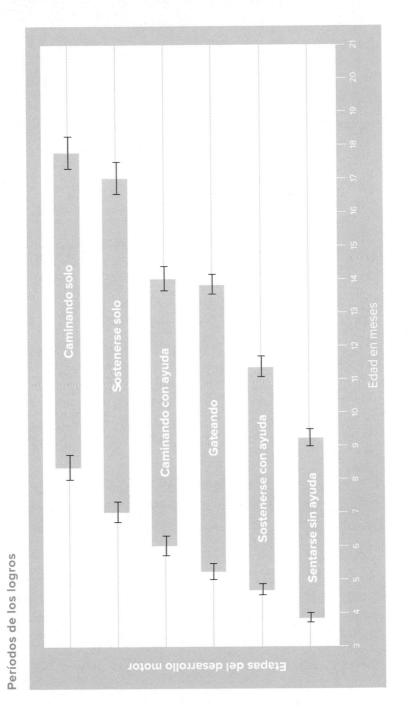

Fuente: web oficial de la OMS, http://www.who.int/childgrowth/standards<ht_windoows_spanish.pdf, 2011

Etapas del desarrollo motor

Caminando solo

Sostenerse solo

Caminando con ayuda

Gateando

Sostenerse con ayuda

Sentarse sin ayuda

Edad en meses

3 4 5 6 7 8 9 10 11 12 13 14 15 16 17 18 19 20 21

8

LOS 18 MESES
LA EDAD DEL *CABEZÓN*

Cuando nuestro niño cumple los 18 meses, la paciencia se convertirá en nuestra gran aliada. Es algo que debemos tener muy en cuenta durante estos meses si no queremos perder los nervios. Pero no sólo la paciencia debe ser nuestra compañera. A esta edad, en la que el bebé empieza a alcanzar la casi completa autonomía, debemos tener los límites educativos muy claros y bien diferenciados. Nuestro bebé en estos días será como una veleta en un día de viento. En un momento dado nos exigirá su autonomía e independencia más absoluta, para, al minuto siguiente, ser el niño más meloso y dependiente del mundo.

Entre las habilidades a esta edad, destacamos que ya es capaz de indicar que está mojado o seco, tanto si se refiere al pelo como al pañal, o incluso al cuerpo tras ducharse. Juguemos con él a adivinar para que vaya aprendiendo a hacer distinciones.

Cumplidos los 18 meses, también tenemos que decir que, si nuestro bebé aún sigue usando chupete, comencemos a retirárselo, ya que succionar puede ser perjudicial para el crecimiento de sus dientes, causar incluso una malformación y, además, una respiración bucal marcada. Asimismo, el uso reiterado del chupete puede provocar una mayor frecuencia de otitis de repetición o más casos de caries; esto se debe a la tendencia a impregnar el chupete con sustancias azucaradas. Al no ser necesario el chupete, también puede dar lugar a llagas en la boca de nuestro pequeño.

Decirlo es fácil, sí, pero ¿cómo podemos acabar con el hábito del chupete de un día para el otro? Muchos niños que se chupan el pulgar ya lo hacían dentro del útero de la madre, por lo que está claro que no será fácil evitarlo. Si decidimos que debe abandonar el hábito, tendremos que hablarlo con él, pues sin su colaboración no habrá negocio. Las recompensas positivas como la economía de fichas, que es la técnica para desarrollar conductas incipientes y disminuir conductas problemáticas, son mucho más eficaces que las reprimendas, la pimienta en el chupete, el esparadrapo en los dedos... Lo esencial es que el niño quiera dejarlo. Podemos pedirle consejo al odontopediatra para que el pequeño deje de chuparse el dedo.

Una vez interrumpido el hábito del chupete, por la mordida abierta resultante, es decir, porque existe un espacio entre los dientes de arriba y los de abajo, es probable que aparezcan nuevos hábitos, como la succión del labio, la interposición lingual, la respiración bucal, etc. El tratamiento para corregir el problema de la mordida abierta no puede empezarse si encima el niño se sigue chupando el dedo, con lo que el caso se complica. También surge el riesgo de fractura de los incisivos superiores por estar situados en una posición más anterior.

Con relación a esto, ya que a nuestro bebé le han salido la mayoría de los dientes, es un buen momento para actuar ante posibles molestias dentales y para fijar una higiene bucal adecuada.

Cuando al niño le salen los dientes, las molestias son habituales y normales. Las encías se ven rojas e inflamadas hasta que el diente atraviesa la encía desde el maxilar hasta la boca. Los padres sufren porque quieren aliviar el proceso. ¿Qué podemos hacer para reducir estas molestias? Pues darle para que mastique objetos fríos (pero no helados) y duros, como un aro de masticación o algún tipo de galleta, puede ayudar a combatir las molestias locales: el frío disminuye el dolor, y la dureza acelera la aparición de los dientes. En cuanto a su higiene, debemos insistir en su limpieza con una asiduidad de tres o cuatro veces al día con una gasa humedecida con agua.

Quizá nos hemos preguntado qué importancia tienen unos dientes que al cabo del tiempo se caerán para dar paso a los dientes permanentes. Pues bien, aunque no lo parezca, los dientes temporales o de leche tiene numerosas funciones. Ayudan a mantener una buena nutrición, pues permiten que nuestro pequeño mastique adecuadamente y sin problemas. Contribuyen a la correcta pronunciación de las palabras, y ayudan así a que el niño se sienta mejor desde el punto de vista social. Y una de las razones más positivas es que con la aparición de los dientes de leche garantizamos el espacio en la boca, como una guía para los futuros dientes permanentes.

La mejor vía para inculcar buenos hábitos de higiene es predicar con el ejemplo. Los niños lo aprenden todo por imitación, y toman como modelo a los adultos. Si les transmitimos las normas de higiene —como, por ejemplo, lavarse las manos antes de comer o cepillarse los dientes antes de acostarse—, las pondrán en práctica. Como en cualquier aprendizaje, tenemos que asentar unas rutinas asociadas a las actividades del día, como un juego y sin gritos. Estos rituales deben motivar al niño; al hacerlos juntos, intentaremos que entienda que le convienen y que se sentirá mejor. Si logramos una respuesta positiva, reforzaremos ese comportamiento con elogios o pequeños premios que contribuirán a fijar el hábito.

En estos días se incrementa también la importancia del juego con muñecos. Puede utilizarlos como medio para expresar lo que siente, además de que estimulan la imaginación. Todos estos recursos facilitan el aprendizaje.

SIEMPRE APRENDIENDO

Los recién nacidos y los lactantes de corta edad necesitan el contacto físico constante con sus padres; a medida que crecen, las necesidades de los pequeños cambian, ya no necesitan tanto contacto físico como antes. Sin embargo, a los 18 meses, nuestro hijo demanda mucho contacto físico breve y no verbal, simplemente necesita sentir que estamos ahí y que no nos hemos ido. En el siguiente cuadro explicativo os proponemos algunas ideas para contrarrestar este alejamiento físico natural.

Proximidad física	Durante las actividades aburridas o de distracción, es bueno colocar al niño cerca de nosotros, en un lugar donde nos resulte fácil acariciarlo.
	En las comidas, en el coche, en las compras, nos situaremos cerca de él para que el contacto físico no sea complicado.
Contacto físico	El contacto físico y no verbal breve (1-2 segundos) le demostrará nuestro amor hacia él.
	Debemos acostumbrarnos a estas breves caricias como muestra de alegría cada vez que nuestro hijo realiza una buena acción que nos agrada.
Reprimendas verbales	A veces enviamos mensajes a nuestros hijos que no comprenden por su complejidad. Es importante tener en cuenta que si no tenemos nada agradable que decir, es mejor que no digamos nada.
Contacto no verbal	Generalmente, en los niños de corta edad el contacto físico tiene un efecto calmante. Sin embargo, los elogios, los interrogatorios o los comentarios generales pueden reprimir o frenar lo que nuestro hijo hace.
Juegos independientes	Nuestro bebé necesita tiempo para él mismo.
	Debemos proporcionar al niño la suficiente libertad para que explore el entorno por su cuenta. De esta forma aprenderá habilidades que podrá usar el resto de su vida.

Como habéis podido leer, el subtítulo de este capítulo es «la edad del *cabezón*». Pues bien, queremos decir que con un año y medio el niño es obstinado y negativo. Hemos pensado que las siguientes claves os ayudarán a comprender y a saber superar esta etapa tan confusa del pequeño explorador.

¿QUÉ SIGNIFICA ESTO?

El negativismo es una etapa por la que pasan la inmensa mayoría de los pequeños entre los 18 meses y los 3 años de edad. Durante esta fase, los niños responden negativamente a muchas peticiones de los padres. No importa que estas peticiones o comentarios sean agradables. El «NO» será sistemático para nuestro pequeño. Se ha aficionado a rechazar cualquier sugerencia, independientemente de si se trata de vestirse o desvestirse, de bañarse o salir de la bañera, de acostarse o levantarse de la cama, etc.

¿QUÉ PODEMOS HACER?

Ante esta situación de descontrol y obstinación del pequeño, existen algunas indicaciones para que esta fase resulte más llevadera.

■ Es una fase temporal, no va a durar para siempre, por lo que no debemos angustiarnos. Cuando nuestro pequeño, ante una petición, responde con un «NO», lo que quiere decir en realidad es «¿Tengo que hacerlo?» o «¿Lo dices en serio?». No debemos confundirlo, por tanto, con una falta de respeto. Más bien se trata de un momento en el que está desarrollando su identidad y su capacidad para la autodeterminación. Si no nos obsesionamos demasiado con esta nueva actitud y nos la tomamos con calma, lo superaremos sin dramas. Normalmente, esta cabezonería dura 6-12 meses. Luego, cuando nuestro hijo completa la fase de identidad, desaparece por completo.

- Es muy importante no castigar a nuestro hijo por decir «NO». El castigo vendrá motivado no por lo que diga sino por lo que haga. A esta edad aún no es consciente de todo lo que dice. Sin embargo, sí es consecuente con sus actos, por lo que debemos castigar aquello que hace y que sabemos que no está bien, más allá de todo lo negativo que diga.

- Cuando queremos que haga algo, debemos darle otras opciones. Es mucho mejor que intentar imponer una decisión. De esta manera, sentirá que tiene mayor libertad y poder de decisión, así, al sentirse menos coartado, cooperará mejor y de una forma más alegre en todo aquello que queremos que haga. Ejemplos de ello pueden ser, a la hora del baño, darle la opción de si quiere una ducha o un baño en la bañera, así como los juguetes que se llevará a la bañera; qué libro quiere leer; qué fruta comerá como postre o merienda; qué ropa o zapatos se pondrá; qué cereal tomará en el desayuno. Lo ideal es que nosotros le planteemos dos opciones que hemos elegido y le permitamos escoger una de ellas. De esta forma guiaremos su conducta y será él quien decida en todo momento. Cuanto antes llegue a tener la impresión de que él toma las decisiones, más pronto se dará por concluida esta fase.

- Algo muy importante para la conducta de nuestro hijo: no debemos darle una opción si esa posibilidad no existe. Por ejemplo, las reglas de seguridad, como puede ser el uso de la sillita de seguridad en el coche, no están sujetas a discusión. Para suavizar esta decisión, una buena medida será explicarle los motivos por los que tiene que sentarse en la sillita. Acostarse por la noche o ir a la guardería tampoco son cosas negociables.

- No debemos hacer una pregunta cuando sólo existe una respuesta aceptable. Sin embargo, en esta situación tenemos que guiar a nuestro pequeño de la manera más positiva posible. Usar un imperativo firme y que no suene a obligación es una buena opción: «Hagamos esto». Por otro lado, las frases que llevan consigo una consecuencia deben evitarse. La frase «Haz esto, y si no... [sufrirás las consecuencias]» se debe evitar siempre. Es mejor en positivo: «Cuando termines... podremos jugar o hacer...».

■ Si nos disponemos a cambiar de actividad debemos establecer tiempos de transición. Si, por ejemplo, el niño está jugando con un camioncito o con una muñeca, inmerso en el juego y pasándolo muy bien, y se acerca la hora de cenar, debemos avisar de la cena 5 minutos antes, para que el pequeño vaya haciéndose a la idea. Tener un reloj cerca, como el de la cocina, nos servirá de gran ayuda para que acepte el cambio.

■ Debemos eliminar, ante todo, las reglas excesivas. Cuantas más reglas establezcamos, más difícil será que nuestro hijo esté conforme con practicarlas. Una saturación de normas no beneficia en nada esa autodeterminación que el pequeño busca. Otra cosa que debemos eliminar son las expectativas innecesarias y las discusiones sin sentido, como, por ejemplo, si se pondrá calcetines o comerá todo lo que hay en el plato.

■ Una forma clara de asegurarnos de que nuestro pequeño se sienta menos controlado es teniendo cada día más interacciones positivas que contactos negativos.

■ Debemos evitar responder a las posibles peticiones de nuestro hijo con un número excesivo de negativas. Tenemos que ser para él un modelo exacto de afabilidad y buenas maneras. Si nuestro hijo nos pide algo y estamos seguros de poder concedérselo, debemos decir «SÍ»; en caso de que nuestra respuesta vaya a ser negativa, esperaremos unos segundos antes de pronunciar el «NO». Si por el contrario la respuesta a su petición es positiva, lo cumpliremos de inmediato, antes de que empiece a llorar o a suplicar.

MOTIVACIÓN AL MÁXIMO

Cuando nuestro bebé alcanza los 18 meses, es conveniente:

- Dar oportunidades para que desarrolle su agilidad física.
- Posibilitar que tenga opciones diversas, capacidad de elección ante una acción.
- Alentar y recompensar sus esfuerzos hablándole y escuchando sus intentos para usar el lenguaje.
- Permitir que coma solo o, al menos, lo intente.
- Ofrecerle comidas simples y procurar no darle chucherías entre comidas. Esta medida debe ser rigurosa si nuestro pequeño es «mal comedor».
- No dar excesiva importancia a la hora de comer. No es necesario que se coma todo lo que le ofrecemos.
- Insistir en la higiene dental.

En cuanto a la **alimentación**, seguiremos con la rutina que hemos llevado hasta ahora. Cuatro comidas al día: desayuno, almuerzo, merienda y cena. Quizá, debido a la madurez cada vez más acentuada de nuestro pequeño, debemos realizar ciertos cambios en esa dieta que hasta ahora hemos seguido. Nuestro hijo podrá tomar leche de vaca (salvo contraindicación del pediatra), y ésta será entera y no desnatada; ahora que cuenta con dientes, incrementaremos en el menú el porcentaje de alimentos no triturados; por último, para reforzar su identidad y autodeterminación, le incitaremos a que coma solo.

Algunos niños de esta edad dejan de dormir la siesta después de la merienda. Otros la siguen necesitando. Para saber qué es mejor para vuestro hijo, es fundamental observar cómo llega a la hora del baño y la cena. Si está contento, alegre, de buen humor y sin lloriqueos, es que ya no necesita la siesta tras la merienda. Emplead vuestro sentido común. Observad a vuestro hijo. Él os dará toda la información. Sólo es preciso que vigiléis con tranquilidad las señales que os emite.

Por la noche dormirá entre 10 y 12 horas y mantendrá las siestas después del desayuno y la comida.

EN RESUMEN...

- La terquedad será la característica principal a esta edad. Por tanto, la paciencia deberá ser nuestra gran aliada.
- Debemos tener unos límites educativos muy claros y muy bien delimitados.
- Si aún usa chupete, ha llegado el momento de retirárselo, para evitar malformaciones en sus dientes.
- Le ofreceremos objetos fríos y duros para que los muerda y no le duelan los dientes que le están saliendo.
- La media de tiempo de sueño debe oscilar entre 10-15 horas.
- Nuestro bebé necesita contacto físico breve y no verbal.
- A partir de los 18 meses estará inmerso en un negativismo temporal que durará 6-12 meses, dependiendo del niño y de cómo nos comportemos nosotros ante esa negatividad.
- Ya puede tomar leche de vaca y un mayor número de alimentos no triturados.
- Podemos iniciarle en la autonomía para comer.

Señales de alarma

Debemos consultar con un profesional en caso de que nuestro pequeño, una vez cumplidos los 18 meses, no suba las escaleras, con o sin ayuda. También, en el plano lingüístico, debemos preocuparnos si no ha pronunciado ya de siete a diez palabras. Si no garabatea en un papel espontáneamente o si no es capaz de edificar una torre con dos cubos deberíamos también acudir a un profesional. Entre sus habilidades motoras, deberá ser capaz de coger un vaso con las dos manos. Y no sólo esto, también deberá haber aprendido a beber con él sin ayuda de un adulto. En el plano intelectual, a los 18 meses nuestro hijo deberá conocer y diferenciar perfectamente las partes del cuerpo.

9

EL NIÑO ENTRE LOS 2 Y LOS 3 AÑOS
CORRECAMINOS

¡A ese niño no hay quien lo pare! Se ha convertido en un auténtico terremoto en casa, y las barreras para él son inexistentes. Sigue explorando, pero de una forma diferente. Ahora los objetos no son inaccesibles, y la mayoría de las cosas que tiene alrededor le resultan familiares. Es también tiempo de reforzar el lenguaje para tener más independencia y autodeterminación.

A los 2 años, nuestro hijo puede correr perfectamente, y en las curvas mantiene el equilibrio y no se cae. Es capaz de trepar, de girar, de saltar con los dos pies y posteriormente con un solo pie. El desarrollo del equilibrio hará que disfrute de estas nuevas habilidades y de otras más complicadas, como subir o bajar las escaleras o chutar un balón.

También puede rotar correctamente la muñeca, por lo que es capaz de utilizar la cuchara sin que el alimento se derrame. Además, puede lavarse solo, abre y cierra las puertas, sabe ponerse los zapatos. Al pasar las páginas de un libro, ya no pasa varias a la vez sin querer. Cuando finalicen sus 2 años de vida, nuestro hijo también será capaz de dibujar una figura humana de gran cabeza. ¿Quién será?

Si nos centramos en el desarrollo intelectual, observaremos un gran avance. Conoce el significado de cuatro a ocho imágenes; las reconoce sin problema y pronuncia bien su nombre. Además, puede nombrar de cuatro a ocho objetos usuales para él, y designa de cuatro a ocho partes del cuerpo. En cuanto a la comprensión, entiende de dos a cuatro órdenes que le demos a la vez.

Es capaz también de controlar los esfínteres, lo que implica la retirada del pañal (hablaremos de ello un poco más adelante). En lo referente a las habilidades tridimensionales, edifica una torre de seis a ocho cubos. Además, a los 2 años es capaz de encajar hasta cuatro elementos y, al final de los 2 años, de encajarlos todos. Conoce de dos a cuatro colores y sabe contar hasta cuatro a los 2 años y hasta ocho al rozar los 3.

Y mientras tanto no deja de hablar. Atentos a la explosión del vocabulario. Nuestro pequeño comienza a utilizar el verbo y enuncia frases explícitas, aunque el lenguaje es todavía un tanto infantil, como, por ejemplo, «nene come pastel». A esta edad se identifica con su nombre o como el *nene*. Cerca de los 3 años comienza a usar el *yo* y el *mí* y hace preguntas sin fin. Si antes le gustaba explorarlo todo, a partir de ahora seguirá con la investigación a través de la palabra. Se interesará por todo, y los padres tendremos que satisfacer esta curiosidad infinita.

SUS ESTÍMULOS: JUGUETES PARA EL NIÑO DE 2 A 5 AÑOS

El rey de la casa está más activo que nunca y dedica mucho tiempo a correr. Empieza con los juegos de imitación. Le gustarán...

- Libros.
- Pizarras, tizas y pinturas no tóxicas.
- Bloques de construcción.

- Juguetes de instrumentos domésticos.
- Muñecas.
- Juguetes de carpintería.
- Juguetes de transporte (triciclo, etc.).
- Instrumentos musicales.

Detengámonos ahora en el mencionado control de los esfínteres. A los 2 años podemos pensar en retirar el pañal a nuestro pequeño, pero queremos insistir en que no hay por qué tener prisa en este punto. Lo mejor es que nos fijemos en las etapas de maduración orientativas. Cada niño madura a su ritmo y conviene que consultemos al pediatra antes de tomar la decisión.

¿En qué consiste el proceso de control de los esfínteres del niño? Debemos distinguir entre el esfínter anal y el esfínter vesical. El primero controla la defecación y el segundo hace lo propio con la orina. A los 2 años, el control del esfínter anal experimenta un salto cualitativo. Durante el día el niño puede mantenerse limpio. Sabe explicarse y advierte de que necesita ir al baño en su estilo un poco infantil aún: «bebé caca», «nene popo». Puede ir solo al baño o usar el orinal; a veces intenta bajarse los pantalones, aunque no siempre lo consigue. A menudo también nos pide que quiere quedarse solo en el cuarto de baño. Y es que le gusta dirigir las operaciones. Mejor no contradecirle, así aprenderá por sí mismo los mecanismos de aseo.

En cuanto al control del esfínter vesical, su capacidad de retención del pipí es mucho mayor que en los meses anteriores. De hecho, puede mantenerse seco durante 2 horas seguidas. No obstante, el control del esfínter vesical es difícil y más lento de adquirir que el anal. El niño puede ser irregular durante el día. Algunos pequeños se mantienen secos un día de cada dos. Otros, a pesar de sus buenas intenciones de ir al lavabo, llegan demasiado tarde y ya están mojados.

El niño, que ya entiende el valor de no hacerse pipí encima, se siente mal, se enoja cuando constata que ha tenido un *pequeño* accidente, y puede incluso llegar a llorar. Las niñas tienden a controlar más precozmente el esfínter que los niños, sin causa precisa. Pero el día es sólo una cara de la moneda. A los 2 años, la noche es aún un tema pendiente que pide paciencia. Todo llegará.

Para poder iniciar la retirada del pañal, previo al control pleno de los esfínteres es necesario que el niño cumpla una serie de condiciones:

- Control vesical, o de la orina. Nuestro pequeño debe orinar sin goteo y con continuidad. Debe dar muestras de que necesita orinar y tiene que ser capaz de permanecer seco al menos 2 horas.
- Desarrollo psicomotor. Tiene que saber caminar y coger las cosas con las pinzas índice-pulgar.
- Tiene que ser capaz de obedecer instrucciones.

Una vez cumplidos estos requisitos, a continuación enumeramos los pasos necesarios para ir prescindiendo del pañal. Es un proceso lento que requiere la concienciación tanto del pequeño como de los padres. Por tanto, no debemos adelantarnos.

- Para empezar, debemos explicarle qué pasos vamos a seguir en este proceso. Podemos ayudarnos utilizando material informativo como libros, vídeos, cuentos, juegos, etc.
- Explicarle lo que supone ir al baño.
- Animarle a imitarnos, a nosotros o a sus hermanos, si los tiene, a la rutina de ir al baño.
- Alentarle a que se quite él mismo el pañal.
- Procurar que vaya el mayor tiempo posible desnudo o en ropa interior. Es más consciente de sus evacuaciones cuando se encuentra sin ropa, desprotegido.

- Preguntarle si quiere usar el orinal ante señales de micción o defecación. Si accede, no debemos dejarlo sentado más de 10 minutos. En caso de éxito, tenemos que felicitarlo. Sin embargo, no debemos criticar el fracaso.

- Si se queda en el comedor de la guardería, controlar la dieta para que las heces no sean duras; puede coger miedo a ir al baño porque le duele.

- Poner un calendario con estrellitas que vamos tachando, como refuerzo.

- Si nuestro hijo es obstinado, capaz de dominar los esfínteres, sano emocionalmente, sigue un buen desarrollo, tiene más de 3 años, y la falta de adiestramiento representa un problema para la familia, conviene celebrar la ceremonia de tirar los pañales: anunciar oficialmente delante de toda la clase que ya es un niño o una niña mayor, animarle a hacerlo lo mejor que pueda y dejar que las demandas de la maduración superen las de autonomía.

- Suspender el adiestramiento durante unas cuantas semanas o meses si el niño es decididamente negativo.

- No discutir, castigar, avergonzarlo o reprender en ninguna circunstancia.

- Cuando exista un accidente se mostrará una visible desaprobación, pero no enfado, y se le pedirá que explique qué debe hacer cuando sienta ganas de orinar. Se le recordará que no debe hacerse pis encima, que debe hacerlo en el orinal o el baño, y se le pedirá que colabore para cambiarse la ropa interior por una muda seca.

- Una vez controla los esfínteres y puede estar sin los pañales, si vuelve a recaer, deberemos cerciorarnos de si hay alguna circunstancia en la vida del niño que le haya llevado a la regresión. No hay que ponerle de nuevo los pañales, simplemente habrá que estar más pendiente y llevarlo con frecuencia al baño.

Pero, como hemos afirmado antes, el proceso de retirada del pañal no afecta sólo al pequeño. Al ser un proceso lento y complicado, debemos también participar de esta evolución. Y no sólo los padres, sino también sus hermanos y sus abuelos. Os ofrecemos una serie de pautas a modo de orientación para los padres y todas aquellas personas que forman parte del proceso socializador del pequeño:

■ Colocar el orinal en un sitio visible, donde el pequeño pueda verlo a menudo y así convertirlo en un objeto cotidiano. Decirle lo que va a pasar a partir de ahora y que se puede sentar en él cuando quiera. Podemos incluso permitir que juegue con él.

■ Una vez se ha establecido una pauta semiinconsciente de orinar o defecar en el orinal, retirarle los pañales y dejarlo desnudo. La desnudez le hace más consciente de la defecación.

■ Dejar que se acostumbre al asiento. Primero podemos sentarlo vestido durante 5 minutos un par de veces al día durante 1 semana, para que se familiarice con el nuevo objeto. Intentar elegir momentos en los que sea probable que el niño haga caca, como, por ejemplo, después de las comidas. No obligarle a sentarse cuando no quiera hacerlo. Siempre tenemos que respetar su espacio y darle la sensación de que controla la situación.

■ Que el niño vea cómo los padres, los hermanos o los otros niños usan el retrete. Explicarle lo que se hace. Dejar que el niño vea cómo se va la caca al tirar de la cadena y le diga adiós con la mano. Pero no debemos hacerlo si el ruido o la caída del agua le asusta.

■ Darle una muñeca para que juegue con ella a que coma y haga pipí. Enseñarle a darle de comer, a quitarle los pañales, a llevarla al orinal, a alabarla por hacer pipí en el orinal y a darle un premio por ello. Luego dejar que sea el niño el que se ocupe de hacerlo.

■ Empezar a contarle cuentos relacionados con el tema del pipí y la caca.

- Establecer un horario: al levantarse, después del desayuno, después de la comida, después de la siesta, antes del baño y después de la cena.

- Hacer que el niño se siente en el orinal sin pañales. No darle prisa ni esperar resultados, pero si los hay, felicitarlo. Desplazar el orinal poco a poco hasta el cuarto de baño.

- Preguntar al niño durante el día si tiene ganas de ir al baño. Observar si presenta signos de micción o de defecación. Podemos animarle con un «Vamos a quitarnos los pantalones y a hacer caca». Ayudarlo, dejarlo sentado todo el tiempo que quiera.

- Reforzar las características positivas del control de esfínteres en el niño («Eres mayor, como mamá, lo has hecho solo»...), alabar los éxitos cuando se consigan, pero no en exceso, ya que se ha de convertir en una rutina.

- Intentar que vaya al baño; éste debe ser un sitio divertido y agradable, incluso se le puede leer un cuento mientras él está sentado, aunque hay que procurar que, al sentarlo, esté relajado y sin muchos estímulos alrededor.

- No dejarlo sentado más de 10 minutos.

- Darle a beber mucha agua o líquidos para aumentar los deseos de orinar. Estimular la sed con alimentos salados para, con una orina más frecuente, obtener más oportunidades para practicar.

- Controlar la dieta para que la caca no sea dura esos días.

- Si se niega a sentarse en el orinal, no insistiremos. Al cabo de unos minutos, sin embargo, volveremos a sugerírselo.

- Cuando el niño se haga pipí encima, mostraremos una visible desaprobación, no enfado, y le pediremos que explique qué es lo que debe hacer cuando sienta ganas de orinar. Se le recordará que no debe hacerse pis encima, que debe hacerlo en el orinal o el baño, y se le pedirá que colabore para cambiarse la ropita mojada.

- Quien lo recoja en la guardería deberá recordarle exactamente lo mismo que la profesora. Le preguntará qué ha pasado y qué debe hacer la próxima vez. No debe enfadarse, sólo demostrarle desaprobación y preguntarle qué pasará la próxima vez que note ganas de hacer pis. Debemos demostrarle que lo queremos igual pero que no nos gusta que se orine encima. El tono de voz ha de ser normal, sin gritar, ni castigar, ni mucho menos pegar.

▪ ES FUNDAMENTAL no discutir, castigar, avergonzar o reprender al niño en los percances relacionados con el control de esfínteres.

Alimentación. Calidad *versus* cantidad

Los padres tenemos la obligación de dar a nuestros pequeños una variedad de productos sanos. Sin embargo, nuestro hijo ya es lo suficientemente mayor para señalar la cantidad que quiere consumir. Con todo, esta cantidad depende del interés que el niño muestre por la comida que le ofrecemos, y si no la encuentra placentera, por mucho que nos empeñemos, se comportará como un gourmet.

He aquí un cambio en la actitud del niño frente a la comida. Para nuestro pequeño, comer ya no es sólo una diversión, ahora se ha convertido en una actividad que implica reglas y expectativas. Por este motivo es imprescindible que a esta edad el televisor no esté encendido mientras nuestro hijo come, porque le distrae y puede influir a la hora de relacionar comida con diversión. Si se habitúa a ver la tele durante su ágape, cuando no tenga ese (mal) estímulo, comer le parecerá aburrido o, nunca mejor dicho, insípido. Debe poner todos los sentidos en la comida.

A esta edad las preparaciones más apropiadas son los platos jugosos y de fácil masticación, como es el caso de sopas, purés, guisos o estofados. Aunque, poco a poco, debemos ir introduciendo alimentos con textura más gruesa para ir acostumbrándolo a comidas troceadas y para que mejore su técnica al masticar. Inevitablemente, nuestro pequeño se está haciendo mayor, y por tanto, la alimentación debe ir acorde con su crecimiento.

Sin embargo, a los 2 años, el ritmo de crecimiento, en comparación con los meses anteriores, es mucho menor. No obstante, las funciones relacionadas con la nutrición maduran de forma destacable, como ingerir alimentos troceados o desenvolverse con más independencia a la hora de comer. Lo tiene todo para triunfar, pero, como ha ganado habilidades para moverse, entender y hablar, cualquier detalle le despista de su plato porque se muere por curiosearlo. Al final esto se traduce en una menor ingesta de alimentos. Ahí tenéis uno de los motivos por los que el niño a los 2 años pierde parcialmente el apetito. En esos meses se encuentra muy ajetreado y ocupado en otras actividades que, en su opinión, requieren mayor atención que el hecho de comer. No nos preocupemos. Éstas pueden ser algunas pautas interesantes para que su hora de la comida le aproveche de verdad:

■ Debemos establecer un sistema de comidas en el que toda la familia permanezca sentada a la mesa. Además, como ya hemos señalado, debemos evitar la influencia y el alboroto de la televisión.

■ Tendremos que marcar un tiempo límite razonable para la comida, entre 20-30 minutos, para que el niño no se despiste y se duerma en los laureles.

■ Las normas fijas para la hora de la comida pueden ser también una excelente iniciativa para inculcar en el pequeño buenos hábitos alimenticios. Ejemplos: la obligación de permanecer sentado, el uso de cubiertos (tenedor y cuchara) en vez de los dedos, el no tirar la comida, y el masticar con la boca cerrada. Cuando planteéis estas reglas, tened muy presente su edad y no os obsesionéis. No podemos esperar que las aprenda al instante; todo modelo de conducta pide un tiempo de asimilación. Empezaremos por imponer a lo sumo dos o tres reglas, y añadiremos otras a medida que las vaya cumpliendo, hasta haber introducido todas las que consideremos oportunas.

▪ Repetiremos estas normas usando un tono de voz agradable y al comienzo de cada comida hasta que nuestro hijo las haya aprendido y las siga como una rutina.

▪ Tenemos que darle la cantidad de comida justa que estemos seguros de que se va a comer, aunque siempre podemos añadir algo más. Si se niega, cada día pondremos un poquito más, hasta que alcancemos la ración que necesita desde el punto de vista nutricional.

▪ Procuraremos no excedernos en más de 2-3 minutos en las conversaciones con otros adultos. Él nos acompaña y podemos hablarle de cosas que sabemos que le interesan, pero sin despistarle del plato. Por supuesto, no debemos discutir en la mesa (ni, en general, nunca delante de los niños). ¿Qué mejor ocasión para celebrar el buen comportamiento de nuestro hijo?

▪ Debemos reforzar mediante ánimos el buen comportamiento de nuestro pequeño, por ejemplo si coge bien los cubiertos o si permanece sentado y quieto. Usemos un tono relajado, evitemos la exageración.

▪ Si nuestro pequeño rompe alguna de las reglas expuestas para la hora de la comida, debemos estimularlo para que las cumpla. Si no es así, a la tercera vez que incumpla la norma, podemos recurrir al método del *tiempo aparte (rincón de pensar)* que hemos descrito en el capítulo 4. Podemos utilizar el *tiempo aparte* cuantas veces sean necesarias hasta llegar al final del tiempo prefijado para la comida.

▪ Una vez que se ha cumplido el tiempo que hemos decidido que debe durar la comida, debemos recoger la mesa, incluso si nuestro pequeño aún no ha terminado. No debemos anunciar que la comida termina, sino que simplemente la damos por finalizada.

▪ Si el niño no ha terminado su comida, no podemos ofrecerle nada nuevo ni tampoco reprenderle por ello. Nuestro hijo sólo puede beber agua, y no deberemos compensarle con picoteo. Que espere hasta la próxima comida. Si nos pide de forma insistente que quiere comer algo, lo pondremos en *tiempo aparte*. Incluso si nuestro pequeño come bien, debemos evitar el picoteo entre comidas. Así le estamos regalando una nueva experiencia: sus conductas tienen consecuencias («Si no quieres comer no pasa nada, no nos enfadamos, pero tendrás hambre hasta la próxima comida»).

▪ Una última recomendación es que no coloquéis en la mesa más cantidad de comida para que pueda repetir; podría traducirse en sobrepeso y fomentar una actitud de comedor voraz en un niño más ansioso.

En cuanto a los alimentos en sí, durante el segundo año de vida los requerimientos alimenticios a veces no pueden cubrirse sólo con alimentos sólidos no triturados, por lo que de vez en cuando podemos ofrecer a nuestro pequeño algún puré que otro. Para un buen equilibrio alimenticio, intentaremos acostumbrarle a nuestra magnífica dieta mediterránea (véase pirámide).

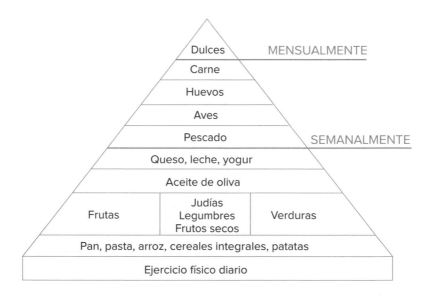

Esta famosa pirámide alimentaria de la dieta mediterránea da mucho juego a la hora de componer menús sencillos y nutritivos:

Ejemplos de desayunos

■ 250 mililitros de leche, 10 gramos de azúcar y 40 gramos de cereales.

■ 250 mililitros de leche entera, cuatro galletas, 10 gramos de cacao.

■ 250 mililitros de leche, dos rebanadas pequeñas de pan tostado y 15 gramos de margarina.

Ejemplos de meriendas

■ Un yogur grande, 10 gramos de azúcar, 150 gramos de fruta.

■ Un quesito, 30 gramos de pan, 100 gramos de fruta.

■ 35 gramos de jamón cocido, 20 gramos de pan, 100 gramos de fruta.

Ejemplos de primeros platos

■ Puré de verduras: 100 gramos de espinacas, 50 gramos de patatas, 50 gramos de zanahorias y puerro.

■ Macarrones con tomate: 100 gramos de macarrones cocidos, 50 gramos de tomate frito.

■ Puré de lentejas con arroz: 25 gramos de lentejas y 10 gramos de arroz.

■ Arroz blanco con tomate y huevo frito: 100 gramos de arroz blanco cocido, 50 gramos de tomate frito y un huevo.

■ Garbanzos con arroz: 30 gramos de garbanzos, 10 gramos de arroz.

■ Paella: 40 gramos de arroz, 50 gramos de pollo, 10 gramos de gambas, 10 gramos de calamar, cebolla, ajo, etc.

- Sopa de fideos: caldo y 30 gramos de fideos.
- Sopa de sémola: caldo y 30 gramos de sémola.
- Puré de patata y zanahoria: 100 gramos de patatas y 100 gramos de zanahoria.
- Sopa tapioca: caldo y 30 gramos de tapioca.

Ejemplos de segundos platos

- 75 gramos de pollo (cocido, asado o a la plancha) con 50 gramos de patatas.
- 75 gramos de ternera (asada, a la plancha o cocida) con 50 gramos de patatas.
- 75 gramos de chuletas de cordero lechal, magras, con 100 gramos de tomate crudo.
- 100 gramos de pescadilla hervida o frita.
- Croquetas de pescado, con 50 gramos de pescado.
- 50 gramos de hamburguesa de ternera con puré de patata hecho con caldo y 50 gramos de patatas.
- 100 gramos de gallo con 50 gramos de patatas.
- 75 gramos de pollo con 50 gramos de tomate frito
- Croquetas con 30 gramos de jamón cocido.

Con 2 años ya podrá comer prácticamente de todo. Y tenemos que prepararlo a conciencia. Por ejemplo, debemos evitar los fritos, y debemos incluir la pastelería de manera muy puntual. Tampoco los platos con salsas complicadas son recomendables para un pequeño de 2 años, ni los frutos secos difíciles de masticar, como los cacahuetes o nueces; se puede atragantar.

¿Qué hay de las cantidades?

En todas las recetas que os ofrecemos, hablamos de «una porción», que equivale a una medida de diferentes alimentos. Así, en el grupo de los cereales, una porción puede ser una rebanada de pan, medio tazón de arroz cocido, medio tazón de pasta cocida o, si se trata de una porción de cereales de desayuno, aproximadamente 30 gramos. En cuanto a las frutas, generalmente una porción es una pieza, exceptuando las de mayor tamaño, como el melón o la sandía, de los que el niño tomará una rodaja. En el caso de los zumos, la porción equivaldría a un tazón o tres cuartos de un vaso. En el grupo de la carne y el pescado, cuando hablamos de una porción nos estamos refiriendo a 30-60 gramos de pollo o pescado magro guisados. Para las legumbres serían medio tazón de legumbres secas, y un huevo cuenta como 30 gramos de carne magra.

En el grupo de las hortalizas, si son crudas o cocidas cortadas en pequeños trozos, una porción será medio tazón. Si por el contrario, las hortalizas son en hojas, el tazón será entero. Para tenerlo más claro ver las especificaciones en la tabla de la página siguiente.

De los productos lácteos, una medida será un tazón de 200 a 250 mililitros, un yogur serán 125 gramos y la leche fermentada será de 100 a 125 gramos. Una porción de cuajada serán unos 125 gramos, el queso fresco tipo *petit* equivaldrá a 30-55 gramos, el queso semicurado será de 15-30 gramos y el queso seco rallado de 20-30 gramos, o lo que es lo mismo, dos cucharadas soperas. Una porción de helado son 200 gramos, las porciones de quesitos se medirán de dos en dos quesitos, es decir, 40 gramos, y una porción de postre lácteo serán 200 gramos, aproximadamente un envase.

Pero, sobre todo, no olvidéis vuestro sentido común. Recordad que el tamaño del estómago de un niño de 2-3 años es como una pelota de tenis. Así tendréis una idea de las cantidades que debe comer.

Alimentos	Frecuencia	Tamaño de las raciones			
		< 6 años	6-8 años	9-11 años	> 12 años
Carnes	2 diarias	50	70	80	100
Pescados		60	65	80	90
Huevos		50	50	100	100
Yogur		125	125	125	125
Legumbres	3 semanales	150	160	180	190
Hortalizas frescas	> 1 diaria	20	20	50	75
Hortalizas cocinadas	> 1 diaria	150	200	220	250
Frutas	> 2 diarias	75	75	100	100
Cereales	> 6 diarias	100	120	150	160
Patatas		120	130	135	140
Pan		25	25	40	40

Por otra parte, el niño de 2-3 años debe **dormir** entre 10-12 horas nocturnas y, como mínimo, una siesta de 2-3 horas después de la comida del mediodía. La mayoria de los niños también duermen una siesta después del desayuno. Esto es totalmente normal. Podréis saber si necesitan esta segunda siesta observando su humor y alegría: si lloriquea, o llega a la hora de la comida de mal humor, conviene que duerma un ratito. Haced caso a vuestro sentido común. Las abuelas, sabias, dicen: «El sueño trae sueño». Cuanto más duerme un niño de día, mejor duerme de noche. No por mantenerlo despierto sin siestas durante el día dormirá mejor por la noche.

El niño se mueve mucho mientras duerme. Cambia de posición, da vueltas sobre sí mismo y se retuerce en la cuna con posturas a veces inverosímiles. Esto es también completamente normal. No debéis ponerlo «bien». Por eso es útil que duerma con un pijama manta, para evitar tener que taparlo continuamente. No es necesario usar almohada; no tiene referencias de posición y no le sirve. Ayudadle dejándole varios chupetes en la cuna. Los encontrará rápidamente cuando se despierte por la noche. Recordad que es normal que se despierte por la noche. Lo importante es que vuelva a dormirse solito sin vuestra ayuda. El peluche que le acompaña tambien le ayudará.

Entre los 2 y los 5 años también puede aparecer algún fenómeno durante el sueño. De hecho, el 5 % de los niños y las niñas ronca, y la mayoría de los pequeños hablan o se balancean mientras duermen. De estas tres particularidades, sólo el ronquido nos tiene que llamar la atención. En otros tiempos, cuando alguien roncaba, pensábamos que dormía a pierna suelta, y hasta le envidiábamos sanamente. Pero la ciencia ha desvelado que roncar no es bueno. Se produce porque la garganta se cierra más de lo normal al respirar, y entonces el aire hace vibrar las cuerdas vocales. El ronquido en los niños suele ser síntoma de un excesivo crecimiento de las vegetaciones o de las amígdalas. Otros niños, antes de dormirse, se balancean para conciliar el sueño. Colocados boca abajo, empiezan a mecerse hacia delante y hacia atrás o bien de lado. Además, suelen acompañar el movimiento con una especie de melodía propia. No es frecuente y desaparecerá cuando el niño crezca. No obstante, tanto en caso de roncar como en balanceos insistentes en edades más avanzadas, es mejor que lo habléis con el pediatra.

Por su parte, la somniloquia —hablar en sueños— está bastante extendida entre niños y adultos. Pronunciamos algunas palabras sin mucho sentido durante la fase del sueño llamada REM, pero si la cosa se queda ahí, no hace falta que intervenga el especialista.

EN RESUMEN...

- Con 2 años ya corre, salta, lanza cosas, trepa...
- Nuestro pequeño ya come solo.

- A los 2 años conoce el significado de cuatro a ocho imágenes. Puede nombrar de cuatro a ocho objetos y designa de cuatro a ocho partes del cuerpo.
- Nuestro pequeño entiende de dos a cuatro órdenes que le demos a la vez.
- A los 2 años, ya es capaz de construir una torre de seis a ocho cubos; de encajar hasta cuatro elementos; al final de los 2 años podrá encajarlos todos.
- Comienza a utilizar el verbo y empieza a estructurar frases explícitas, aunque el lenguaje es todavía simple: «nene come pastel». A esta edad comienza a nombrarse por su nombre o se refiere a sí mismo como «nene».
- No hay por qué tener prisa a la hora de retirarle el pañal. Lo mejor es fijarse en las etapas de maduración orientativas, ya que cada niño madura a su ritmo.
- Animadle a que os imite, a los padres o a sus hermanos, si los tiene, en la rutina de ir al baño.
- Preguntadle si quiere usar el orinal ante signos de micción o defecación. Si accede, no debemos dejarlo sentado más de 10 minutos. En caso de éxito, tenemos que felicitarlo. Sin embargo, no debemos criticar el fracaso.
- Los padres tenemos la obligación de dar a nuestros pequeños una variedad de productos sanos. Sin embargo, nuestro hijo tiene ya la responsabilidad de controlar la cantidad que debe consumir.
- Para nuestro pequeño, comer ya no es sólo una diversión, ahora se ha convertido en una actividad que supone reglas y expectativas.
- A esta edad, el ritmo de crecimiento, en comparación con los meses anteriores, es mucho menor.
- Las funciones relacionadas con la nutrición maduran.
- Seguimos desarrollando buenas pautas para que nuestro hijo adquiera el hábito de comer.

Una vez analizado en profundidad cómo es y cómo se comporta nuestro pequeño a los 2 años de vida, veamos a continuación en qué casos debemos prestar atención y, si fuera necesario, acudir a un pediatra. Si no corre, debemos mirar si realmente su capacidad motriz está evolucionando, ya que lo normal es que pueda correr sin perder el equilibrio. Si no es capaz de construir una torre de tres a seis cubos, acudiremos a un profesional para consultarle el posible problema.

Además de esto, para fomentar las capacidades del niño, es conveniente que os divirtáis con libros de imágenes y de prelectura y con los juegos en grupo. Aunque, si este juego implica correr, debemos tener especial cuidado con los accidentes domésticos. Tampoco debemos obligar al niño a terminarse toda la comida, y es preferible evitar las chucherías entre comidas. Durante la hora de comer no debemos ponerle la televisión, para evitar distracciones absurdas. Y cuando la vea un ratito, entre el televisor y los ojos del pequeño debe haber de 2 a 3 metros de distancia, y no debe acercarse a la pantalla.

10

EL NIÑO DE LOS 3 A LOS 4 AÑOS
CURIOSIDAD INSACIABLE

No para de hablar. Es todo un *conferenciante*. Y lo del *hombrecito* o la *mujercita* y la muy repetida expresión «se entera de todo» es tan real como que a los 3 años nuestro pequeño ya es capaz de montar en bicicleta o triciclo, bajar las escaleras alternando los pies, reconocer hasta tres colores y permanecer seco durante toda la noche si se levanta una vez para ir al baño. A los 3 años, por cierto, el 98 % de los niños debe haber aprendido a ir al baño solito. Así, su ritmo de vigilia y sueño registra que necesita dormir menos, entre 10-11 horas. También le han salido todos los dientes temporales, por lo que ya puede comer perfectamente alimentos sólidos. Además, sabe usar los cubiertos, bebe en vaso y ha llegado a la madurez de sus funciones digestivas y metabólicas.

Solemos también decir que «se las sabe todas», y es que establece muy bien la comparación entre acierto y error. Aprende a distinguir cuándo se ha equivocado y cuándo ha tenido éxito en lo que está experimentando. Sabe así lo que está bien y lo que está mal. Es, en definitiva, el aprendizaje mediante experiencias positivas y negativas.

Además, en estos meses, tras trazar garabatos, líneas y figuras, empieza a perfilarse si nuestro hijo será zurdo o diestro.

Está en la edad de imitar constantemente modelos de adulto que le hagan sentirse parte de la familia o, si ya va a la guardería, del grupo. Y habla y habla. Los niños que rozan los 4 años experimentan un ritmo de aprendizaje frenético si lo comparamos con meses anteriores. Si antes podía aprender alguna palabra al mes, ahora asimila una media de nada más y nada menos que seis a siete palabras ¡cada día! Esta competencia imparable le permite negociar con los padres determinados asuntos. ¿Es o no es un *hombrecito* o una *mujercita*?

En todo este tropel lingüístico es habitual que aparezca un tartamudeo fisiológico. Sin embargo, las repeticiones en el habla pasan del 24 al 2 % de los 2 a los 6 años. Lo primero que desaparecen son las repeticiones parciales de palabras, como las sílabas o los sonidos, y más tarde las de las palabras enteras. Además, el número de pausas causadas por aclaraciones crecen con la edad. Con el tiempo perfecciona su estilo. Es también nuestro embaucador favorito.

En el proceso de mejora del habla, está en nuestras manos que nuestro pequeño tartamudee más o menos. A la hora de comunicaros con él, si queréis evitar el tartamudeo, tened en cuenta las siguientes consignas:

- No le habléis a un ritmo más rápido de lo normal.
- Dejad silencios lo bastante extensos entre frases para que él pueda organizar su pensamiento y entender así lo que estamos diciéndole.
- No le interrumpáis mientras está hablando.
- No mostréis impaciencia a la espera de la respuesta del niño, podría provocarle estrés.

Así que ya sabéis, padres: con buenas y pausadas palabras llegaréis más lejos. En realidad, esto es aplicable a todo lo que respecta a la educación de un niño; más cuando el pequeño alcanza el cénit de su curiosidad.

De explorador de lo que le rodea pasa a investigador que pregunta por todo y todo lo quiere saber. En estos meses, es conveniente permitirle una mayor autonomía progresiva en el hogar y en la higiene diaria para que aprenda de sus vivencias y nos plantee todo lo que le causa duda o fascinación. Alentadle a que ayude en pequeñas tareas domésticas o a que se vista y se desnude solo (con algo de ayuda).

Hacia los 4 años, también podemos seguir una serie de juegos que les ayuden a desarrollar sus habilidades. Podría utilizar columpios, pelotas, patines, bicicletas, triciclos, etc. Y para mejorar la destreza, nada mejor que los puzles de hasta treinta piezas y los juegos de construcción, los mecanos y las pinturas de cera o pinturas de dedos. Ah, y la diversión de la plastilina o el barro para moldear.

Para que desarrolle la expresión, lo mejor que puede hacer es pasar el tiempo garabateando y dibujando en una pizarra, improvisando un karaoke con los cedés de sus canciones favoritas o incluso aporreando instrumentos musicales. Los libros ilustrados y de prelectura y los juegos de mesa también les servirán para ampliar su expresión.

En el ámbito del juego simbólico, es bueno que se entretenga con animales, teléfonos, cacharros de cocina, aviones y barcos, todos de juguete, por descontado. Las imitaciones de los instrumentos de oficio también son un gran recurso para que desarrolle su imaginación. Es bueno que juegue a ser médico, carpintero, jardinero; imaginará que es adulto y que desarrolla labores de mayor. Una persona mayor que socializa.

Alimentación. La pérdida de apetito

Entramos en una etapa un tanto delicada para conseguir que se siente a la mesa con una sonrisa. Ya tiene 4 años, y las preferencias y aversiones a ciertos alimentos estarán condicionadas por las costumbres familiares. El paladar del pequeño se educa siguiendo factores genéticos, culturales, sociales y familiares: come lo que ve comer a sus mayores. Encima de que rechista ante algunas comidas, a los 3 años su ritmo de crecimiento es más pausado. Y, claro, no podemos evitar relacionar una cosa con la otra: el niño no crece porque no come más que antes.

El caso es que, como el ritmo de crecimiento es más lento, necesita menos calorías y, por ello, tiene menos apetito. Ya veis, la falta de apetito que nos quita el sueño a los padres no es más que un mecanismo fisiológico. Cuando lleguemos a este punto y notemos que nuestro hijo come menos, no debemos alarmarnos y, por supuesto, no debemos tomarlo como algo patológico e intentar solucionarlo forzándolo a comer y sobrealimentándolo. El niño tiene lo que la medicina llama anorexia fisiológica.

La cantidad que un niño decide comer se controla desde el centro del apetito, localizado en su cerebro. Los niños comen la cantidad que su sistema regulador les indica para cubrir sus necesidades de crecimiento y energía. Son muy listos y tienen mucho sentido común: escuchan a su cerebro y siguen sus indicaciones.

Muchos padres obligan a su hijo a comer más de lo que necesita porque temen que la falta de apetito afecte a su salud o cause una deficiencia nutricional, sobre todo si lo comparan con la alimentación del pequeño cuando tenía, por ejemplo, 9 meses. Sin embargo, sus temores no son reales, y la alimentación forzada es contraproducente porque, al convertir la alimentación en una obligación, el niño la entiende como un castigo y se niega sistemáticamente a comer.

Esta situación es un claro ejemplo de que debemos ocuparnos pero no preocuparnos. Si permitimos que nuestro hijo sea el que decida cuánto va a comer, ese aspecto desagradable de la hora de la comida y las preocupaciones acerca de la salud del niño no nos desvelarán al cabo de 2 o 4 semanas. Su apetito mejorará cuando cumpla años y necesite comer más.

Entonces, ya que nos imita en la mesa y en los gustos, ¿qué actitud debemos tener en casa con la comida? La comida es un premio. Qué suerte tener comida.

Lo ideal es que, una vez que comprobemos que se mantiene en el mismo peso y la misma talla, dejemos que el niño coma hasta saciarse. Se trata de depositar nuestra confianza en el centro de control del apetito de nuestro hijo, además de revisar nuestra propia conducta...

■ La causa principal de falta de apetito en algunos niños es que comen tantos bocadillos y hacen tantos snacks durante el día que no llegan con hambre a las comidas. No le ofrezcamos más de dos bocadillos pequeños y nutritivos entre las comidas principales, y sólo si los pide. Si tiene sed entre comidas, es mejor que beba agua. Limitaremos la cantidad de zumo que toma a menos de 180 mililitros al día.

■ Al contrario de lo que estábamos acostumbrados, ahora no pasa nada si el niño omite una o dos comidas. Su apetito mejorará, no sufráis. Omitir una comida no le hará daño. Al contrario, le estamos mostrando sensaciones nuevas: su libertad para decidir no comer y, al mismo tiempo, conocer la consecuencia lógica de su propia decisión: la sensación real de tener hambre. También es importante saber que no es lo mismo tener hambre que tener apetito. En el mundo occidental, los niños saben qué es tener apetito, pero no hambre. Por fortuna, nunca les falta qué comer hasta ese punto.

■ No alimentéis a vuestro hijo si él puede hacerlo por sí solo. La tendencia en los padres de un niño con poco apetito es tomar la cuchara, llenarla de comida, sonreír y tratar de inducir al niño a que coma mientras le cuentan una historia o intentan distraerlo con la televisión o haciendo el avioncito. El niño sabe comer solo; si retrocedemos a cuando era un bebé, nos cargaremos su habilidad manual y su desarrollo psicomotor. Si tiene hambre, comerá por sí solo.

■ Como solución podemos ofrecerle alimentos idóneos para comerlos con las manos. Esos alimentos permiten que se alimente solo por lo menos parte del tiempo, aunque todavía no pueda usar una cuchara. En el capítulo 6 incluimos propuestas para un menú *digital*.

■ Podemos, además, limitar la cantidad de leche a menos de 480 mililitros al día. La leche contiene tantas calorías como la mayoría de los alimentos sólidos. Tomar demasiada leche puede saciar al niño y disminuir su apetito.

■ Otra opción es servir porciones pequeñas de alimento, es decir, más pequeñas de las que pensamos que nuestro hijo puede comer. Los niños, al igual que los adultos, también comen por los ojos. Ver un plato rebosante le inducirá a comer menos. El apetito de un niño disminuye si se le sirve más comida de la que puede comer. Se agota. Si servimos una cantidad pequeña en un plato grande, es más probable que se lo coma todo y que se sienta orgulloso de sí mismo. El éxito de su acción le reforzará para repetirla. Si nos parece que quiere más, tenemos que esperar a que nos lo pida. No pasa nada si durante algunos días se levanta de la mesa con apetito.

■ Otra medida es hacer que las horas de las comidas sean agradables. Debemos evitar establecer un diálogo con otros adultos o estar todo el rato con la palabra «come» en la boca. Además, como adelantábamos en el capítulo anterior, sería interesante que nuestros hijos participaran en la conversación. Las horas de las comidas no deben convertirse en un castigo ni en una situación desagradable y aburrida. Al contrario: debemos conseguir que la hora de la comida sea un momento esperado e importante, de relación social e intercambio de cariño y emociones.

■ Uno de los propósitos más importantes que debemos cumplir es no hablar en presencia del pequeño acerca de lo poco que come. Para nosotros lo importante no es cuánto come, lo realmente importante es que sea feliz y se desarrolle adecuadamente. Es bueno demostrarle que no nos importa la cantidad de comida que ingiere. Dejaremos que el propio apetito del niño regule la cantidad de alimento que tiene que ingerir. Como no es importante la cantidad de comida que ingiere, tampoco lo elogiaremos cuando coma lo que creemos que debería comer. Los niños deben comer para su propia satisfacción. Elogiaremos, eso sí, sus buenos hábitos al permanecer sentado a la mesa el tiempo requerido, el que no grite, el que use correctamente los cubiertos, etc.

■ Ajustaremos, además, el tiempo de comida a la resistencia de nuestro hijo, evitando prolongar la comida. No lo forzaremos a permanecer sentado a la mesa cuando el resto de la familia haya acabado de comer, ya que no debemos relacionar la comida con el castigo. Esto sólo conseguiría que nuestro hijo realizara asociaciones desagradables con la hora de la comida, motivo por el que sí que podría dejar de comer, disgustado y desmotivado.

ERRORES DE LOS PAPÁS ANTE LA «FALSA» FALTA DE APETITO

- Algunos despiertan al niño por la noche para alimentarlo. Un error que nunca debemos cometer.
- Otros le ofrecen bocadillos o picoteos entre comidas y durante todo el día, cuando en realidad deben tener los tiempos estipulados para esa actividad.
- Algunos tratan de que el pequeño se sienta culpable hablándole de los niños que se mueren de hambre en otras partes del mundo. O incluso intentan el chantaje moral diciendo: «Si no comes lo que yo preparo es porque no me quieres».
- Algunos padres obligan a su hijo a quedarse sentado en su trona durante períodos prolongados después de que la comida haya terminado.
- Con todo, el error más común es tomar la cuchara o el tenedor del niño y tratar, de varios modos, de meterle la comida en la boca.

El consejo más importante es: NO CONVIRTAMOS LA COMIDA EN UN CASTIGO. Una actitud positiva es permitirle desde muy pequeño que coma por sí mismo y que autorregule su ingesta. Evitaremos, además, meter la comida en la boca de un niño cuando inadvertidamente la abre. No debemos obsesionarnos ni insistir en que nuestro hijo vacíe el biberón o deje el plato limpio.

La anorexia fisiológica es más desconcertante que importante, pero es preferible que visitemos al pediatra si:

■ Creemos que está bajando de percentil (explicaremos el concepto de percentil en el capítulo 15).

■ No ha aumentado de peso en 6 meses.

■ Tiene algunos síntomas asociados con enfermedades, como diarrea o fiebre.

■ Tiene náuseas ante algunos alimentos o los vomita.

■ Lo castigáis y ya no come.

■ Tenéis dudas sobre su estado de salud o sobre si está contento.

Si nos centramos en los alimentos, el punto destacable sería la variedad. La diversidad en la alimentación estimula el apetito y permite que los diferentes alimentos se complementen nutricionalmente entre sí. También hay que insistir en la toma del agua necesaria, así como en ingerir alimentos con diferentes sabores y texturas para que el niño se acostumbre y evite la monotonía. La dieta pasará de tener cuatro a tener cinco comidas. De esta forma, nuestro hijo deberá tomar desayuno, complemento del desayuno a media mañana, almuerzo, merienda y cena.

Siempre que sea posible, intentaremos que abunden en su dieta los productos frescos, de temporada, y de procedencia local: hortalizas, frutas, verduras, cereales, legumbres, frutos secos y semillas. Debemos, además, usar aceite de oliva como grasa principal, y consumir la menor cantidad posible de grasa animal. En cuanto a los alimentos fritos, mejor que brillen por su ausencia. Si podemos, apostaremos por los alimentos ecológicos (también llamados «orgánicos» fuera de España).

Apostaremos por las carnes bajas en grasas, a ser posible rojas, ya que son más ricas en hierro, y la ingesta de pescado rico en grasas poliinsaturadas y con omega tres (salmón, atún). Recordad que el pescado congelado tiene el mismo valor nutritivo que el fresco, con la ventaja de que no se producirán reacciones por la presencia del parásito anisakis, muy frecuente actualmente en el pescado. Al mismo tiempo, conviene que coma alimentos ricos en hidratos de carbono complejos y en fibra, y que rebaje el consumo de azúcares, dulces y bollería. En este sentido, evitaremos por todos los medios premiar, sobornar o recompensar a nuestro pequeño con «chuches», dulces y caramelos.

El consumo de sal debe ser el mínimo, y usaremos sal yodada siempre que podamos. Además, debemos estimular el consumo de agua en lugar de las bebidas azucaradas de alto índice glucémico. Esto supone limitar el consumo de zumos envasados y refrescos a menos de una ración al día.

El desayuno es fundamental. Debemos alentar a nuestro pequeño para que desayune en abundancia y tranquilamente. Intentaremos que se levante más temprano para que pueda disfrutarlo. Todo desayuno debe incluir, al menos, lácteos, cereales y frutas.

Los niños también comen por los ojos: debemos cuidar la textura, la presentación, el color y el olor de lo que ponemos en la mesa y en los platos. Como el apetito es cambiante, el rechazo de un alimento en un momento determinado no debe condicionar la eliminación de éste de la dieta de nuestro pequeño.

Por lo que se refiere a la variedad, hemos pensado que estos ejemplos pueden ayudaros en la cocina:

- Revalorizar la importancia del desayuno.
- Mantener la regularidad en las comidas: de una buena regularidad en las comidas depende el buen tránsito intestinal y la buena asimilación de los alimentos.
- Reducir el consumo de bebidas azucaradas.
- No abusar de los productos de charcutería.
- No abusar de la sal.

Ejemplos de desayunos

▪ 250 mililitros de leche, 10 gramos de azúcar, 40 gramos de cereales, 25 gramos de jamón serrano.

▪ 200 mililitros de leche con seis galletas, 10 gramos de cacao en polvo, 100 mililitros de zumo natural con 10 gramos de azúcar.

▪ 200 mililitros de zumo natural o dos piezas de fruta, 50 gramos de pan con 15 gramos de margarina, un yogur con 10 gramos de azúcar.

Ejemplos de meriendas

▪ 25 gramos de pan, 35 gramos de jamón cocido, 200 mililitros de zumo natural.

▪ 25 gramos de pan, 40 gramos de queso manchego, una pieza de fruta o 100 mililitros de zumo.

▪ Un yogur con 10 gramos de azúcar, 25 gramos de pan, 25 gramos de jamón cocido.

Ejemplos de primeros platos

- Verdura rehogada o puré de verduras: 100 gramos de espinacas, 50 gramos de patatas y 50 gramos de zanahorias.
- Lentejas con arroz: 40 gramos de lentejas y 20 gramos de arroz.
- Macarrones con tomate: 100 gramos de macarrones cocidos con 50 gramos de salsa de tomate.
- Arroz blanco con tomate y huevo frito: 100 gramos de arroz cocido, 50 gramos de salsa de tomate y un huevo frito.
- Garbanzos con arroz: 30 gramos de garbanzos y 10 gramos de arroz.
- Paella: 40 gramos de arroz, 100 gramos de pollo, 20 gramos de gambas, 20 gramos de calamar, cebolla, ajo y 10 mililitros de aceite.
- Sopa de fideos: caldo y 30 gramos de fideos.
- Sopa de sémola: caldo y 30 gramos de sémola.
- Puré de patata: 150 gramos de patata y 20 gramos de zanahoria.
- Sopa tapioca: caldo y 30 gramos de tapioca.

Ejemplos de segundos platos

- 100 gramos de pollo asado o a la plancha con 100 gramos de patatas.
- 125 gramos de gallo con 100 gramos de tomate crudo.
- 75 gramos de ternera con 50 gramos de patatas.
- Tortilla de queso: un huevo y 50 gramos de queso.
- 100 gramos de chuletas de cordero lechal magras con 100 gramos de tomate crudo.
- 100 gramos de pescadilla con 15 gramos de mayonesa.
- Croquetas de pescado con 50 gramos de merluza.
- 100 gramos de ternera en hamburguesa con 50 gramos de patatas.
- 100 gramos de gallo con 100 gramos de patatas.

- 100 gramos de pollo con 100 gramos de tomate frito.
- Croquetas con 30 gramos de jamón cocido.
- Un huevo pasado por agua o escalfado.

Y LAS PORCIONES...

Alimento	Cantidad	Frecuencia
Leche	500 ml	Al día
Pollo o ternera	55 g	3 veces por semana
Pescado	90 g	4 veces por semana
Huevos	1	2-3 veces por semana
Legumbres	50 g	3 veces por semana
Arroz	40 g	2 veces por semana
Pastas	40 g	2 veces por semana
Hortalizas, verduras	80 g	Al día
Frutas*	200 g	Al día
Patatas	75 g	Al día
Pan	200 g	Al día
Azúcar, miel	30 g	Al día
Aceites	35 ml	Al día

* Al menos una debe ser de la familia de los cítricos.

No debemos olvidar que comer es un hábito social. El ambiente es importante, y la comida debe ser una reunión agradable y distendida, en un lugar donde se pueda hablar y relacionarnos. Los alimentos deben presentarse de forma atractiva y variada, teniendo en cuenta los gustos del niño. Si nuestro pequeño no quiere la comida, no nos enfadaremos (el método del *tiempo aparte* sigue siendo muy útil); tras un tiempo prudencial, retiraremos el plato y no le ofreceremos nada hasta la siguiente comida. Hay que mantener, asimismo, un ritual de horarios y un espacio fijo para comer, aunque sin ser rígidos. A veces los cambios son divertidos para el niño, pero lo importante es comer en familia.

En este punto la **siesta** después del desayuno ya no será necesaria, pero la de después de la comida del mediodía es imprescindible. En algunas escuelas pasan por alto esta siesta. Esto puede causar algunos problemas. Los niños llegarán cansados a casa, de mal humor y cenarán peor. Es importante consultar esta situacion con la escuela para tratar de remediarla.

El sueño nocturno durará entre 11 y 12 horas. Durante el sueño, persistirán o aumentarán los ensueños. Es normal oírles lloriquear, pronunciar alguna palabra relacionada con su vida, moverse y agitarse.

Vigilad de cerca su respiración. Si ronca y hace pequeñas pausas respiratorias, debéis consultar con el pediatra. Es algo importante a esta edad.

Pueden aparecer episodios de terrores nocturnos y sonambulismo de forma esporádica; desaparecerán espontánemente a medida que el niño crezca.

Otro fenómeno que puede darse cuando está dormido y que podría sobresaltarnos es el bruxismo: hacer chirriar los dientes al rozar los superiores contra los inferiores. El problema es que al hacer esto el niño desgasta el esmalte dental e incluso puede quebrarlo. Cuando estamos despiertos, la fuerza máxima de la dentadura en acción es de, aproximadamente, 80 kilos, lo cual nos basta para masticar una nuez. Si tenemos en cuenta que durante el sueño esta fuerza puede alcanzar los 400 kilos... podemos imaginar a qué se enfrentan nuestras piezas dentales. El pediatra nos dirá más y nos orientará.

- Nuestro hijo monta en bicicleta o triciclo, baja las escaleras alternando los pies y reconoce hasta tres colores.
- Puede permanecer seco durante toda la noche si se levanta una vez para ir al baño.
- Comienza a definirse si nuestro hijo será zurdo o diestro.
- Necesita menos horas de sueño (de 10 a 15 horas diarias, repartidas en siestas y la noche). IMPORTANTE: la siesta después de la comida es imprescindible; unos niños dormirán 2-3 horas y otros menos.
- El pequeño aprende una media de seis a siete palabras al día, lo que le permite comenzar a negociar determinados asuntos con los padres.
- Aparece el tartamudeo fisiológico.
- A esta edad, nuestro hijo se caracteriza por la curiosidad.
- Debemos estimular las habilidades de nuestro hijo mediante el juego.
- Se forma el gusto del niño, condicionado por factores genéticos, culturales, sociales y familiares. Come en función de lo que ve comer a sus mayores.
- Aparece la denominada anorexia fisiológica: nuestro hijo pierde el apetito porque no necesita tanta cantidad de nutrientes como antes; su ritmo de crecimiento es menor.
- La diversidad en la alimentación estimula el apetito y permite que los diferentes alimentos se complementen nutricionalmente.

Señales de alarma

Como hemos podido ver en este capítulo, cuando sobrepasa los 3 años y llega a los 4 puede acompañarnos en nuestros hábitos principales con autonomía. Si no es capaz de comer solo ni de ponerse o quitarse las prendas de vestir, es que algo no va bien en el plano de la motricidad. Consultar a un profesional sería lo más recomendable para salir de dudas.

A esta edad, nuestro hijo debe participar en juegos interactivos, ya que el 75 % de su lenguaje ya es inteligible. Si no se dieran estas circunstancias, deberíamos observar su competencia lingüística con más atención para ver si realmente existe algún problema. Además de esto, si no conoce el nombre y el uso de tazas, pelotas y cucharas, no construye una torre con ocho cubos, sube las escaleras alternando los pies y pedalea en un triciclo pero no es capaz de mantenerse en pie, deberíamos acudir al pediatra.

Si presenta episodios de terrores nocturos o sonambulismo frecuentes (dos o tres por semana), tenemos que consultar con el pediatra, que probablemente nos remitirá a una unidad de sueño para que le realicen las pruebas diagnósticas oportunas.

Si ronca y hace pequeñas pausas respiratorias (apneas), también debemos comunicárselo al pediatra.

PROBLEMAS DE SALUD MÁS HABITUALES DE LOS 2 A LOS 4 AÑOS
(descritos en detalle en la tercera parte)

- Infecciones del área OLR: otitis, amigdalitis y faringitis.
- Fiebres autolimitadas.
- Diarreas de origen vírico.
- Pueden darse los primeros síntomas de celiaquía.
- Crisis de broncoespasmo.
- Falsa anorexia.
- Estreñimiento, dolor abdominal.

11

HEMOS CUMPLIDO 6 AÑOS
EL NENE VA AL COLE

Hace nada nuestro pequeño era un precioso bebé al que teníamos que dar de comer, atender en todo momento, ayudar a desplazarse y cambiar el pañal cuando lo necesitaba. Ha pasado más de un lustro desde que nació, y ahora su independencia es prácticamente absoluta. A esta edad, ya puede hacer botar una pelota de cuatro a seis veces, además de lanzarla y recibirla. También puede patinar y conducir una bicicleta, pues ya tiene plenamente desarrollado el sentido del equilibrio.

Puede también vestirse y desnudarse con algo de ayuda y, lo que es más importante, ya es capaz de atarse los cordones de los zapatos. ¡Un hito! Intelectualmente, puede contar hasta diez, escribir su nombre y otras letras (emocionante, ¿verdad?) y seguir ciertas directrices simples que le dicten los adultos. Puede, además, nombrar e identificar más de cuatro colores. Diferencia entre izquierda y derecha, y dibuja a una persona con, al menos, ocho partes.

Participa activamente en las conversaciones con adultos, se mueve sin ayuda alguna, y no tendremos que estar tan pendientes de él como cuando comenzaba a dar sus primeros pasos. En el hogar, aún siguen existiendo peligros, pero ahora él sabe qué es peligroso y qué no, por lo que no tendremos que estar tan atentos. Aun así, es bueno recordarle de vez en cuando qué cosas no debe hacer, a modo de refuerzo.

Y bien, cuando ya ha desplegado tal abanico de habilidades, ¿qué podemos hacer para estimular aún más sus posibilidades? Es bueno seguir planteando juegos de palabras y puzles no muy complicados pero sí lo suficiente para que sean un reto para el pequeño. Esto depende de cada niño. Debemos observar con qué facilidad realiza los puzles e ir aumentando la dificultad para así encontrar el más adecuado.

Es también muy importante fomentar la lectura. En estos meses comienza a leer sus primeras palabras, y presentarle el diccionario y descubrirle cómo funciona puede resultar muy beneficioso y divertido. En relación con esto, una vez que nuestro hijo ha alcanzado la competencia lectora, podemos inventarnos juegos para hacer de la lectura un momento más atractivo. Un ejemplo es alentarle a leer carteles mientras vamos en el coche. Al ir a una velocidad considerable, no tendrá mucho tiempo para leer, por lo que se afanará en terminar de leer la palabra o frase entera y agilizará notablemente su habilidad en la lectura. En el capítulo 19 te contamos más sobre cómo leer y estudiar.

Para estimular la motricidad de nuestro hijo es bueno usar pelotas e incluso balones más duros, como los de fútbol o baloncesto. Ya sabe botar la pelota, lanzarla y darle patadas, por lo que podemos iniciarlo en algunos deportes que desarrollen las habilidades motoras (encontrarás más información sobre este tema en el capítulo 17). También es muy positivo que juegue con coches de movimiento manual, no teledirigidos. Los utensilios de jardinería, como la carretilla, también son muy útiles para desarrollar sus capacidades motoras. Además, es bueno que la bicicleta se convierta en su gran *colega*. Montar en bici le ayuda a reforzar el sentido del equilibrio, al mismo tiempo que está realizando ejercicio físico. Es recomendable que los padres nos acostumbremos a salir a dar paseos en bicicleta con nuestros hijos. Haremos deporte todos juntos, multiplicaremos sus habilidades motrices y estrecharemos nuestro vínculo afectivo. Al salir con él en bici compartimos una actividad, pero, a su vez, promovemos su autonomía. Por último, debemos estimular también la motricidad fina de nuestro pequeño; para ello usaremos juegos que sean desmontables, como los lego o los mecanos. Y para desarrollar la parte artística usaremos pinturas como acuarelas, ceras o témperas.

Pero, sin duda, la experiencia más importante que vive un niño de 6 años es el inicio de la llamada *escolarización dura*. Hasta ahora había acudido a la guardería o al jardín de infancia, pero a partir de los 6 años debe ir al «cole de los mayores» para comenzar su formación. Su etapa de aprendizaje se va completando y enriqueciendo: empezará a leer con más soltura, aprenderá matemáticas e incluso, si lo deseáis, otros idiomas, ya que es una edad propicia para ello.

Por tanto, el comienzo de esta nueva etapa supondrá para el niño un cambio de ritmo de vida bastante intenso. En realidad, todas las enseñanzas y los hábitos adquiridos durante los años anteriores deberían servirle para encarar el cole como una etapa más de su socialización. Como analizamos en el capítulo 19, el colegio es una extensión complementaria de la educación que le ofrecemos los padres, la cual debería procurar al niño, desde que nace, los siguientes recursos:

- Valorar y descubrir las capacidades, las dotes específicas y la singularidad de cada niño. Con ello estaremos alentándole a que siga explotándolas.

- Estimular, apoyar y favorecer las tareas creativas, imaginativas, el cuento, el dibujo y la lectura. Impulsar el amor al libro. La lectura y el fomento de la lectura es más que esencial para que progrese desde el punto de vista intelectual. No sólo para una agilización en la capacidad lectora, sino también para mejorar la imaginación y la creatividad.

- Evitar agravios intelectuales y escolares comparativos. Nunca debemos pretender que el niño mejore realizando comparaciones con otros compañeros que van más avanzados en el colegio. De esta forma estaremos creándole un complejo que lo único que fomentará es que involucione en su desarrollo escolar. Es comparable al tartamudeo fisiológico que comentamos en el capítulo anterior.

■ Procurar que en la familia se respete y admire, sin complejos, la inteligencia y la cultura. Es crucial que los padres u otros adultos seamos modelos de identificación cultural para él y ejemplo de lectura. Así, además de estimularlo en el plano educativo, estaremos, como en el caso de la bicicleta, estimulando su integración en su entorno.

■ Estimular en el niño la crítica de los hechos y las ideas, pero sólo después de haberlos comprendido y asimilado. No es recomendable para él que la familia sea hipercrítica a priori, es decir, no debemos plantear una crítica antes de conocer las características y el hecho en cierta profundidad. Criticarlo todo y siempre es negativo.

■ Al enseñarle a valorar sus propias ideas, le estamos enseñando a no tener envidia ni miedo de las ideas de los otros, y a no cerrarse ni a ponerse a la defensiva cuando no entiende algo.

■ Debemos evitar la hiperprotección de nuestros hijos en lo que respecta al rendimiento escolar. Les ayudaremos discretamente, pero nunca seremos sus sustitutos. El pequeño debe afrontar los deberes del colegio como tareas que debe realizar y solucionar, no como algo que deben hacer otros. Así estaríamos anulando completamente su capacidad de aprendizaje, ya que las tareas del colegio son el momento en que el niño se enfrenta al material aprendido previamente sin la fuente de información, es decir, sin el profesor.

■ Es importante mantener un ritmo de vida ordenado, prestar atención al sueño, a la alimentación y al tiempo libre, de juego y ocio. No le carguemos de actividades extraescolares.

En la alimentación, la falta de apetito continúa

A los 6 años, las características de nuestro hijo desde el punto de vista de la alimentación son prácticamente las mismas que cuando tenía 4 años. Lo dicho en el capítulo anterior nos serviría perfectamente para seguir las pautas adecuadas. Os recordamos que no debéis alertaros ante una repentina pérdida de apetito. Con el tiempo, vuestro hijo volverá a comer con normalidad. Es importante que en esta etapa no le obliguemos a comer, ni aprovechemos para sobrealimentarle cuando coma, porque eso derivará en un rechazo evidente a la comida.

Dejemos que el pequeño decida cuánto va a comer. Eso sí, siguiendo un control de peso y talla y de su estado de salud y actividad general para comprobar que todo discurre con normalidad. Omitir alguna comida que otra si no tiene hambre no le hará daño. Sabrá lo que es tener hambre y así, literalmente, intentará satisfacer su necesidad.

Debe comer por sí solo. Las porciones pequeñas le estimularán a acabar el plato y le harán sentirse orgulloso de su voluntad. Lo primordial es que, aunque coma menos, lo que coma sea variado y nutritivo: un desayuno completo, sano y equilibrado, y cuatro comidas regulares al día que incluyan hidratos de carbono, fibra, proteínas y grasa saludables, y que excluyan los dulces y los alimentos manipulados o fritos.

En este sentido, es interesante que nos detengamos aquí en unos no-alimentos que a veces nos traen de cabeza: las **chucherías**. Y ahora que va al cole, se avecina el debate sobre por qué los demás niños las consumen y él... ¿qué?

LAS CHUCHERÍAS

¿QUÉ SON?

Con este término aludimos a un conjunto de productos dulces y salados, de formas y sabores diversos, de escaso o nulo interés nutricional y que se toman a cualquier hora del día. No todas las chucherías son iguales, hay diferentes tipos:

- Golosinas y dulces, como caramelos, gominolas, chicles. En su composición predominan los azúcares y las grasas, además de los aditivos.
- Chocolates (bombones, huevos de pascua...). Se componen de cacao y azúcar, además de leche, manteca y grasas. Cuando a las barritas de chocolate y galleta se les añaden frutos secos y caramelo, los denominados *snacks*, y su valor calórico se dispara.
- Aperitivos, como las patatas fritas, las cortezas, los frutos secos. Contienen grasas y aceites con elevado valor calórico y demasiada sal, por lo que es mejor que los obviemos, sobre todo entre comidas.
- Batidos, yogures y helados, en la mayoría de los casos compuestos por leche y aditivos.
- Zumos: son concentrados con pocas calorías, bastante azúcar y mucha vitamina C, pero no debemos olvidar que siempre es mejor la fruta entera, que tiene un mayor aporte vitamínico, además de fibra.
- Bollos y galletas: básicamente, hidratos de carbono y grasas. La mayoría tienen grasa de coco o animal, que son grasas saturadas, es decir, las que suben el colesterol perjudicial.

¿SE DEBEN CONSIDERAR UN ALIMENTO?

Claro que sí. El diccionario de la Real Academia Española define *chuchería* como «alimento corto y ligero, generalmente apetitoso», *golosina* como «manjar delicado, generalmente dulce, que sirve más para el gusto que para el sustento» o «cosa más agradable que útil». Diríamos más bien que son «alimentos vacíos», calóricos pero con escaso valor nutritivo (una bolsa de patatas fritas pequeña, de 44 gramos, tiene aproximadamente 250 calorías; una barrita de chocolate con galleta de 21 gramos tiene 110 calorías; 100 gramos de gominolas poseen 360 calorías; 100 gramos de cacahuetes pelados, fritos y salados tienen más de 600 calorías...).

Su abuso puede tener consecuencias no deseables y favorecer:

 ▪ *Inapetencia:* el tomar a voluntad, sin control, este tipo de productos provoca falta de apetito cuando llega el momento de la comida convencional. Sus calorías vacías sacian y no alimentan.

 ▪ *Caries:* son en su mayoría azúcares refinados que favorecen el desarrollo de los microorganismos que atacan la placa dentaria. No es posible mantener la necesaria higiene dental si se están consumiendo estos productos en cualquier momento del día.

 ▪ *Alergia:* los aditivos dan color, sabor y aroma que contribuyen a potenciar su atractivo. Algunos pueden ser acumulables y producir reacciones y erupciones en la piel (urticarias o brotes de dermatitis atópica) o incluso asma (como los colorantes azoicos).

 ▪ *Obesidad:* son productos hipercalóricos. Si la cantidad de azúcares ingerida sobrepasa los límites de almacenamiento, el exceso de glucosa en sangre se transforma en grasa.

Si hacemos del consumo de chucherías un hábito diario entre comidas, y en las comidas ya ingerimos la cantidad de calorías necesarias para nuestro organismo, las calorías extra de las chucherías se convertirán en un aumento de peso. Cada día es más frecuente ver la evolución de preescolares «que no comen» hacia escolares obesos debido a la coexistencia de una dieta «al gusto y sin horarios» con un aumento del sedentarismo (deberes, televisión, videoconsolas, etc.). Debemos evitar el creciente hábito de ver la televisión comiendo chucherías.

 ▪ *Atragantamientos:* probablemente es la urgencia con riesgo vital más frecuente en la infancia... con el agravante de que muchas veces es evitable. La comida es un acto que requiere su atención, por lo que hay que evitarle las distracciones: se debe procurar que nuestro hijo no corra, ría, llore o hable con comida en la boca. Los frutos secos no son aptos para menores de 4 años.

No, los niños deben hacer cosas de niños, sobre todo a esta edad, en la que van al cole y socializan con niños de su misma edad. Si sus amiguitos las consumen, él también querrá. Aunque resulte paradójico, pueden ser una buena excusa para reforzarle en los buenos hábitos aprendidos, sobre los que poder poner excepciones. Incluso pueden ser útiles para incentivar el autocontrol del niño. Es mejor el «por haberte portado bien, este fin de semana puedes tomar dos chicles sin azúcar», que el «si no lloras en el médico, te doy una piruleta», si no el niño hará mal las cosas para que los papás negociemos estos premios con él. Mejor que los refuerzos positivos sean indirectos y por acciones pasadas, y no promesas con premio.

ENTONCES, ¿CÓMO Y CUÁNDO TOMARLAS?

- Se debe *pactar un número de golosinas máximo a la semana*. No es conveniente que todos los días se consuman; dentro de la semana debe haber «días sin chuches» (la mayoría) y «días con chuches», para que el niño comprenda que son **excepciones** justificadas (un cumpleaños, fin de semana, etc.).
- Procurad *diversificarlas* (no todas las chucherías son nutricionalmente iguales) y *distribuirlas* para evitar sobrecargas puntuales de azúcares. Mejor las que pesan menos: con el mismo volumen o cantidad (es lo que percibe el niño) ingerirá menos calorías.
- Evitad el picoteo continuo. Se deben *agrupar y tomarlas «como postre»* de una de las comidas. Mejor sentados a la mesa, para que no se atragante.
- Algo que nunca debemos pasar por alto: tras comer chucherías, se impone siempre un buen cepillado dental.

Respecto al sueño de nuestro hijo, pueden aparecer pesadillas o ensueños con ansiedad. Los puede presentar en la segunda mitad de la noche, casi siempre al amanecer. El niño, despierto y probablemente asustado, explicará con detalle lo que ha soñado. Es totalmente normal. Debemos acudir a su lado, calmarlo, explicarle que no pasa nada y volverá a dormirse sin problemas. Debemos evitar que vean películas violentas en televisión y otros sucesos que puedan producirles angustia.

EN RESUMEN...

- A esta edad, nuestro hijo ya puede botar una pelota de cuatro a seis veces, además de lanzarla y recibirla.
- También puede patinar y conducir una bicicleta, ya que ha desarrollado por completo el sentido del equilibrio.
- Ya diferencia entre izquierda y derecha, y dibuja a una persona con, al menos, ocho partes. Es capaz de seguir ciertas directrices simples que le dicten los adultos.
- Conviene hacer juegos de palabras, puzles no demasiado complicados pero sí lo suficiente para que le supongan un reto.
- Es muy importante fomentar la lectura.
- A los 6 años, comienza la *escolarización dura*.
- Jugar ya no es su única tarea, ahora hay que establecer un tiempo de estudio. La organización de los tiempos es fundamental.
- Su gusto aún no está definido del todo, por lo que en este momento cualquier tipo de influencia es crucial para determinar qué le gustará y qué no.
- La anorexia fisiológica aún continúa en algunos casos.
- Es muy importante que en esta etapa no forcemos a nuestro hijo a comer, ni mucho menos lo sobrealimentemos, porque lo único que conseguiríamos es que se cansara de la comida.

- A esta edad pedirá chucherías, por lo que debemos conocer bien qué son y en qué medida puede tomarlas.

Señales de alarma

Es evidente que la salida del hogar a raíz de su escolarización conlleva múltiples cambios en su ritmo de vida. La actividad física e intelectual se incrementa, y puede despertar en nuestro hijo inquietud, desazón y cansancio. Cualquier muestra de inadaptación o ansiedad, o alguna somatización, debe ser corregida por el médico.

Es absolutamente esencial para el bienestar del niño en este período que duerma bien. El sueño es la manera que el organismo tiene de repararse y de recargar pilas, de memorizar lo que aprendemos durante el día y de crecer. De ahí que necesitemos unas horas de sueño según las demandas energéticas y emocionales de cada edad. Durante los 3 o 4 primeros años de vida, los niños desarrollan las habilidades más importantes: aprenden a moverse, a caminar, a hablar, a comprender... Y su fábrica de energía para semejante tarea está en el sueño.

Cuando un niño duerme mal, está irritado, no puede concentrarse y no le apetece relacionarse con los demás. Su rendimiento escolar y su socialización dependen de su descanso. Además, no dormir lo suficiente o dormir mal afecta al correcto desarrollo del cerebro, puesto que durante el sueño se crean las conexiones neuronales (sinapsis) que activan las funciones cerebrales y, así, el aprendizaje. Podemos afirmar que la inteligencia de un niño depende de la calidad de su sueño.

12

EL CRECIMIENTO LENTO:
DE LOS 8 A LOS 10 AÑOS

Nuestro hijo ya está en la cumbre del proceso socializador. Ya conversa, se relaciona, lee, lidia con conocimientos complejos como las matemáticas. Puede que su cuerpo crezca más lentamente, pero lo que destaca es su madurez biopsicosocial: hace sus primeros amigos, domina los altibajos de sus relaciones con ellos, con sus compañeros de cole y con los educadores.

La independencia toma un rumbo más amplio. Empieza a pasar muchas horas fuera de casa, en la escuela y en otras actividades extraescolares y deportivas. Y aquí es cuando comenzamos a ser conscientes de que alguien ha disparado el pistoletazo de su separación progresiva de nosotros.

Aunque nos parezca pronto, a los 7 y 8 años está entusiasmado con las nuevas experiencias fuera del hogar. Esto puede alterarnos o preocuparnos, lo que se traduce en conflicto. Por otra parte, puede ocurrir incluso que nuestro hijo, al relacionarse con otros adultos, empiece a vernos como personas «corrientes» y dejemos de ser para él un referente idealizado. Se preocupa por el cumplimiento de las reglas sociales y por el conocimiento de lo que es justo y lo que no. Le gusta, además, conocer cómo funcionan las cosas, por lo que las preguntas serán frecuentes y, a veces, hasta difíciles de contestar.

Ha llegado a la edad del *mejor amigo*. Traba vínculos de una forma más duradera con otros niños de su edad debido, principalmente, a que va al cole. Disfruta al comparar las similitudes y afinidades con otros niños de su edad. En ocasiones, la importancia de la opinión de los amigos está incluso por encima de la de los padres.

Se da también en estos años un doble tipo de comportamiento: fuera de casa, los padres de sus amigos alaban cómo se comporta nuestro hijo y lo educado que es; sin embargo, en casa es posible que se muestre exigente y susceptible o incluso que se comporte como si fuera más pequeño. Hay que decir que esto no ocurre en el cien por cien de los casos.

Las tareas del hogar tienen que suponer una ocupación más de su día a día. Debe hacer la cama, recoger su ropa, meterla en el cesto de las prendas sucias, etc. También debemos tener en cuenta que es ahora cuando sus hábitos se sedimentan. Por eso, es ahora cuando más debemos insistir en la higiene, la alimentación, la lectura, el ejercicio físico... Repetiremos las pautas y las compartiremos con él cuantas veces sean necesarias. En este sentido, aunque tenga buena intención, probablemente aún haya que ayudarle a la hora de realizar un cepillado de dientes completo.

Las necesidades básicas a esta edad son:

- Una alimentación variada.
- Participar en actividades físicas.
- Limitar el tiempo de consumo de televisión y videojuegos.
- Dedicar tiempo a la lectura.
- Una adecuada autoestima.
- Cierto grado de independencia controlada. Es hora de que aprenda a manejar su tiempo y a ser responsable de sus acciones u omisiones.
- Velar por su seguridad: que sea siempre consciente de que debe abrocharse el cinturón en el coche o de ponerse el casco cuando coja la bicicleta.

La principal característica en la alimentación de estos años es que el momento de las comidas ya no tienen lugar sólo en el hogar. Puede comer en diferentes contextos y lugares:

■ *El hogar*, donde aumenta progresivamente el consumo de alimentos manufacturados y de alimentos preparados fuera de casa pero que se sirven a domicilio, listos para el consumo.

■ *La escuela*, donde un número creciente de niños realiza la comida principal del mediodía, con menús de desigual calidad nutricional y carga calórica; asimismo, en el centro educativo el niño puede adquirir, en la cafetería o en la máquina expendedora, productos en muchas ocasiones de baja calidad.

■ *Los restaurantes y tiendas de comida rápida*, las áreas de recreo, deporte, cine y otros espectáculos, donde puede consumir alimentos y bebidas.

Sin nuestra supervisión, el riesgo de una alimentación poco saludable es más que probable. La gran epidemia de nuestro siglo es la obesidad infantil. El bajo control de la alimentación de los niños por parte de los padres ha hecho que la obesidad infantil se convierta en uno de los principales problemas en el primer mundo. Para evitar esta dolencia, hay que empezar con unos hábitos saludables desde pequeños.

■ Evitar picar entre comidas, en particular comida rápida y bollería industrial.

■ Establecer un hábito de actividad física: caminar, subir escaleras, practicar deporte en familia, etc.

■ Diferentes estudios en Europa y Estados Unidos evidencian que por cada hora de televisión aumenta el riesgo de sobrepeso y obesidad un 12%.

Una buena alimentación es, en general, la base de un óptimo estado de salud, y es imprescindible para la evolución del organismo. Si queremos que nuestro hijo crezca sano y sin problemas de sobrepeso, no debemos tomarnos su alimentación a la ligera. El hábito de comer es personal y, a la vez, social. Y, por supuesto, debe ser gratificante. Por eso mismo, debemos educar al niño para que esté atento a aquello que come y adquiera cierta responsabilidad a la hora de elegir qué comer y qué no comer.

En este sentido, es el momento de utilizar la alimentación como una herramienta educativa familiar para asentar hábitos saludables que pueden repercutir en el comportamiento nutricional a corto, medio y largo plazo. En general, todos los de casa deberíamos:

- Procurar que el aporte de proteínas de origen animal y de origen vegetal sea equilibrado.
- Preparar con más frecuencia los alimentos al vapor, hervidos, a la plancha y en el microondas que fritos.
- Tomar sólo muy puntualmente salsas muy calóricas.
- Comer raciones adecuadas; si fuera necesario, llevaremos los platos ya servidos a la mesa, y no la fuente, así evitaremos repetir.
- Propiciar el mayor número de comidas en casa y en familia.
- Alentar a comer con hambre y a beber con sed y no por aburrimiento, estrés o imitación.
- No utilizar la comida como vehículo de premios ni castigos.
- Educar a los hijos en el valor del etiquetado y de la compra responsable.
- Tener en la nevera y en la despensa más alimentos de calidad nutricional que comida rápida y bebidas azucaradas.
- No comer viendo la televisión.
- No abusar de las comidas fuera de casa y enseñar a pedir menús saludables y raciones adecuadas.

▪ Reforzar el valor del agua y de la leche en contraposición a otras bebidas.

Como siempre, la dieta debe ser variedad, sin predominar un determinado grupo de alimentos. Esto ocurre frecuentemente con el grupo de las carnes. En la alimentación de nuestro hijo, solemos considerar que la carne es la fuente nutritiva principal, cuando en realidad se trata de un grupo importante pero no más que otros. De forma orientativa, la dieta debería distribuirse de la siguiente forma:

Grupo	Tamaño	Días
Carne, pescado, aves, huevos, alubias, guisantes y lentejas y margarina vegetal	30 gramos	2 o más días
Frutas y verduras*	1/4 de vaso de zumo, 1/2 fruta o un 1/4 de taza de verdura cocida	4 o más días
Cereales, pan, pasta y arroz	1/2 rebanada de pan, 1/4 de taza de cereal, 1/2 taza de cereal de desayuno	4 o más días
Leche y derivados y bebidas	240 gramos	2 o más días

* En días alternos, incluir una verdura de hoja verde o de color amarillo como fuente de vitamina A.

Otro de los problemas que surgen en la alimentación a esta edad son los **aditivos alimentarios**. En casa, podemos controlarlo, ya que somos los que elegimos lo que compramos y cocinamos. El problema llega cuando nuestro hijo come fuera. Aunque decidamos qué va a comer, no podemos controlar los aditivos. Pero, realmente, ¿son tan malos?

LOS ADITIVOS

¿QUÉ SON?

Un aditivo alimentario es una sustancia que no aporta nutrientes y se agrega intencionadamente a los alimentos y bebidas, en cantidades mínimas, para realzar su aroma o su sabor y para facilitar su proceso de elaboración o conservación.

Los aditivos que más se utilizan son la sal (cloruro sódico), no considerada como tal aunque es innecesaria en muchos alimentos que ya la poseen de forma natural; los monoglicéridos y diglicéridos (emulsionantes); el caramelo (colorante); el ácido cítrico (secuestrante y acidificante); el ácido acético (acidificante y conservante); el bicarbonato sódico (para las levaduras químicas); el ácido fosfórico y el glutamato sódico (potenciador del sabor).

Los aditivos no resultan buenos ni malos, pero si continuamente estamos consumiendo alimentos manipulados, su acumulación hará reaccionar al organismo.

¿CUÁNTAS CLASES DE ADITIVOS EXISTEN?

Los grupos más destacados son:

- Colorantes naturales o artificiales.
- Conservantes: entre ellos, nitritos y nitratos.
- Antioxidantes.
- Secuestrantes de metales: por ejemplo, los fosfatos.
- Gelificantes y estabilizantes.
- Emulsionantes.
- Potenciadores del sabor.

- Edulcorantes bajos en calorías.
- Acidulantes, correctores de ácidos, antiaglutinantes, etc.

Si observáis detenidamente los ingredientes de los productos envasados, podréis detectar cuáles son aditivos porque en Europa se clasifican con la letra E y un número de tres o cuatro cifras.

Algunos niños tienen problemas o reacciones adversas a los aditivos. En ese caso, y tras consultarlo con el pediatra, la dieta del niño debería ser lo más natural posible (cosa difícil hoy, según parece). Los productos más engorrosos y tratados con aditivos son:

- Conservas y congelados.
- Bebidas, excepto el agua y la leche.
- Helados, caramelos, chicles.
- Productos de pastelería, confitería y productos alimentarios afines industrializados (natillas, flanes...).
- Embutidos.
- Quesos fermentados.
- Frutas (excepto la pera).
- Vegetales como pepinos, pimientos, tomates, guisantes, espárragos.
- Dentífricos que no sean de color blanco.
- Fármacos que contengan ácido acetilsalicílico o derivados, y todo tipo de jarabes.
- Vinagre y salsas embotelladas.

Con los mínimos aditivos alimentarios que nuestra inteligencia culinaria nos permita, la dieta semanal de un niño de 7 a 8 años debe ser variada, equilibrada e incluir todos los alimentos, también los frutos secos. Aquí tenéis unas ideas:

Desayuno:
- Leche. Galletas con mantequilla. Zumo de naranja.

Media mañana:
- Pan con margarina y queso de Burgos.

Almuerzo:
- Lentejas con arroz.
- Pollo con sofrito de cebolla, tomate y champiñones.
- Pan, fruta. Almendras.

Merienda:
- Leche y tostadas con mermelada.

Cena:
- Acelgas con patatas.
- Sardinas u otro pescado azul con ensalada (maíz, zanahoria, tomate). Pan, fruta.

Desayuno:
- Chocolate a la taza (con leche). Pan con margarina. Zumo de naranja.

Media mañana:
- Pan con lomo embuchado.

Almuerzo:
- Pasta con tomate y salchicha.
- Ternera o cordero o pollo con ensalada. Pan. Fruta.

Merienda:
- Leche con azúcar y galletas.

Cena:
- Ensalada de pimiento y berenjenas asadas (puede cambiarse por la

misma cantidad de: acelgas, alcachofas, apio, berenjenas, brécol, cardo, calabacín, col, coliflor, coles de bruselas, champiñones, endibias, escarola, espárragos, espinacas, judías verdes, lechuga, pepino, pimiento, rábanos, repollo, setas y tomate) con bacalao.

- Tortilla de patata con ensalada. Pan, fruta.

Miércoles

Desayuno:

- Leche. Galletas con mantequilla y mermelada. Zumo de naranja.

Media mañana:

- Pan con margarina y salchichón.

Almuerzo:

- Coliflor con patata, bechamel y queso gratinado.
- Chuletas de cordero con ensalada. Pan, fruta.

Merienda:

- Batido de yogur con fresas y azúcar. Cacahuetes.

Cena:

- Guisantes con jamón serrano.
- Merluza a la plancha (pescadilla, emperador, mero, rape, lenguado, pelaya, dorada, lubina, trucha, etc.) con ensalada.
- Macedonia de frutas con yogur. Pan.

Jueves

Desayuno:

- Leche y pan con mermelada. Zumo de naranja.

Media mañana:

- Pan con margarina y queso de Burgos.

Almuerzo:

- Garbanzos estofados. Chuletas de cordero con ensalada.
- Pan, fruta.

Merienda:

■ Yogur con peras y galletas.

Cena:

■ Espinacas con patatas.

■ Atún (o cualquier otro pescado azul) con tomate. Pan, fruta.

Viernes

Desayuno:

■ Leche y pan con mantequilla y mermelada. Zumo de naranja.

Media mañana:

■ Pan con margarina y jamón de york.

Almuerzo:

■ Paella con verduras y pollo (u otro plato de pasta).

■ Ensalada variada. Pan. Melocotón en almíbar.

Merienda:

■ Pan con margarina y queso de bola.

Cena:

■ Col con patata.

■ Salmonetes con champiñones. Pan, fruta.

Sábado

Desayuno:

■ Leche y pan con margarina y azúcar. Zumo de naranja.

Media mañana:

■ Pan con margarina y lomo embuchado.

Comida:

■ Puré de verduras.

■ Carne de caballo con champiñones y tomate frito.

Merienda:

■ Arroz con leche. Higos secos.

Cena:
- Berenjenas con champiñones y queso al horno.
- Merluza a la plancha con patatas fritas y tomate a rodajas.
- Pan, fruta.

Domingo

La comida en casa de los abuelos, en el restaurante... El domingo es un día «libre», en el cual los padres, guiados por el sentido común, nos convertimos en verdaderos especialistas en la dietética de nuestros hijos. Hemos de tener en cuenta que es un día festivo y que no pasa nada si nos saltamos alguna norma: los niños también pueden disfrutar de la fiesta.

EN RESUMEN...

- Es una edad caracterizada por el crecimiento lento, momento en que desarrolla más la madurez biopsicosocial.
- La independencia es uno de los factores más importantes y presentes. Nuestro hijo empieza a pasar muchas horas fuera de casa.
- Se preocupa por el cumplimiento de las reglas sociales y por el conocimiento de lo que es justo y lo que no. Pregunta todo lo que desea aclarar.
- Comienza la edad del *mejor amigo*. Comparte y compara afinidades y diferencias con otros niños, en especial en el colegio.
- Debe hacer la cama, recoger su ropa, retirar su plato de la mesa...
- La gran epidemia de nuestro siglo en el primer mundo es la obesidad infantil. Para evitarla hay que empezar con unos hábitos alimenticios saludables desde que el niño es pequeño.
- Evitar el consumo excesivo de productos con aditivos alimentarios.

Con esto hemos completado una aproximación de cómo es o será nuestro hijo entre los 7 y 8 años. Se trata, como siempre, de comportamientos orientativos. Sin embargo, ciertas conductas o carencias requieren control médico. Por ejemplo, si la sintaxis que usa, así como la gramática y el vocabulario no son los apropiados para su edad en el contexto de su grupo de amigos; si es especialmente agresivo y tiene semblante triste; si es incapaz de seguir tanto nuestras directrices como las de los profesores; si tiene dificultades para mantener la atención, o si no ha aprendido a estar sentado el tiempo requerido para una actividad habitual y rutinaria, deberemos consultarlo con un médico.

Otros comportamientos que requerirían la vigilancia de un especialista serían que nuestro hijo se negara a ir al colegio, que tuviera dificultades de relación con los compañeros o bajo rendimiento académico.

PROBLEMAS DE SALUD MÁS HABITUALES DE LOS 6 A LOS 10 AÑOS
(descritos en detalle en la tercera parte)

En el 4% de los controles de salud del niño sano se suele encontrar alguna pequeña alteración, generalmente solucionable y transitoria.

- Alteraciones de los sentidos: ojos (necesidad de corrección) u otitis media serosa.
- Patología infecciosa: especialmente área OLR (otitis, amigdalitis...).
- Crisis de broncoespasmos.
- Lesiones típicas del inicio deportivo.
- Malos hábitos alimenticios.

13

SEGUNDO NACIMIENTO A LA VIDA: DE LOS 12 A LOS 14 AÑOS

Nuestro pequeño es un preadolescente. Madre mía. Ya no es el niño para el que los padres lo éramos todo, la voz que todo lo sabía y todo lo podía. Comienza una etapa bastante difícil. Nuestro hijo está cambiando y no sabemos cómo tratarlo. Pero, sobre todo, es complicado para él, para nuestro hijo. Cuando era pequeño no pensaba demasiado en el futuro. Sin embargo, un adolescente lo hace con bastante frecuencia y con gran preocupación. No son niños, pero tampoco son adultos; son una especie de híbrido, con rasgos de adulto y resabios de niño. Si a eso le añadimos los cambios hormonales, la búsqueda constante de identidad, y la terrible obsesión de que sólo ellos tienen ese problema y que nadie en el mundo podría entenderlo ni saber cómo se siente, podremos hacernos a la idea de lo que está pasando por su cabeza.

Lo más evidente es su obsesión por la independencia. Nuestro hijo nos ruega que no nos metamos en sus asuntos. ¿Debemos concederle esa libertad que pide? ¿O un control riguroso será mejor para que no cometa fallos y no yerre el camino? En este capítulo veremos cómo adaptarnos a una nueva situación en la familia. Será como empezar de nuevo. Tendremos que verlo con otros ojos y empezar a tratarlo como a lo que ya asoma en su fisonomía y en su mente: un adulto. Así, por ejemplo, debemos acostumbrarnos a pedir permiso para entrar en su habitación, que se ha convertido en «su» mundo, un lugar casi prohibido para los demás seres de la familia. Es un punto y seguido en la educación, un *segundo nacimiento a la vida*.

Antes que nada, señalemos la diferencia entre pubertad y adolescencia. La pubertad es el tiempo en que nuestros hijos maduran desde el punto de vista físico y sexual, lo cual se presenta mediante cambios hormonales. La adolescencia es una fase de la vida: el período que comprende desde la pubertad hasta la edad adulta.

Para entender la pubertad y todas sus consecuencias, vamos a hacer un rápido repaso de los importantísimos cambios a los que asistiremos.

En el arranque de la pubertad, la protagonista es la glándula pituitaria (una glándula en forma de guisante situada en la parte inferior del cerebro), que comienza a segregar hormonas. Dependiendo de si nuestro hijo es niño o niña, esas hormonas trabajan en diferentes partes del cuerpo. En los niños, las hormonas viajan por la sangre hacia los testículos, que fabrican testosterona y semen por primera vez. La testosterona es la hormona que produce la mayoría de los cambios en el cuerpo de los niños durante la pubertad, y los hombres necesitan semen para poder reproducirse.

En las niñas, las hormonas se dirigen hacia sus dos ovarios para fabricar otra hormona llamada estrógeno. Juntas, estas hormonas preparan el cuerpo de la niña para la menstruación y para poder quedar embarazada en el futuro.

La edad en que la pubertad irrumpe en nuestros hijos depende de numerosos factores, como los genes, la nutrición o si nuestro hijo es chico o chica, pero, por lo general, este período suele darse entre los 8 y los 13 años de edad en las niñas, y entre los 10 y los 15 años en los niños. En la tercera parte de este libro describimos los detalles de una pubertad anormal: precoz o tardía.

El principal signo de que nuestra hija está entrando en la pubertad es el desarrollo del pecho y vello pubiano y axilar, seguido de la primera regla. Aumenta de estatura (es el *estirón*) y se le ensanchan las caderas.

Pese a que en estos años de transición del cuerpo de niña al de mujer, los períodos menstruales pueden ser bastante irregulares, el ciclo normal abarca aproximadamente de 25 a 28 días. En muchas ocasiones, hasta pasados los dos primeros años de la primera regla (llamada menarquía) no se establece la regularidad de los ciclos menstruales.

Tras la menstruación, los ovarios comienzan a producir y a liberar un óvulo. El óvulo desciende hasta el útero, donde, si se encuentra con un espermatozoide, puede ser fecundado y, por tanto, haber embarazo. Es decir, que el cuerpo está casi listo para gestar un bebé, pero con unos riesgos y, más allá del cuerpo, unos problemas emocionales, porque una niña no está preparada para afrontar una maternidad.

Si el óvulo no es fecundado, se desecha arrastrado por flujo menstrual. Unos días antes de la regla, la chica puede sentirse apagada o deprimida, y sufrir dolor e hinchazón en el abdomen, piernas y pecho. He aquí el cuestionado síndrome premenstrual, hoy reconocido por la medicina como un factor de desequilibrio para la mujer que también puede acompañarse de algunos cambios temporales en el ritmo del sueño.

En las niñas, la pubertad generalmente se completa a los 17 años, y por ello, a partir de esa edad el crecimiento en altura es mínimo. Aunque ha alcanzado la madurez física completa, el proceso de maduración educativa y emocional debe continuar.

Centrémonos ahora en los niños. Nuestro hijo es púber a partir del crecimiento de los testículos. Ganará altura de repente, le saldrá vello en brazos, cara, piernas y pubis, se le ensancharán los hombros y le aumentará la musculatura. Su sistema reproductor se pondrá a punto con las eyaculaciones durante el sueño, llamadas poluciones nocturnas, que son totalmente saludables y normales. Además, experimentará poco a poco un cambio en el timbre de voz.

Desde el punto de vista emocional, sus sentimientos cambiarán constantemente, y se mostrará inestable y lleno de inquietudes. Es el momento de asumir que ya no es un niño y de que lo mejor que podemos hacer es hablarle claro. Los adolescentes responden mejor a las instrucciones específicas que les repetimos regularmente. Por ejemplo, si queremos que ordene su habitación, en vez de decirle «quiero que limpies tu cuarto», esperaremos a que esté limpio y le diremos «así es como quiero que esté la habitación». De este modo reforzaremos su actitud y le haremos ver que él también puede hacer las cosas bien. El buen humor y la creatividad en nuestras acciones pueden ayudar a que acepte nuestras decisiones o peticiones.

Los cambios físicos asustan y emocionan a los niños. Es tiempo de comparaciones y de complejos, y el adolescente se pregunta si esos rasgos irregulares permanecerán así para siempre. Una buena opción para sobrellevar los cambios e influir positivamente en el cuerpo es que hagan deporte o algún ejercicio físico suave. Los beneficios están asegurados en esta etapa de transición:

MENS SANA IN CORPORE SANO

¿Por qué realizar actividad física?
- Los músculos y huesos serán más fuertes y resistentes.
- Su autoestima mejorará y se sentirá más seguro de sus capacidades.
- Gozará de buena salud.
- Rendirá mejor en sus estudios y sus capacidades de aprendizaje mejorarán.
- Estará menos expuesto al uso de sustancias dañinas para su organismo (alcohol y drogas).
- Gastará más energía, por lo que tendrá un mayor control de su peso corporal.
- Su imagen corporal también mejorará.

Nuestro hijo debe buscar aumentar su:

- Resistencia.
- Fuerza.
- Flexibilidad.
- Velocidad.

Desarrollará sus capacidades de:

- Coordinación.
- Agilidad.
- Equilibrio.

¿Qué hacer?

- Practicar deporte.
- Juegos con sus amigos.
- Actividades al aire libre en familia o con amigos.
- Participar en grupos de danza o baile.
- Subir y bajar las escaleras en vez de coger el ascensor.

Alimentación. Energía, energía, por favor

Como hemos expuesto, la pubertad es una etapa en la que se producen importantes cambios emocionales, sociales y fisiológicos. Estos cambios fisiológicos exigen una alimentación muy equilibrada y es necesario asegurar un adecuado aporte de energía y nutrientes. Resulta muy importante evitar posibles déficits nutricionales que puedan ocasionar trastornos de salud.

Debemos prestar atención a la alimentación de nuestro hijo eligiendo correctamente los alimentos que garantizan una dieta suficiente y organizando bien las comidas a lo largo del día. La actitud más independiente de nuestro hijo y la fuerte influencia del entorno convertirá el objetivo de que se alimente bien en una carrera de fondo. Prescindirá a menudo de comidas regladas y las sustituirá con frecuencia por picoteos y comidas rápidas fuera de casa.

La imagen corporal es otro de los puntos clave de las preocupaciones del incipiente adolescente. Es posible que nuestro hijo, influenciado por los modelos sociales del momento, lleve a cabo dietas restrictivas para acercarse al «patrón ideal de belleza», lo que puede dar lugar a serios trastornos de la conducta alimentaria, como la anorexia, la bulimia o la vigorexia. Nos toca estimularles para que se gusten y no sometan a su cuerpo a atrocidades peligrosas para su salud. Nuestro joven debería responder a estos parámetros para estar sano:

Edad: de 12 a 15 años	Peso (kg)	Altura (cm)	Energía: Kcal/día
Chicos	45	157	2.500
Chicas	46	157	2.200

El proceso de cambio también incluye un aumento de talla y de peso y, por tanto, estos procesos requieren una cantidad elevada de energía y de ciertos nutrientes. Hay que tener en cuenta que en esta fase el adolescente gana aproximadamente el 20 % de la talla y el 50 % del peso que va a tener como adulto. Estos incrementos se corresponden principalmente con el aumento de masa muscular y de masa ósea, lo que depende directamente de la alimentación, que debe estar dirigida y diseñada para cubrir el gasto que se origina.

Es muy importante seguir una dieta sana y equilibrada. En cuanto a los hidratos de carbono y las proteínas, las cantidades necesarias son las mismas que para un adulto. El aporte correcto de grasas supone cubrir adecuadamente las necesidades de ácidos grasos esenciales, es decir, que el organismo no puede producir por sí solo, y de vitaminas liposolubles (A, D, E y K).

Las necesidades varían mucho entre los adolescentes según sus circunstancias personales; no se puede generalizar, pero sí dar unas pautas que sirvan de guía.

¿Os acordáis de que en los años anteriores el niño no comía porque

- Alimentación lo más variada posible: incluso dentro de los alimentos de grupo. Distintos tipos de verdura, de carnes, frutas, etc.
- Mantener un horario regular de comida día tras día.
- Comer despacio, relajado y en un ambiente tranquilo.
- Comer con orden: primer plato, segundo plato y postre.
- Los alimentos como bollería, *snacks*, pizzas, hamburguesas, etc., se pueden consumir de vez en cuando, pero hay que evitar que se conviertan en el centro de la dieta.

su cuerpo no se lo pedía? Pues ahora el cuerpo en evolución demanda nutrientes, y el estilo de vida y las ideas del chico respecto a la comida no se los proporcionan. En la adolescencia, lo más frecuente es tener la balanza nutritiva en déficit.

DÉFICIT DE MINERALES. Los minerales que tienen principal relevancia para el desarrollo a esta edad son el calcio, el hierro y el zinc. El calcio se asocia al crecimiento de la masa ósea. La leche y todos sus derivados son ricos en calcio, aunque también podremos encontrarlo en otros alimentos, como los pescados en conserva, los frutos secos y los derivados de la soja.

En cuanto al hierro, es fundamental para la formación de todos los componentes de la sangre que intervienen en el proceso de obtención de energía. Podemos encontrar hierro en los alimentos de origen animal, como carnes, pescados, huevos y derivados, pero también en las legumbres y las verduras, aunque en menor cantidad.

El zinc es el encargado de intervenir en la síntesis de proteínas, es decir, en la formación de tejidos. También colabora en la obtención de energía, en el buen desarrollo del sistema inmunológico (las defensas del organismo), y además tiene una acción antioxidante. La fuente principal de zinc la constituyen las carnes, el pescado, el marisco y los huevos. También los cereales completos, los frutos secos, las legumbres y los quesos curados.

DÉFICIT DE VITAMINAS. Las vitaminas participan en la síntesis de las proteínas, en el crecimiento y en el desarrollo. Las vitaminas A y D están en los lácteos enteros, mantequilla, nata, yema de huevo, vísceras, y son muy necesarias para los adolescentes, al igual que las vitaminas del grupo B, como la B9 o ácido fólico (legumbres y verduras verdes, frutas, cereales de desayuno enriquecidos e hígado), B12 (carne, huevos, pescado, lácteos y fermentados de la soja enriquecidos...), B6 (cereales integrales, hígado, frutos secos, levadura de cerveza), B2 o riboflavina (hígado, huevos, lácteos, levadura de cerveza), B3 o niacina (vísceras, carne, pescado, legumbres y cereales integrales) y B1 o tiamina (cereales integrales, legumbres y carne).

Respecto a la distribución de las comidas durante el día, continuaremos con la misma rutina que hasta ahora: de cuatro a cinco comidas diarias. Veamos cómo debe ser cada comida:

Desayuno:
- Lácteos y cereales, es decir, tostadas, cereales de desayuno, galletas, bollería sencilla. Un complemento ideal del desayuno podría ser una pieza de fruta o un vaso de zumo.

Media mañana y meriendas:
- Debemos evitar la bollería industrial, los *snacks*, refrescos y golosinas que sacian pero no alimentan. Debemos fomentar la ingesta de bocadillos preparados en casa, las frutas y los productos lácteos.

Almuerzo:
- Este ágape, en nuestra sociedad, es el eje central del día. Es el

momento en que ingerimos mayores cantidades y, normalmente, en el que nos reunimos en familia, especialmente los fines de semana. Es una ocasión perfecta para mantener las relaciones familiares e intercambiar experiencias, pero, cuidado, ¡hablarles no es interrogarles!, o para refrescar modales en la mesa. Tenemos que ser ordenados con los horarios pero también comprensivos con sus realidades.

La comida debe ser variada y responder a las necesidades de nuestro hijo. De primer plato podemos comer arroz, legumbres, pasta, ensaladas o verduras con patatas. El valor nutritivo de este primer plato va a expensas de los hidratos de carbono complejos. El segundo plato estará compuesto por carne, derivados de la carne, pescado o huevos; deberá tener una cantidad de alimento moderada e ir acompañado de una guarnición de verduras. Por último, de postre, lo mejor es incluir una fruta y alternarla por días con productos lácteos sencillos.

Cena:

- La cena es cada vez más el momento del día en que nos reunimos toda la familia, ya que algunos padres solemos almorzar fuera de casa por motivos laborales. Sea en una u otra oportunidad, es necesario para el adolescente que haya un momento familiar al día alrededor de la mesa. La cena debe ser más ligera que la comida, y hay que tomarla bastante temprano para que dé tiempo de hacer la digestión y dormir bien. Si el almuerzo corre a cargo del comedor escolar, conviene saber de qué platos están compuestos los menús para adaptar la cena y que la dieta sea equilibrada.

Una vez delimitadas las cinco comidas diarias, es importante mencionar la importancia que tiene el desayuno en la alimentación de nuestros jóvenes. Es la primera comida del día y, por tanto, debe ser una de las más fuertes, pues tras el desayuno partimos a enfrentarnos a todo un día de actividad. Hay que tener en cuenta que el cuerpo lleva entre 8 y 12 horas de sueño sin recibir ningún tipo de alimento, y el desayuno debe reponer los nutrientes necesarios para comenzar el día con energía.

Despertad al chico con el tiempo suficiente para que pueda tomar con calma un desayuno completo y equilibrado. Es cierto que muchos chicos al levantarse son incapaces de probar bocado. En ese caso, que se levanten unos minutos antes y se dediquen primero al aseo y a vestirse. El hambre llegará en ese lapso.

LA COMIDA RÁPIDA: LA TENTACIÓN

Por mucho que intentemos controlar la alimentación de nuestro hijo, es inevitable que coma hamburguesas, patatas fritas, helados y otros tipos de *fast food*. Si nuestro hijo se zampara un menú de este estilo de manera muy esporádica no nos afectaría, pero sabemos que no es el caso.

El dicho reza «Si no puedes con tu enemigo, únete a él». Pues bien, si nuestro hijo se pirra por la comida rápida, lo mejor que podemos hacer es enseñarle a elegir. Para acertar en la elección de un menú de *fast food* nos decantaremos por ensaladas, pollo o pescado asado, que son más nutritivos que las patatas fritas o el pollo frito y que el pescado rebozado; de preferencia, agua para beber y, como postre, fruta o un lácteo sencillo. Esto, de vez en cuando, porque, no seamos ilusos: a ellos les va el combinado patatas-hamburguesa-cola-helado, y lo único que nos queda es intentar limitar la ingesta al mínimo.

- No es lo mismo pubertad que adolescencia, aunque van ligadas de manera intrínseca.
- Los cambios suelen aparecer entre los 8 y los 13 años en las niñas, y entre los 10 y los 15 años en los niños.
- La pubertad implica la maduración genital y el aumento de estatura y formas corporales (pechos, musculatura); aparece el vello y cambia el timbre de voz.
- Los sentimientos cambiarán, y emocionalmente nuestro hijo se mostrará inestable y dudoso.
- Los adolescentes responden mejor a las instrucciones específicas que se repiten regularmente.
- El buen humor y la creatividad en nuestras acciones pueden ayudar a que nuestro hijo acepte nuestras decisiones o peticiones.
- Otra buena recomendación para sobrellevar este cambio y para resolverlo con la máxima calidad posible es la práctica de actividad física.
- Hay deficiencias de vitaminas y minerales que debemos cubrir con una alimentación sana, equilibrada y organizada en cinco ágapes al día.
- Algunos adolescentes, influenciados por los modelos sociales del momento, practican dietas restrictivas para acercarse al «patrón ideal de belleza».
- El desayuno es la primera comida del día y, por tanto, debe ser una de las más fuertes, tiene que darle la energía necesaria para estudiar, relacionarse y moverse.
- Por mucho que intentemos controlar la alimentación de nuestro hijo, es inevitable que consuma comida rápida. Pero podemos enseñarle a elegir.

En estos años, el factor emocional tiene un peso importante en la salud del chico. Hay que fomentar la autoestima y charlar con él si observamos actitudes autodestructivas o complejos. Tendremos cuidado si nuestro hijo está agitado o inquieto, si sube o baja de peso o si obtiene malas calificaciones en la escuela. Si le es difícil concentrarse, parece triste y no le importan las personas ni las cosas, también deberíamos preocuparnos. Otros comportamientos que pueden hacer que nuestro hijo necesite la ayuda de un profesional pueden ser la falta de motivación, la fatiga, la pérdida de energía, la falta de interés y la dificultad para dormir. La adolescencia es una época en la que los chicos viven las 24 horas. Se quitan horas de sueño para recuperar el estudio, chatear, enviar SMS, leer y otras actividades lúdicas. De ahí que estén literalmente hechos polvo durante el día y se sientan desmotivados e incluso inapetentes. Tenemos que vigilar su pérdida de hábito del sueño, para evitar el insomnio y otros trastornos.

14

LA ADOLESCENCIA FINAL: DE LOS 16 A LOS 18 AÑOS

El camino hacia la vida adulta suele estar aliñado con numerosos problemas que tienen que ver con los complejos, la incertidumbre y la integración. A partir de los 16, nuestro hijo transitará por la *adolescencia tardía*. Es el período final del crecimiento físico, mental y emocional, en que terminará de situarse en el mundo y buscará su propia independencia. Se trata de un período corto pero crucial para marcar las pautas de su futuro, por lo que es de suma importancia que estemos presentes y le ayudemos en todo lo que sepamos y podamos.

La relación que mantenemos con él debe ser positiva, de absoluta confianza y de comunicación abierta para que podamos ayudarle incondicionalmente, ya que en esta etapa se enfrenta a muchos retos y tentaciones. Este punto sólo es posible si habéis cultivado esta comunicación y confianza desde que era un bebé; no se puede improvisar, y menos aún cuando el adolescente es reticente a escucharos por naturaleza. Aún no ha terminado su proceso socializador y de aprendizaje, y debemos seguir dando ejemplo (este trabajo es de por vida, sí). Seguimos siendo, aunque en menor medida y aunque él intente mostrarnos lo contrario, sus modelos.

■ Debemos estar al corriente de la formación de nuestro hijo, tanto en casa como en el colegio o instituto.

■ Debemos orientarle en las posibilidades de carreras universitarias o en la opción que le guste más.

Para poder superar con éxito los desafíos, es importante que entendamos lo que le está pasando desde un punto de vista físico, cognitivo y social. Nuestro hijo completará la pubertad y empezará a habituarse a su nuevo cuerpo de adulto. Y desarrollará aún más su identidad personal. Considerará sus posibilidades de estudio y profesionales para el futuro y ya habrá probado el modo de tener relaciones románticas saludables.

Avanzará hacia su independencia, desarrollará más claramente su identidad y, al sentirse más seguro de sí mismo, aumentará su sentido del humor. Además, irá adquiriendo la capacidad de tomar decisiones importantes, poniendo a prueba su autonomía y ciertas conductas de riesgo. Sus hábitos de trabajo comienzan a estar bien definidos y es capaz de fijarse metas. Puede controlar su conducta, cosa que unos años atrás creía imposible. Además, su capacidad para el pensamiento abstracto aumenta y tiende a concentrarse con mayor facilidad. A los 17 años, ha modelado su inteligencia, es decir, puede entender todo como un adulto. Por esta razón, la ciencia asegura que éste es el inicio del pensamiento, ya que en esta etapa es posible desarrollar planteamientos complejos, científicamente hablando. En este sentido, vemos cómo nuestro hijo desarrolla la inteligencia sometida, además del razonamiento proporcional (u operar con proporciones matemáticas).

También se inicia en una fase de *egocentrismo racional*, o sea, que interpreta el mundo desde él mismo, según sus propias habilidades.

En cuanto al desarrollo físico, en esta adolescencia tardía alcanzará el 95% de su estatura definitiva. Completa sus características sexuales secundarias, como el vello en la cara y en el cuerpo en los chicos y el desarrollo de los senos en el caso de las chicas. Pero el cerebro aún continúa formándose.

Un apartado muy destacado es el de la sexualidad. Tendrán relaciones más serias y un sentido más afinado para la ternura y el amor sensual. Junto a una identidad sexual clara, porque conocen perfectamente su cuerpo y lo que son capaces de hacer, para muchos de ellos es tiempo de reafirmación de su orientación sexual. El chico y la chica confirmarán que se sienten romántica y sexualmente atraídos por personas de su mismo sexo (homosexualidad), por ambos sexos (bisexualidad) o por el sexo opuesto (heterosexualidad).

LAS ANGUSTIAS PARA «SALIR DEL ARMARIO»

Las chicas lesbianas y los chicos gays suelen sentirse culpables debido a que circulan ideas muy peyorativas sobre la homosexualidad. Suelen atravesar varios estadios emocionales que incluyen el rechazo a su orientación, la culpa, el miedo y hasta el orgullo de ser homosexual. A las chicas les cuesta un poco más interiorizar hacia dónde se dirige su deseo. Las burlas y el miedo al rechazo de los padres dificultan que se reafirmen y se acepten. Pero salir del armario resulta muy terapéutico y casi necesario: es un paso de gigante hacia la propia integración y contribuye a mantener una conciencia positiva de la sexualidad. Comunicaros que es gay o lesbiana reforzará su autoestima y vuestro vínculo. No obstante, para que valore si le conviene o no hacerlo, deberéis haber cimentado el diálogo y la comunicación con vuestro hijo desde pequeño. Cada vez que habéis reforzado en él la idea de que no está solo en la vida, que puede confiar en vosotros, es un ladrillo más para fortalecer vuestra relación y para que busque vuestro apoyo a la hora de vivir sin trabas su sexualidad.

Pese a que queramos informarles, ellos suelen rehuir nuestros consejos. En sus primeros pasos en la sexualidad madura, serán ellos mismos los que busquen la información para, poco a poco, ir compartiéndola con sus amigos más allegados; aquellos que «hablan su mismo lenguaje». De esta forma, entre amigos, intercambian información sobre la menstruación, la eyaculación, las relaciones sexuales, etc. Las amistades íntimas con personas del mismo sexo sirven para que nuestro hijo comparta aspectos de sí mismo, de sus temores y de sus fantasías sexuales. Es un claro ejemplo de cómo va ejercitando el sentido de la intimidad.

Poco a poco irán abriendo su círculo de amigos a personas del sexo contrario. Así surgirán la atracción y los encuentros para explorar diferentes niveles de intimidad, y seguirán profundizando en la sexualidad. En este proceso se van definiendo las preferencias sexuales de nuestro hijo. Descubre un nuevo concepto, una nueva sensación: el placer. La respuesta fisiológica debido a la excitación sexual se hace cada vez más fuerte y más evidente. Es el momento en que muchos adolescentes descubren la masturbación. O, mejor dicho, redescubren la masturbación como forma de descarga de la tensión sexual y como un modo de explorar su sexualidad, de conocer cómo reacciona su cuerpo ante ciertos estímulos.

El chico hablará de sexo con su círculo más cercano, ensayará conductas eróticas y de atracción, y en esa experimentación es posible incluso que practique juegos de carácter homosexual.

Para nuestro hijo, la sexualidad se ha convertido en el centro de todo, y por tanto la experimentación y la exploración son sus actividades fundamentales. El adolescente, a diferencia del niño en las etapas anteriores, tendrá sensaciones a las que dará un significado puramente sexual, y determinados objetos o estímulos externos serán una fuente de atracción. El deseo sexual llega a ser muy poderoso y pasa a traducirse en una necesidad imperiosa de buscar satisfacción o sentirse receptivo a ella.

Pero ¿cómo suele responder el adolescente ante todo este despliegue de deseo? O bien responde luchando contra sus propios deseos sexuales, o bien intenta satisfacerlos sin importarle el modo o las condiciones. Esto último puede conllevar conductas sexuales de riesgo, como contraer alguna enfermedad de transmisión sexual o afrontar un embarazo en la adolescencia.

Las Enfermedades de Transmisión Sexual (ETS) son las dolencias que se contagian por contacto genital o de fluidos durante las relaciones sexuales. Existen al menos veinticinco enfermedades de transmisión sexual diferentes y con síntomas muy variados. Estas enfermedades pueden contagiarse mediante sexo vaginal, anal y oral. La sarna y otras se incluyen en el grupo de las ETS porque el sexo es la vía más común de contagio, pero pueden contraerse de otras formas.

Muchas enfermedades de transmisión sexual se curan, pero si no se tratan pueden causar molestias desagradables y causar un daño a largo plazo, como la infertilidad. Algunas ETS pueden transmitirse de una mujer embarazada a su hijo no nato. Alguien a quien le diagnostiquen una ETS debe informar a todas las personas con las que ha tenido relaciones sexuales en el último año y a quienes estuvieran con la pareja que pudo haberle infectado. Los síntomas de una ETS varían, pero los más comunes son irritación, bultos o infecciones inusuales, picazón, dolor cuando se orina o flujo inusual. Veamos a continuación cuáles son las ETS más comunes:

LADILLAS. También llamados piojos púbicos. Son pequeños parásitos en forma de cangrejo que cavan en la piel para alimentarse de sangre. Viven en el vello púbico, aunque también pueden encontrarse en las axilas, la cara o incluso en las pestañas. Las ladillas se pasan fácilmente durante el sexo, pero el contagio también puede darse mediante el intercambio de ropa o compartiendo sábanas. El tratamiento contra las ladillas es simple: basta con usar champús especiales, lociones o cremas que matan el parásito y los huevos. Afeitarse el vello no es lo adecuado ya que pueden quedar piojos en la piel.

GONORREA. Es una infección de transmisión sexual que puede infectar la uretra, el cuello del útero, el recto, el ano y la garganta. Los síntomas normalmente aparecen entre 1 y 14 días después de la exposición, pero es posible no tenerlos. Los hombres suelen percibir las molestias más que las mujeres. Estos síntomas son: sensación de ardor cuando se orina, flujo blanco/amarillo del pene, cambio en el flujo vaginal, irritación o flujo del ano si está infectado.

HEPATITIS. Es la inflamación del hígado. El virus se transmite en el intercambio sexual. Existen varios tipos de virus, pero los más comunes son el A, B y C (la hepatitis de transmisión sexual es la B).

HERPES. Hay dos tipos, pero el que aquí nos concierne es el HSV-2, que se manifiesta en los genitales. Es la ETS más extendida. Los síntomas del herpes normalmente aparecen de 2 a 7 días después de la primera exposición al virus y duran de 2 a 4 semanas. Los síntomas son: sensación de picor y hormigueo en la zona genital o anal, pequeñas ampollas llenas de líquido que revientan y dejan pequeñas llagas, dolor cuando la orina pasa sobre las llagas abiertas, dolor de cabeza y espalda, síntomas similares a la gripe, incluyendo ganglios inflamados o fiebre. Una vez que el primer brote de ampollas ha terminado, el virus del herpes se oculta en fibras nerviosas cerca del sitio de la infección, donde permanece latente sin causar síntomas. Éstos pueden regresar (particularmente durante épocas de tensión y enfermedad), pero normalmente en episodios menos severos y más breves.

SARNA. Es una infección de la piel que pica intensamente y es contagiosa. Se debe al ácaro parasitario *Sarcoptes scabiei*: el ácaro hembra adulto mide cerca de 0,4 milímetros de largo y es apenas visible por el ojo humano; el macho tiene la mitad de tamaño. Los ácaros hembra cavan dentro de la capa externa de la piel para poner sus huevos. Los síntomas son: surcos con el aspecto de líneas onduladas plateadas o pardas de hasta 15 milímetros de longitud. Estos surcos pueden aparecer en cualquier parte, pero normalmente lo hacen en la membrana entre los dedos de las manos y los pies, en los genitales, alrededor del ano, o en las nalgas, los codos y las muñecas. Se trata de un sarpullido de bultos como espinillas inflamadas que pica intensamente (pápulas/lesiones) por la reacción alérgica a los ácaros, sus huevos y sus heces. Pica especialmente por las noches o después del baño, cuando el cuerpo está más caliente. Se recomienda que todas las personas cercanas a la persona contagiada se pongan también el tratamiento.

SÍFILIS. Solía conocerse como *la gran viruela*. Normalmente se transmite a través de las relaciones sexuales, aunque también puede pasarse de madre a hijo no nato. Los síntomas pueden ser difíciles de reconocer y tardar en aparecer 3 meses después del contagio. Incluyen una o más úlceras indoloras en el pene, vagina, vulva, cuello del útero, ano o boca, pequeños bultos en la ingle debido a la inflamación de los ganglios, erupción sin picor, fiebre o síntomas similares a la gripe. Si no se trata, la infección progresa hasta una etapa latente. A esto le puede seguir la sífilis terciaria y afectar seriamente a órganos como el corazón, llevando a veces a la muerte.

VIH. Es importante establecer la diferencia entre el Virus de la Inmunodeficiencia Humana (VIH) y el sida. Una persona no se contagia de sida. Una persona desarrolla el sida cuando está infectado por el VIH. El VIH no tiene por qué derivar en sida. Una persona padece el sida cuando su organismo, debido a la inmunodeficiencia provocada por el VIH, no es capaz de ofrecer una respuesta inmunológica adecuada contra las infecciones que le aquejan. Es importante saber que el virus no puede sobrevivir mucho tiempo fuera del cuerpo humano, por eso puede transmitirse solamente de persona a persona y de las siguientes maneras: por tener relaciones sexuales sin preservativo con una persona que tiene el VIH o sida; por recibir sangre, sus derivados u órganos de una persona que tiene el VIH o sida, cabe incluir aquí el uso compartido de jeringas; una mujer embarazada que tiene el VIH o sida puede pasárselo a su hijo durante la gestación, el parto o en la lactancia materna.

Otro de los riesgos a los que se enfrenta nuestro hijo durante su experimentación sexual es el embarazo adolescente, un asunto complejo con muchas razones para preocuparse. Los adolescentes más jóvenes, de 12 a 14 años de edad, tienen mayor probabilidad de tener relaciones sexuales no planeadas y no deseadas. Los adolescentes de 18 a 19 años técnicamente son adultos, pero la mitad de los embarazos en adolescentes ocurre en este grupo de edad. Los factores de riesgo abarcan desde la depresión y la ansiedad hasta el riesgo de muerte para la madre y el niño, que suele ser prematuro. Las adolescentes embarazadas tienen un riesgo mucho mayor de morir o sufrir complicaciones médicas graves, como placenta previa, hipertensión inducida por el embarazo, parto prematuro, anemia grave o toxemia.

Además, los bebés nacidos de adolescentes tienen de dos a seis veces más probabilidades de tener bajo peso al nacer que aquellos cuyas madres tienen 20 años o más.

Por todo ello, debemos educar a nuestros hijos para evitarles este trago innecesario.

MÉTODOS ANTICONCEPTIVOS EFICACES		
Métodos hormonales *(muy recomendados para las adolescentes)*	Vía oral	Píldora
		Minipíldora
		Píldora poscoital
	Vía intravaginal	Anillo vaginal
	Vía cutánea	Parche
	Inyectable	Mensual
		Trimestral
	Implante subcutáneo	De una o dos varillas
DIU		De cobre
		De liberación hormonal
De barrera *(muy recomendados para las adolescentes)*		Preservativo
		Diafragma
		Preservativo femenino
Esterilización voluntaria *(menos frecuentes en los adolescentes)*		Ligadura de trompas
		Método ESSURE
		Vasectomía

Alimentación

Nuestro hijo se halla en pleno apogeo de su descubrimiento sexual, y en este sentido el cuerpo desempeña un papel muy importante. Por ello la alimentación es fundamental. En esta etapa nuestro hijo relacionará la alimentación con tener mejor o peor cuerpo, y nosotros debemos estar atentos a qué tipo de dieta escoge.

En la adolescencia se crea el concepto de individualidad. Es decir, el individuo, en este caso nuestro hijo, se define a sí mismo y empieza a verse como un ser singular, diferente de los demás. Se va aproximando cada vez más a las responsabilidades adultas y, a su vez, se va formando una opinión más cercana y precisa de su personalidad; le interesa conocer los rasgos que le definen. La imagen corporal, en un principio, marcará las relaciones con los compañeros de ambos sexos; el concepto de su imagen física es una de las claves de su integración.

Los padres marcaremos las pautas para ayudarle a que esté contento con su cuerpo y, de paso, nos aseguraremos de que esté bien nutrido. Debemos empezar explicándole los efectos de la pubertad y la genética en su cuerpo, para que así comprenda que el aumento de peso que va a experimentar es algo normal en el desarrollo. A la hora de hablar de delgadez o sobrepeso nos centraremos en el concepto de salud para desviar la atención de la estética y así lograr inculcar la idea de que lo más importante no es el cuerpo y su forma sino estar sano.

Si come bien y practica ejercicio físico, estará estupendo. Elogiar sus logros también es un buen método para reforzar su seguridad en sí mismo. En definitiva, se trata de procurar que tenga una buena imagen corporal de sí mismo desde una perspectiva sana, para así alejarlos de cualquier problema, ya que una imagen corporal desequilibrada puede ser el detonante de muchas enfermedades y problemas de salud.

El sobrepeso en la adolescencia es casi un estigma social: provoca críticas y risas en su entorno. Nuestro hijo puede deprimirse o reaccionar pasándose con la comida, por lo que aún engorda más y se burlan más de él.

A pesar de que muchos adolescentes hacen *dieta* —sobre todo las chicas—, afortunadamente son muy pocos los que desarrollan un trastorno de bulimia o anorexia nerviosa. Sin embargo, estos trastornos ocurrirán con mayor probabilidad si los que se someten a una dieta estricta se tienen en baja estima, se encuentran bajo tensión o han tenido un problema de sobrepeso en la infancia. Pero si no se llegan a esos extremos, el agobio pasará a la historia con los años.

Para saber si nuestro hijo tiene un sobrepeso preocupante, veamos primero qué se entiende por obesidad. Tener unos kilos de más no implica ser obeso, aunque puede indicar una tendencia a ganar peso con facilidad, por lo que la alimentación deberá ser más limitada y acompañarse de ejercicio. Un adolescente se considera obeso cuando pesa al menos un 10% más de su peso medio por estatura y edad.

La obesidad aparece cuando una persona consume más calorías que las que el cuerpo es capaz de quemar. Si uno de los padres es obeso, el hijo tiene un 50% de probabilidades de ser obeso al llegar a la adolescencia. Sin embargo, si los dos padres son obesos las probabilidades aumentan hasta un 80%. La obesidad en la adolescencia puede estar relacionada con:

- Hábitos pobres en la comida.
- Comer de más, o no ser capaz de dejar de comer.
- Falta de ejercicio.
- Historial de obesidad en la familia.
- Enfermedades médicas como problemas endocrinológicos o neurológicos.
- Medicamentos, principalmente esteroides y medicamentos psiquiátricos.
- Cambios de vida que le causan mucho estrés: separaciones, mudanzas...
- Problemas familiares o de los padres.
- Baja autoestima.
- Depresión u otros problemas emocionales.

Pero ¿cómo podemos aliviar el problema? Los niños obesos, para ser considerados como tal, necesitan una evaluación médica del pediatra. En caso de que no existan causas físicas que generen esta obesidad, sino que simplemente nuestro hijo consume más calorías de las que quema, la única manera de perder peso es reducir ese número de calorías y aumentar el nivel de actividad física del adolescente.

La pérdida de peso duradera sólo se da cuando hay motivación propia. Dado que a menudo la obesidad afecta a más de un miembro de la familia, el establecer hábitos sanos de comer y hacer ejercicio regularmente como actividad conjunta pueden mejorar las oportunidades de lograr controlar el peso.

Hablemos ahora del caso opuesto. ¿Qué ocurre si nuestro hijo está obsesionado con la delgadez extrema? En la etapa adolescente, conseguir el equilibrio emocional es algo bastante complicado. Por ello, caer en los extremos no es nada difícil. Es el caso de la búsqueda extrema de la delgadez, es decir, de la anorexia o la bulimia.

Cuando un adolescente comienza a obsesionarse por estar más y más delgado, se impone mantener el control sobre sus hábitos y detectar posibles anomalías en su rutina alimentaria, como puede ser saltarse comidas, comer mal, separar el alimento en el plato o esconder los alimentos. Todas estas anomalías, si no se cogen a tiempo, pueden desembocar en enfermedades como la anorexia o la bulimia.

La anorexia es la búsqueda obsesiva del adelgazamiento mediante una dieta restrictiva. Los principales síntomas son:

■ Rechazo a mantener el peso por encima del mínimo adecuado para su estatura y edad, lo que provoca una situación de delgadez extrema.

■ Aversión a ganar peso aun siendo éste muy bajo.

■ Sensación constante de estar gordo, en especial en algunas partes del cuerpo, como muslos, nalgas o abdomen. Los anoréxicos tienen una percepción irreal de su cuerpo, una especie de distorsión en la percepción de su masa corporal: siempre se ven gordos ante el espejo.

- Con la extrema delgadez aparecen otros problemas físicos aparte de la desnutrición; en el caso de las mujeres, lo más común es la desaparición o el retraso de la menstruación.
- Son deportistas compulsivos porque quieren quemar calorías.
- Poseen una conducta alimentaria peculiar: comer de pie, cortar los alimentos en trozos muy pequeños...

Diagnosticar la anorexia no es difícil. Lo realmente difícil es el tratamiento para que este desorden alimentario desaparezca, y ello porque para su cura se necesita la colaboración de la persona enferma y la de todo su entorno familiar, profesional y social. Si sospecháis que existe o comienza este trastorno, debéis consultar con el pediatra.

Por otro lado, la bulimia es un deseo incontrolable de comer que deriva en sentimiento de culpa y en provocarse el vómito para eliminar lo que se ha comido. Al contrario que la anorexia, la bulimia no produce pérdidas de peso exageradas pero tiene consecuencias similares.

Estos problemas que analizamos son el límite de una mala alimentación y de una obsesión por el buen aspecto físico. Sin embargo, hay otras conductas evitables que implican una mala nutrición. Un ejemplo claro es la costumbre, cada vez más extendida, de picar antes de las comidas o entre horas, lo que puede hacer que nuestro hijo no tenga hambre y, por tanto, no ingiera los alimentos básicos para su crecimiento y su salud. Otro ejemplo, mencionado en el capítulo anterior, es no realizar un desayuno lo suficientemente completo para afrontar el día. El desayuno proporciona a nuestro hijo el aporte calórico suficiente para hacer frente al desgaste de energía de las primeras horas de la mañana. Se trata del *repostaje de salida*.

¿PONERSE A DIETA?

En la búsqueda incesante del peso ideal es necesario evitar que nuestro hijo adolescente haga continuas dietas para adelgazar. Éstas son en apariencia inofensivas, pero en realidad comportan un riesgo. Lo mejor es acudir a un profesional, un endocrino que nos diga cuál es su peso conveniente y saludable. En caso de no cumplir ese peso, el endocrino nos indicará qué y qué cantidad debe comer el adolescente.

EN RESUMEN...

- Con frecuencia este último empujón hacia la edad adulta se ve envuelto en numerosos problemas que tienen que ver con los complejos, la incertidumbre y la falta de integración.
- Nuestro hijo avanzará hacia su independencia, desarrollará más claramente su identidad y, al sentirse más seguro de sí mismo, su sentido del humor aumentará.
- Sus hábitos de trabajo comienzan a estar bien definidos y es capaz de fijarse metas. Puede controlar su conducta, cosa que unos años atrás le parecía imposible.
- Debemos hablar con nuestro hijo de sexualidad centrándonos en la prevención de las enfermedades de transmisión sexual, los embarazos, las relaciones saludables, etc.
- Nuestro hijo relacionará la alimentación con tener mejor o peor cuerpo, por lo que debemos estar atentos a qué tipo de dieta escoge. Su imagen será su cuerpo, y su forma de controlar su imagen será la alimentación.
- Debemos ayudarles a construir hábitos saludables en cuanto a la

alimentación y el ejercicio físico, permitiendo así que se mantenga sano y en armonía con su aspecto físico.

- Si pica entre horas, es muy posible que durante las comidas no tenga hambre y, por tanto, no ingiera los alimentos básicos para crecer y mantenerse sano.

Señales de alarma

Como hemos visto en este capítulo, ser padres de un adolescente exige, entre otras cosas, que respetemos su personalidad e independencia pero al mismo tiempo que estemos atentos para detectar si se está alimentando correctamente.

Existen una serie de conductas que no debemos tolerar o que debemos analizar con precisión y, de ser necesario, pedir consejo al especialista. Nos referimos al consumo de drogas y alcohol. Las sustancias que los adolescentes consumen con más frecuencia son: alcohol, marihuana, alucinógenos, cocaína, anfetaminas, opiáceos y tabaco. El abuso puede traer consigo graves problemas para nuestro hijo pero también para nosotros y el resto de su entorno familiar. La droga legal de la que los jóvenes abusan con más frecuencia es el alcohol. Es preciso, por tanto, que le concienciemos e informemos de sus efectos.

El sobrepeso y la obesidad es otro de los problemas que podemos encontrar a esta edad. El sobrepeso puede arreglarse, o incluso evitarse, mediante una dieta adecuada y unos hábitos saludables. Si aun así nuestro hijo tiende a engordar, lo mejor que podemos hacer es acudir a un profesional.

La actitud autodestructiva es un problema también en la adolescencia. No aceptarse a sí mismo, la dificultad de integración o problemas de diversa índole pueden llevar a nuestro hijo a tomar una actitud autodestructiva. Un ejemplo sería la anorexia.

En el plano sexual, debemos orientarles, aunque en la mayoría de los casos él no querrá escucharnos o pensará que no sabemos de qué hablamos. De este modo evitaremos conductas sexuales de riesgo que desencadenen en una enfermedad de transmisión sexual o incluso en un embarazo no deseado. Al final del libro incluimos direcciones útiles de centros de apoyo y planificación familiar para jóvenes.

PROBLEMAS DE SALUD MÁS HABITUALES DE LOS 12 A LOS 18 AÑOS
(descritos en detalle en la tercera parte)

- Acné.
- Dolor menstrual y síndrome premenstrual.
- Dolor de cabeza.
- Dolor de espalda.
- Accidentes domésticos y fuera de casa.
- Miopía y astigmatismo.
- Irregularidades en la dentición. Según el siguiente esquema, debemos tener en cuenta si el desarrollo de la dentadura es el correcto (si no, ir al dentista):
  – De 9 a 11 años: 4 premolares.
  – De 10 a 12 años: los segundos premolares.
  – De 10 a 14 años: los caninos.
  – De 11 a 13 años: los segundos molares.
  – De 14 a 18 años: las llamadas muelas del juicio, con lo que se completa la dentadura adulta.

15

PARA ENTENDER LOS PERCENTILES: LA EVOLUCIÓN GENERAL DEL CRECIMIENTO

Durante los primeros años de vida de nuestro pequeño, en especial durante los primeros meses, controlar el crecimiento es esencial para saber si está evolucionando correctamente o si acusa algún problema por el que tengamos que visitar a un especialista. Durante los primeros meses de vida, cada semana cuenta en lo referente al desarrollo. Pero ¿cómo podemos controlar la estatura y el peso del bebé y saber si su crecimiento es el correcto o no? Pues bien, recurriremos para esto a los denominados percentiles.

Las tablas de medida o percentiles son cuadros indicativos que permiten valorar y comparar el crecimiento de nuestro pequeño. El médico establece esta comparación tomando como referencia unos parámetros estándar de niños y niñas de la edad de nuestro hijo. Los parámetros que se utilizan para cuadrar los percentiles son la estatura, el peso, el diámetro de la cabeza, el índice de masa corporal, etc.

Los médicos usan estos percentiles para medir y comparar el crecimiento y la evolución de nuestros hijos. Así, abren su historial documentando su estatura o talla en centímetros, y el peso en gramos y kilogramos, y tomando como base las semanas, los meses o incluso los años. De esta manera, el médico podrá completar una comparativa de la evolución y detectar si hay algún problema en el crecimiento del niño.

A los niños menores de 2 años se les mide acostados (longitud), mientras que a los mayores de 2 años se les mide poniéndoles de pie.

Con estos resultados, los pediatras pueden averiguar si nuestro hijo está en la media normal o estándar de los niños de la misma edad y sexo. Son los percentiles de promedio. Sin embargo, lo importante no es la comparación con el resto de la población sino comprobar que el niño mantiene su mismo nivel de percentil a lo largo de su desarrollo.

Explicado así puede parecer un tanto confuso. Veámoslo en un ejemplo para saber cómo se interpretan los datos paso a paso:

■ Si un niño obtiene un percentil de estatura 75, quiere decir que aproximadamente el 25% de los niños de su misma edad y sexo están por encima de la estatura de este niño y el 75% es de una estatura inferior. Así pues, este niño posee una estatura superior a la media, es decir, su altura evoluciona por encima del ritmo normal.

A raíz de esta explicación es fácil deducir que las tablas de percentiles son importantes, ya que nos brindan la oportunidad de detectar en el momento oportuno algún problema médico en nuestro pequeño. Un ejemplo de cómo un percentil fuera de la media puede advertir de alguna dolencia sería:

■ Durante los primeros 18 meses de vida, y concretamente durante la infancia del pequeño, el crecimiento anormal del perímetro de la cabeza puede ser un indicio de que su cabeza está creciendo más de lo normal (macrocefalia); este excesivo crecimiento, en algunas ocasiones, puede ser consecuencia de alguna enfermedad, como la hidrocefalia o acúmulo excesivo de líquido cefalorraquídeo. En este caso veríamos que en cada control el perímetro de la cabeza está en un percentil cada vez mayor. Esta macrocefalia también puede ser una pista de que existe un tumor. Gracias al percentil, podríamos actuar a tiempo para empezar a diagnosticar y tratar al bebé.

■ Por el contrario, si detectamos que el crecimiento del perímetro del cráneo del niño es menor de lo que debería, es decir, si en cada control el percentil del perímetro craneal es menor o al menos no crece, el pediatra tomará las medidas necesarias para descartar problemas.

Si nos centramos en el peso y en la estatura, podremos sacar las mismas conclusiones. El aumento insuficiente de peso o estatura, que se traducirá en un percentil más bajo, nos puede indicar en ocasiones que existe cierto retraso en el desarrollo de nuestro pequeño. O bien puede tratarse de una enfermedad crónica, descuido u otros problemas. Así, lo importante es ver las variaciones en el percentil de nuestro hijo. En el documento de salud infantil, diferente según cada comunidad autónoma, encontraréis los percentiles por edades.

Pero hay algo que debemos tener muy presente para no angustiarnos. Este crecimiento anormal visto en las tablas de los percentiles sólo es un indicador de un problema potencial. Las tablas no revelan que el problema sea exactamente ése, ni siquiera revelan que exista. Sólo el pediatra determinará si dicho problema representa realmente un riesgo médico real o si simplemente debemos realizar un seguimiento cuidadoso del pequeño para evitar males mayores.

En las tablas también vemos que el Índice de Masa Corporal (IMC) es una de las medidas que se usan para valorar el estado nutricional del niño. El Índice de Masa Corporal se calcula dividiendo nuestro peso en kilogramos por el resultado de nuestra altura al cuadrado (en metros, no en centímetros) o, dicho al revés, debemos elevar nuestra altura al cuadrado y luego dividir nuestro peso por este resultado. IMC= peso (kg)/estatura (m^2).

A continuación podéis consultar los patrones de crecimiento infantil, elaborados por la OMS, referidos a los indicadores para longitud/estatura, peso, IMC y perímetro cefálico según la edad de los niños y las niñas.

LONGITUD (percentiles)
Nacimiento a 6 meses

Niñas

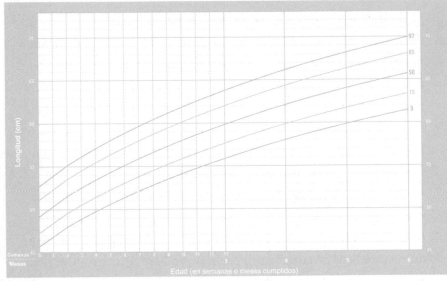

Fuente: web oficial de la OMS, http://www.who.int/childgrowth/standards/height_for_age/es/index.html, 2011

Niños

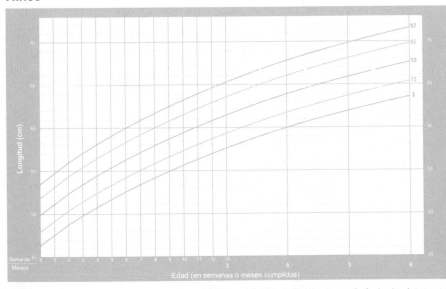

Fuente: web oficial de la OMS, http://www.who.int/childgrowth/standards/height_for_age/es/index.html, 2011

214

Nacimiento a 2 años

Niñas

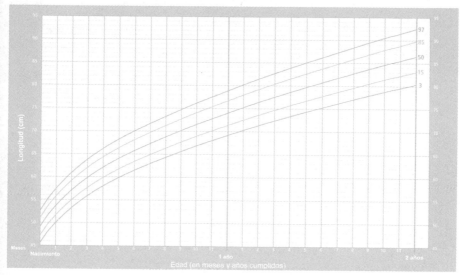

Fuente: web oficial de la OMS, http://www.who.int/childgrowth/standards/height_for_age/es/index.html, 2011

Niños

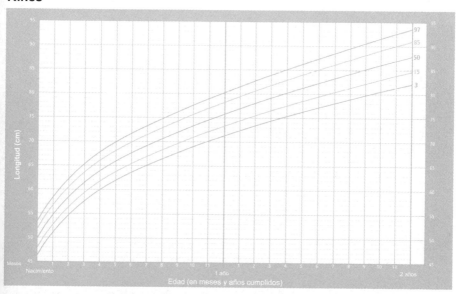

Fuente: web oficial de la OMS, http://www.who.int/childgrowth/standards/height_for_age/es/index.html, 2011

6 meses a 2 años

Niñas

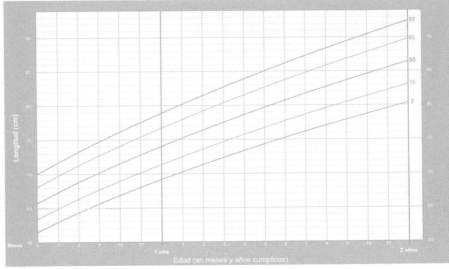

Fuente: web oficial de la OMS, http://www.who.int/childgrowth/standards/height_for_age/es/index.html, 2011

Niños

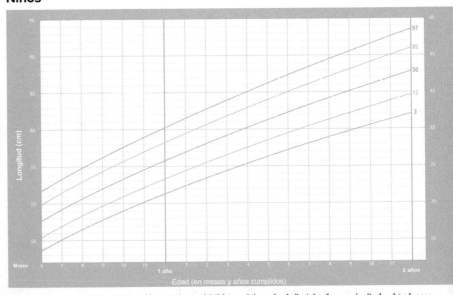

Fuente: web oficial de la OMS, http://www.who.int/childgrowth/standards/height_for_age/es/index.html, 2011

ESTATURA (percentiles)
2 a 5 años

Niñas

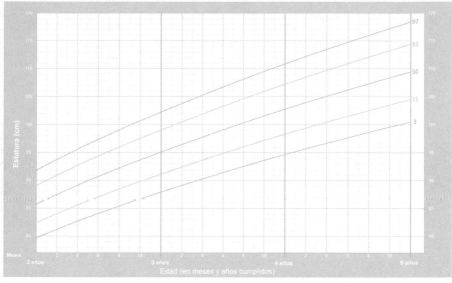

Fuente: web oficial de la OMS, http://www.who.int/childgrowth/standards/height_for_age/es/index.html, 2011

Niños

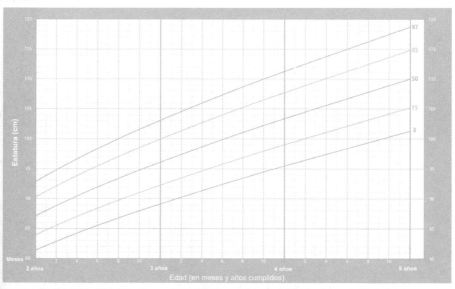

Fuente: web oficial de la OMS, http://www.who.int/childgrowth/standards/height_for_age/es/index.html, 2011

LONGITUD/ESTATURA (percentiles)
Nacimiento a 5 años

Niñas

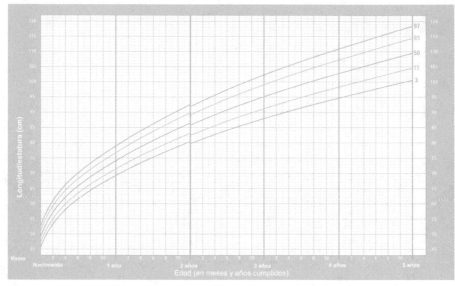

Fuente: web oficial de la OMS, http://www.who.int/childgrowth/standards/height_for_age/es/index.html, 2011

Niños

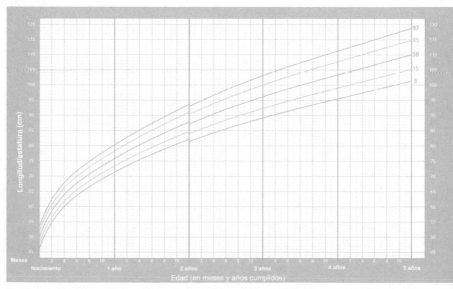

Fuente: web oficial de la OMS, http://www.who.int/childgrowth/standards/height_for_age/es/index.html, 2011

PESO (percentiles)
Nacimiento a 6 meses

Niñas

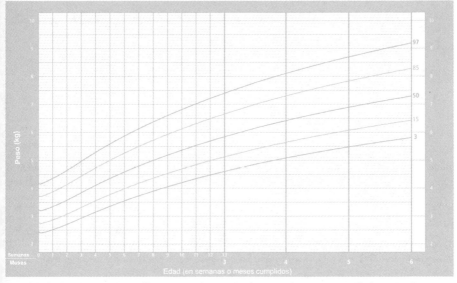

Fuente: web oficial de la OMS, http://www.who.int/childgrowth/standards/peso_para_edad/es/index.html, 2011

Niños

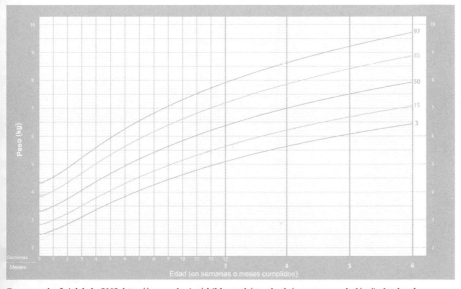

Fuente: web oficial de la OMS, http://www.who.int/childgrowth/standards/peso_para_edad/es/index.html, 2011

Nacimiento a 2 años

Niñas

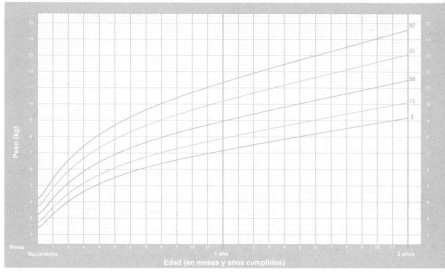

Fuente: web oficial de la OMS, http://www.who.int/childgrowth/standards/peso_para_edad/es/index.html, 2011

Niños

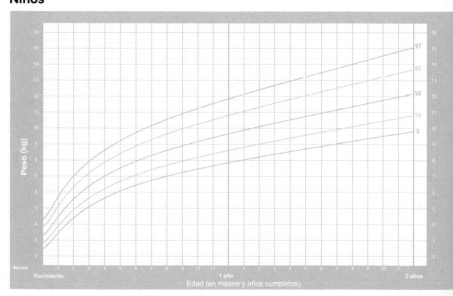

Fuente: web oficial de la OMS, http://www.who.int/childgrowth/standards/peso_para_edad/es/index.html, 2011

6 meses a 2 años

Niñas

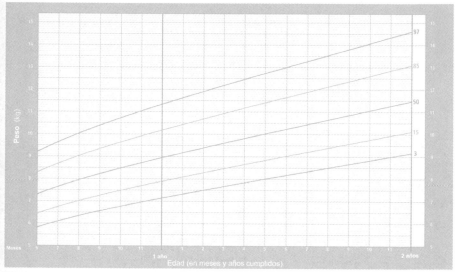

Fuente: web oficial de la OMS, http://www.who.int/childgrowth/standards/peso_para_edad/es/index.html, 2011

Niños

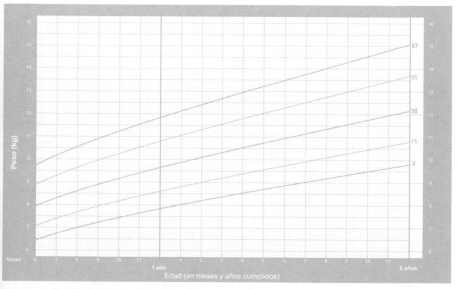

Fuente: web oficial de la OMS, http://www.who.int/childgrowth/standards/peso_para_edad/es/index.html, 2011

2 a 5 años

Niñas

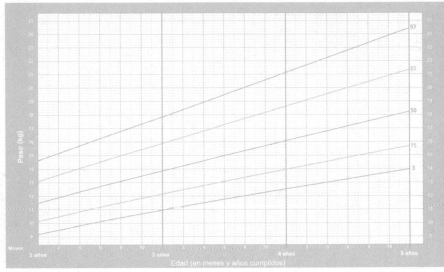

Fuente: web oficial de la OMS, http://www.who.int/childgrowth/standards/peso_para_edad/es/index.html, 2011

Niños

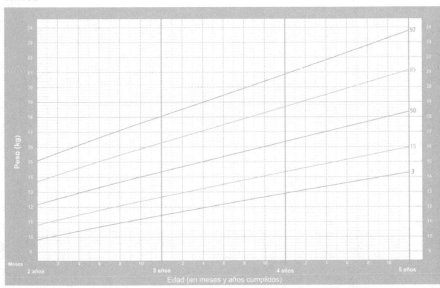

Fuente: web oficial de la OMS, http://www.who.int/childgrowth/standards/peso_para_edad/es/index.html, 2011

Nacimiento a 5 años

Niñas

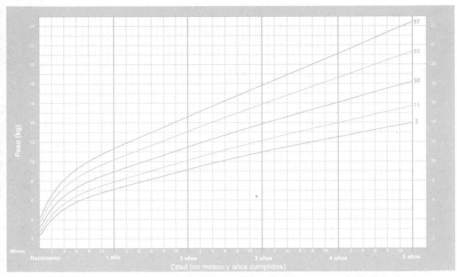

Fuente: web oficial de la OMS, http://www.who.int/childgrowth/standards/peso_para_edad/es/index.html, 2011

Niños

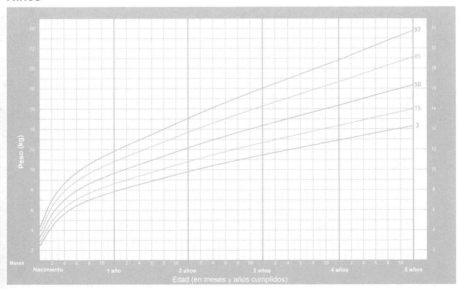

Fuente: web oficial de la OMS, http://www.who.int/childgrowth/standards/peso_para_edad/es/index.html, 2011

ÍNDICE DE MASA CORPORAL - ICM (percentiles)
Nacimiento a 2 años

Niñas

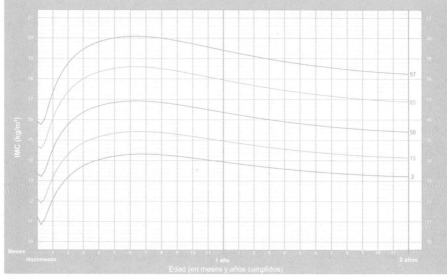

Fuente: web oficial de la OMS, http://www.who.int/childgrowth/standards/imc_para_edad/es/index.html, 2011

Niños

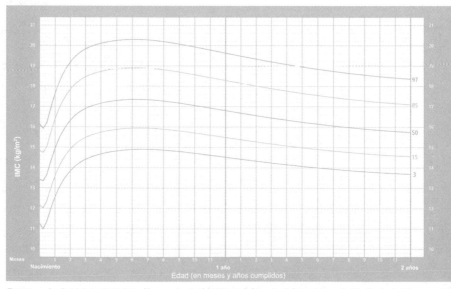

Fuente: web oficial de la OMS, http://www.who.int/childgrowth/standards/imc_para_edad/es/index.html, 2011

2 a 5 años

Niñas

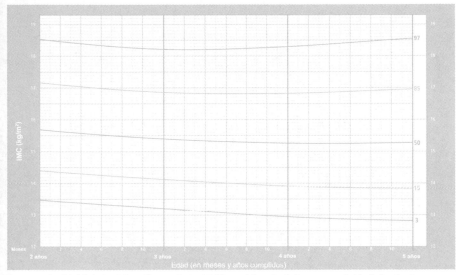

Fuente: web oficial de la OMS, http://www.who.int/childgrowth/standards/imc_para_edad/es/index.html, 2011

Niños

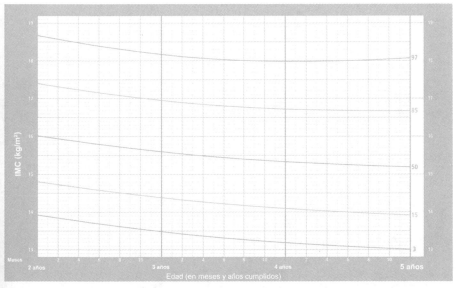

Fuente: web oficial de la OMS, http://www.who.int/childgrowth/standards/imc_para_edad/es/index.html, 2011

Nacimiento a 5 años

Niñas

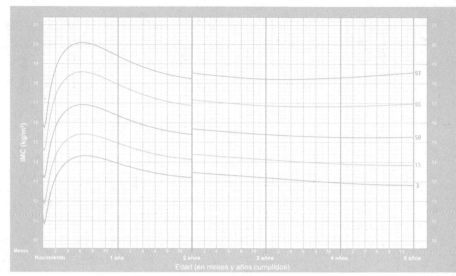

Fuente: web oficial de la OMS, http://www.who.int/childgrowth/standards/imc_para_edad/es/index.html, 2011

Niños

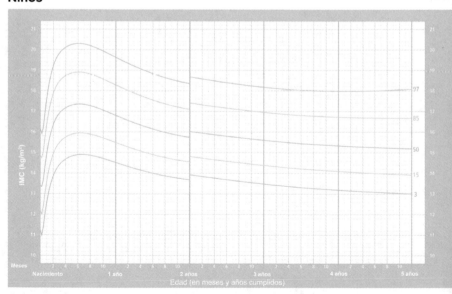

Fuente: web oficial de la OMS, http://www.who.int/childgrowth/standards/imc_para_edad/es/index.html, 2011

PERÍMETRO CEFÁLICO (percentiles)
Nacimiento a 13 semanas
Niñas

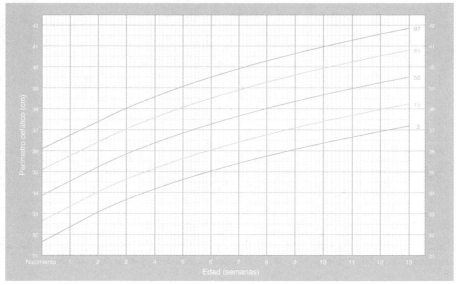

Fuente: web oficial de la OMS, http://www.who.int/childgrowth/standards/hc_para_edad/es/index.html, 2011

Niños

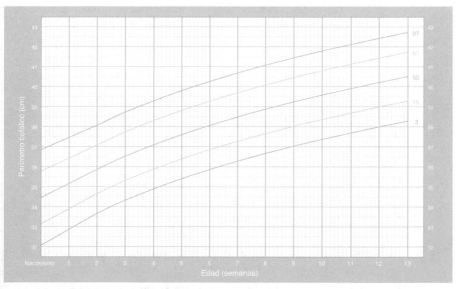

Fuente: web oficial de la OMS, http://www.who.int/childgrowth/standards/hc_para_edad/es/index.html, 2011

Nacimiento a 2 años

Niñas

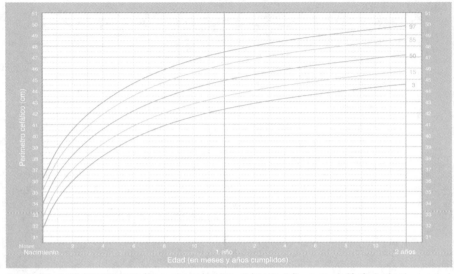

Fuente: web oficial de la OMS, http://www.who.int/childgrowth/standards/hc_para_edad/es/index.html, 2011

Niños

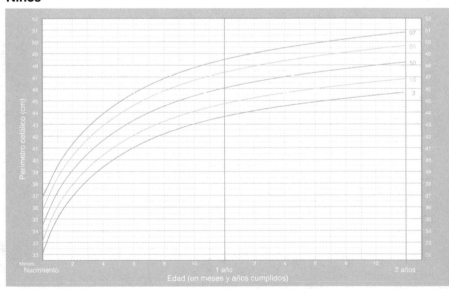

Fuente: web oficial de la OMS, http://www.who.int/childgrowth/standards/hc_para_edad/es/index.html, 2011

Nacimiento a 5 años

Niñas

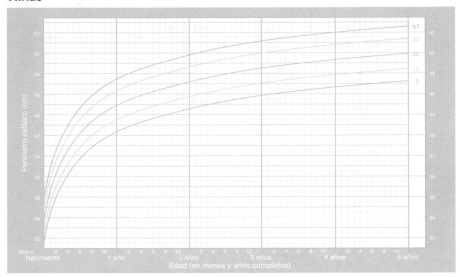

Fuente: web oficial de la OMS, http://www.who.int/childgrowth/standards/hc_para_edad/es/index.html, 2011

Niños

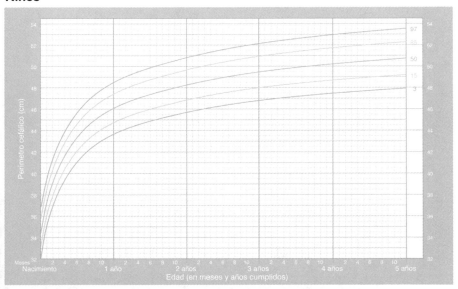

Fuente: web oficial de la OMS, http://www.who.int/childgrowth/standards/hc_para_edad/es/index.html, 2011

SEGUNDA PARTE

LAS COSAS QUE NO NOS HAN ENSEÑADO ANTES DE SER PADRES O «¿QUÉ HACER SI...?»

16

QUÉ ES EDUCAR
HE AHÍ *UNA* CUESTIÓN

Sí, una de las muchas cuestiones que se nos presentan, con sorpresa o previsibles, ¿verdad? Y es que en la espera y en el recibimiento de un hijo repasamos mentalmente toda una serie de situaciones agridulces que ese nuevo miembro de la familia nos puede regalar. No es baladí: vamos a ser responsables últimos de una persona, y nos embarga una emoción extraña en la que preocupación e ilusión van de la mano.

En éstas, queridos padres, cabe decir que la duda primordial no se resume en QUÉ es educar —que tampoco sobra como explicación—, sino en CÓMO hacerlo. Un reto vital para el que no hay escuela cien por cien efectiva, aunque sí indicaciones pedagógicas interesantes que nos sirven de apoyo en la constante toma de decisiones que implica criar a un hijo.

Nos gusta la definición que la pedagoga Isabel Orejales plantea para BUENA EDUCACIÓN: «Enseñar a conocer las propias posibilidades, a desear crecer, a aceptar las limitaciones y las virtudes de forma sana... Es enseñar a vivir». ¿Estáis de acuerdo? La idea parece acertada, pero conviene que la maticemos, que la planteemos con riqueza de comentarios, porque ¿qué es para vosotros, padres, «enseñar a vivir»?

- ¿Es transmitirle los preceptos que nos han inculcado a nosotros?
- ¿Es ofrecerle todo lo que nosotros no hemos podido tener?

- ¿Es guiarle en la disciplina?
- ¿Es evitarle cualquier sufrimiento?

Ya hemos visto cómo influye el entorno en el bebé a partir de los 4 meses de vida, cómo necesita el contacto de los que le cuidan y cómo el cariño que recibe es el fundamento del amor que expresará en el futuro. Así pues, nada como abrazar, interactuar y compartir con nuestro hijo... como en un lecho de rosas: con belleza y con espinas. La vida puede ser esencialmente bella, pero la madurez personal responde a saber manejarnos en las crisis y salir reforzados de ellas. Por eso, una buena educación implica enseñar a adaptarse a las situaciones buenas y también a las malas. Triunfamos cuando no aislamos a nuestro hijo del dolor, cuando le explicamos sus razones y le ayudamos a comprenderlas y a aprender de ellas. Cuando no sobreprotegemos ni mentimos a nuestro hijo tenemos más cartas en la mano para ver a un futuro adulto que goza de seguridad y sabe valerse por sí mismo.

Los únicos disfraces que necesita un niño son los de las fiestas. Una mentira conduce a la desconfianza y, de paso, a la descalificación de nuestra fuerza como educadores.

Educar es una tarea absolutamente personal —no pensemos que la escuela nos «librará» de ella, de eso nada, educamos NOSOTROS— en la que el sentido común y el replanteamiento de los valores en los que nos educaron resultan imprescindibles. Si hay algo que piensas que no te ha convenido como hijo, no lo apliques como padre. En este punto también se incluyen vuestras actitudes, cómo os comportáis ante las situaciones: el niño imita, observa, aprende de lo que ve. Además, debéis ser conscientes de la época en la que vive vuestro hijo, de su personalidad (todos los niños no se educan de forma estándar), de sus demandas. Sin duda, su mayor deseo es que le prestemos atención. Si sólo os escucháis a vosotros mismos, a vuestras intenciones como padres-educadores, podéis perder el hilo de lo que vuestro hijo quiere ser. Explicadle las cosas con brevedad y cercanía. Eso que se llama comunicación y que se usa poco es el mejor recurso con el que cuentan papá y mamá. Así se transmiten los valores que desarrollamos en los diversos capítulos de esta parte del libro: comunicándoos continuamente, predicando con el ejemplo y siendo coherentes en vuestras opiniones y decisiones. Y también siendo divertidos. La rigidez aburre; si aparcáis los sermones y usáis la fantasía de los cuentos, el comentario de situaciones cotidianas o una historia televisiva para transmitir un determinado mensaje, el niño será más receptivo.

La gran diferencia entre educar y adoctrinar está en descubrirle a nuestro hijo esos conceptos que no sólo le ayudarán a sentirse mejor consigo mismo, sino que le permitirán relacionarse con su entorno de forma satisfactoria. De hecho, la autoestima, el comportamiento y la correcta socialización de un niño, que más tarde será adolescente, se cimentan en unas nociones nada materiales que a veces creemos que han pasado de moda pero que son absolutamente necesarias: **los valores**. El respeto, la solidaridad, la amabilidad, la generosidad o el esfuerzo se oponen a la desidia, al consumismo gratuito o al egoísmo. Un niño (bien) educado es un niño sensibilizado con los valores que nos hacen humanos. Se muestra alegre y bien dispuesto en sus tareas del cole o en las que le toca cumplir en casa, trata con amabilidad a su familia y a sus amigos, sabe valerse por sí mismo y es capaz de estar y de jugar solo, no necesita rebelarse para llamar la atención porque se siente inseguro ante cualquier demanda. Reconocer cuáles son las habilidades emocionales de nuestro hijo y cuáles son los valores que tenemos que incorporar y trasladarle en cada momento no parece sencillo, pero la convivencia, el cariño y la comunicación familiar establecerán esos patrones de conducta que buscamos los padres y que facilitarán la plena integración del niño en la cultura y la sociedad en la que se desenvuelve. Es importante señalar que, en general, los niños aprenden de lo que observan en sus modelos.

Y bien, para empezar, ¿tenemos claro cuáles son estos valores, estas habilidades que distinguen la mejor parte de nosotros y que debemos trabajar activamente con nuestro hijo? Aquí tenéis una aproximación a las habilidades emocionales fundamentales:

▪ Sociabilidad, capacidad para comunicar, dialogar, saber escuchar, ser solidario, distinguir lo beneficioso de lo perjudicial, amabilidad, ser reflexivo, respetuoso e íntegro.

▪ Amistad, sinceridad, generosidad, sencillez, bondad, compromiso, humildad, optimismo, afectividad, lealtad, pedir perdón, saber agradecer y tener paciencia.

▪ Esfuerzo, obediencia, autocontrol, superación, autodisciplina, adaptabilidad, responsabilidad y dignidad.

Hoy muchos de estos recursos personales quedan difuminados por las prisas, por el famoso estrés y por un estilo de vida en el que lo material prima sobre lo sentimental. Estamos perdiendo valores, y eso se traduce en que decimos que los niños cada vez son más *maleducados* e irrespetuosos con los padres, con sus cuidadores o con los que les rodean en general. Les da igual la autoridad y a veces incluso actúan con agresividad. Pero ¿vosotros enfatizáis en no insultar, en tratar con amabilidad a los demás y en aceptar el orden? ¿Puede vuestro hijo copiar vuestros criterios de conducta? ¿Encuentra en la familia el espacio para desarrollar con libertad sus cualidades personales? Antes de responsabilizar de la actitud del niño a otras *compañías* o a «su carácter nervioso» conviene que os autocuestionéis. Como padres es esencial demostrar respeto hacia los hijos, mostrarles confianza y consideración para que aprendan a estimarse y a respetarse a sí mismos como reflejo. Además, al valorar a los demás, ellos también recibirán de su entorno generosidad, amabilidad o respeto como respuesta (un *feedback*). Todos los niños, con independencia de su carácter, son capaces de aprender: tanto si son tranquilos, moviditos, traviesos o tímidos, saben cómo comportarse gracias a la convivencia con su familia. Según nuestra presencia física y mental y según nuestra entrega, ellos aprenden a comer con cubiertos o tirados en el sofá y con las manos; aprenden a expresarse de una manera u otra con las personas mayores o con sus amigos; asimilan costumbres, tradiciones y hábitos de higiene y afecto que luego extienden a las aulas y a la calle. Vemos ahí que los valores no son innatos —no, no hay niños buenos y niños malos porque sí—, sino que una buena educación es, simplemente, una educación con valores.

Cuando potenciamos las cualidades del niño y le ayudamos a interiorizar otras, el bienestar de toda la familia aumenta. Por ejemplo, si nuestro hijo comprueba las bondades de mantener una buena comunicación con sus amigos del equipo de fútbol, comparte un compromiso y sigue las pautas del grupo para ganar, acaba por sentirse bien y por incorporar todos esos valores a su día a día. En cambio, al obligarlo a comportarse de una manera sin retribuciones personales y sólo a la sombra del castigo, el niño rechazará de pleno aplicar esos valores a su forma de ser. En esta transmisión natural y espontánea los padres somos ejemplo de cómo somos, cómo vemos el mundo y cómo nos gusta que nos traten. En la educación cuentan las emociones, la sensibilidad, los sentimientos, comunicar con claridad qué valores convienen y cuáles no.

Por descontado, nos equivocaremos muchas veces. Bienvenidas sean, puesto que así también aprenderemos. Ninguna relación entre padres e hijos es perfecta, y quien afirme lo contrario miente. No hay espacio para la angustia, y sí para la rectificación, para acudir a una visión más objetiva, incluso profesional. ¡No os perdáis en las equivocaciones, ni en la autocrítica ni en escudaros en el «no tengo tiempo»!

Es cierto que en ocasiones los problemas, los conflictos, se enfrentan con un «porque lo digo yo» y con castigos y límites lógicos que enseñen al niño que su comportamiento tiene consecuencias. Una persona que no ha vivido las consecuencias de sus actos se convierte en un irresponsable que no soporta la frustración. Pero el gran objetivo y, a la vez, el gran reto, es buscar el diálogo, fomentar la participación de nuestro hijo en la toma de decisiones sobre lo que le beneficia en cada situación.

En definitiva, dejamos los ogros para los cuentos y nos centramos en pautas de comportamiento expresadas con claridad y seguridad, aunque sin presiones contraproducentes ni órdenes. Cuando nuestro hijo asimile una pauta, lo felicitaremos con afecto o con algún tipo de compensación; si no es capaz de cumplirla, intentaremos reforzarla desde otras vías, sin obsesionarnos. Eso sí, podemos retirarle algún privilegio si reacciona de manera muy negativa. Conducir a nuestro hijo por una libertad sana radica en la virtud de mantenernos POSITIVOS y SEGUROS; en no obcecarnos en todo lo que hace mal y regañarlo continuamente, sino en alabarle igualmente cuando lo hace bien; en no pretender resolver a las malas la situación cuando el niño ha fallado, sino en orientarle desde el principio con nuestro ejemplo. Démosle las gracias por ser estupendo y disculpémonos cuando vamos errados. Estar orgullosos de nuestros hijos es la base de su autoestima, del empuje para que sean buenas personas. Debemos ser inflexibles respecto a perder los modelos de comportamiento en casa. No olvidemos los «por favor» y los «gracias». No permitamos tampoco la violencia. Somos su espejo y nos lo agradecerá. Porque, como reza el eslogan: «Es difícil ser padre, pero también es difícil ser hijo».

En este vaivén de cariño y disciplina, ¿dónde queda el punto interme-dio? ¿Educar consiste en más mano dura o en más estar ahí, pase lo que pase, porque son nuestros hijos y los aceptamos como tal? En la actualidad, y sobre todo entre los progenitores que pasan mucho tiem-po fuera de casa, la cuestión del apego entre padres e hijos ha cobrado importancia dentro de la educación. Muchos padres confunden afec-to, sobreprotección y permisividad, y los convierten en la base de la relación familiar. Sin embargo, es posible expresar sentimientos posi-tivos y amor al tiempo que decimos «no» y marcamos un patrón de comportamiento. Un niño que se siente querido y entiende las razones de un «no» y de un «sí» goza de una buena autoestima y se integra mejor porque tiene seguridad. En cambio, el niño al que se le presta una atención excesiva no tiene oportunidad de hacer cosas ni de equi-vocarse, por lo que muestra inseguridad y poca autoestima. Por su-puesto, los padres debemos construir, sin resignaciones ni excusas, una seguridad afectiva para los niños. Deben sentir que estamos a su lado para ayudarlos y quererlos, no sólo para satisfacer sus caprichos y justificar sus rabietas. Al escuchar a un niño, al guiarle, al pasar tiempo de calidad con él, ponemos las piedras necesarias para tener una relación sólida con él cuando llegue a la adolescencia y sufra sus contradicciones. Esta confianza desde pequeños nos allanará un poco el camino cuando surjan cuestiones como el despertar sexual, del que hablamos en el capítulo 22. A esta particular construcción de la rela-ción entre padres e hijos la llamamos apego y va más allá del instinto de protección o del amor.

Todos necesitamos unos referentes para evolucionar como perso-nas; el apego es básico para crecer y educarnos. Los bebés y los niños en etapa escolar se fijan y dependen de los padres y de los familiares más próximos. Por eso, las separaciones, como los primeros días de guardería o de colegio, les inquietan... Si papá y mamá desaparecen, ¿quién les querrá y cuidará? Con el tiempo, los hijos ganan autonomía y toleran estar lejos de nosotros, además de que sienten la curiosidad de explorar otros horizontes. Normal. Pero si se sienten tristes o preocupados, se acercarán a sus figuras de apego desde que eran pequeños. Sí, como afirma la sabiduría popular, no hay nada que una madre no pueda aliviar.

De hecho, la madre o el padre continuaremos siendo el referente principal durante toda su vida, aunque con los años incorporen a los amigos y a la pareja al grupo de apego. Sólo observaremos un pequeño paréntesis cuando nuestro hijo adolescente rechace este apego mientras busca su propia identidad. Pero no debemos tomárnoslo como una especie de huida o falta de amor. Que amplíe su red emocional y sepa hacer amigos, querer y ser querido significa que hemos hecho bien las cosas. Nuestro vínculo es estable y nuestro hijo se hará un adulto independiente y capaz de relacionarse con todo el mundo. Si el lazo afectivo entre padres y niños es equilibrado, sin excesos ni carencias, lo disfrutaremos toda la vida.

De nuevo, la respuesta a cómo trabar un vínculo equilibrado es COMUNICACIÓN. Un niño va por el mundo de nuestra mano. Se ve pequeño y desamparado y necesita saber que vais a compartir con él cada descubrimiento, y no por obligación, sino por devoción. Porque os apetece y porque os encanta. Sois la mejor fuente de información. Con vosotros, si le contáis con naturalidad cómo os sentís, quiénes son vuestros amigos, cómo os divertís y en qué trabajáis, el pequeño conocerá lo que es la alegría, la tristeza, la amistad, el trabajo, la diversión. El apego se construye con intercambio: el niño se expresa y se confía a los padres porque los padres también lo hacemos. No podemos esperar o exigir que los niños nos cuenten sus batallitas y sus preocupaciones si nosotros no compartimos las nuestras con ellos. Algunos dirán que apenas tienen tiempo, pero no se trata de pasar horas y horas con nuestro hijo —que también—, sino de que el tiempo que pasemos juntos sea de calidad, de que escuchemos y hablemos a pesar de que pensemos que el niño «no nos entiende». Un ratito diario de diálogo simple y directo (incluso de monólogo, cuando tenemos un bebé que no puede actuar de interlocutor *activo*) sentará las bases de una relación llena de confianza y atención. Empezad dando respuestas simples y coherentes a sus preguntas o dudas y no esperéis reacciones inmediatas. Poneos en su lugar e intentad simplificar la comunicación para que os comprenda. De esta manera, el niño cada vez usará el lenguaje con mayor soltura. No cabe duda de que disfrutaréis de la compañía mutua, y los padres recordaremos cómo se ve el mundo a través de los ojos de un niño.

En resumen, conectamos con nuestros hijos...

▪ Reservándoles tiempo. Por ejemplo, a la hora de cenar, sin el sonido de fondo de la televisión.

▪ Escuchándolos con atención y ofreciéndoles respuestas sencillas que incluyan referentes y conceptos que puedan entender. Eso no significa que los tratemos como si fueran tontos: si utilizamos un lenguaje adulto y sin ambigüedades, seremos más creíbles. Entre los 3 y los 5 años, los pequeños entran en una fase *preguntona*. Son investigadores natos que en muchas ocasiones nos pondrán a prueba con demandas difíciles de solventar. Debemos seguir nuestra intuición y encontrar el momento idóneo para contestar a sus dudas de una manera clara pero, al mismo tiempo, dosificando la información. Es preferible detener el interrogatorio y proponer otro momento para continuar que espetarle un «cállate» o «eres un pesado».

▪ Abordando los temas complicados con mucho tacto. Nos equivocamos si creemos que el niño tiene que saber lo antes posible que la vida es dura para poder enfrentarse a ella. Nuestros hijos ven y oyen cosas que les producen desasosiego y nos piden respuestas que los tranquilicen. Temen a los monstruos, a los ladrones, etc., y quieren saber que están seguros. Lo mejor que podemos hacer en estos casos es no mentir; les explicaremos estas realidades a través de cuentos o metáforas que eviten traumas innecesarios. Cuando los niños aún no disponen de mecanismos para comprender lo negativo de la vida, nuestro papel es garantizar su tranquilidad y felicidad. Con el tiempo podremos introducir de forma suave y agradable una visión más realista de los problemas. ¡Dejemos que los niños sean niños!

■ Siendo sus padres y sus educadores, y NO SUS AMIGOS. Como padres, estamos en un estadio afectivo distinto al de las amistades. Entre amigos establecemos relaciones de igual a igual, algo que no puede suceder con nuestro hijo. Somos sus cómplices, sus cuidadores, los referentes más poderosos para él, pero no tenemos las cualidades que le ofrece un amigo, una persona que explora la vida desde su misma perspectiva.

LA AUTOESTIMA

Hasta aquí hemos visto que hablamos con nuestros hijos para transmitirles conocimientos y cariño, lo que les ayudará a liberarse de los miedos y del aislamiento social. O, lo que es lo mismo, estimulamos la comunicación para reforzar la unión con ellos y, sobre todo, para fomentar su autoestima. Los libros sobre inteligencia emocional sitúan la autoestima a la cabeza de las habilidades para ser más felices. Entonces, ¿a qué nos referimos exactamente cuando hablamos de autoestima alta y autoestima baja? Definimos autoestima como la consciencia que cada persona tiene de lo que vale, de su sentimiento íntimo de que merece ser querido. Un niño con una autoestima baja no se atreve a encarar retos, a involucrarse en relaciones afectivas o a defenderse ante algo que le desagrada. Cree que no será capaz de superar los retos vitales o emocionales. Por su parte, un niño con una buena autoestima se sabrá hacer valer y respetar, superará algunas actitudes egocéntricas propias de algunas etapas del crecimiento y se comunicará con fluidez con su entorno. Le escucharán como él ha aprendido a escuchar.

Sentir que los demás nos pueden estimar parte de los estímulos positivos que nos han dedicado las personas que nos han cuidado y querido desde pequeños: de nosotros, los padres. El mensaje de que nuestro hijo es importante en el seno familiar le llega a través de nuestras palabras, de nuestras caricias, abrazos, besos y gestos de cariño en general. Por eso, lo mejor que podemos mostrarle es positividad y ánimo ante las dificultades. Expresiones como «Lo haces todo mal», «Eres un desastre» o «No escuchas» instauran en la cabeza de nuestro hijo que no es capaz de hacerlo mejor. Un niño que no se autoafirma acaba inhibiéndose o volviéndose agresivo. Tiene miedo porque no confía en sus posibilidades. Son niños dependientes o retraídos; no toman la iniciativa, no se mezclan con otros niños y son manipulables porque evitan el enfrentamiento. O son niños que reaccionan de forma negativa, agresiva y desproporcionada ante las demandas y opiniones de sus compañeros. Sin embargo, todos los pequeños muestran en algún momento de su adaptación a las relaciones una actitud de defensa o de ataque. Es natural, siempre que ni la defensa ni el ataque se conviertan en la forma predominante en su interacción con los demás. Una actitud de reacciones exageradas debe preocuparnos porque es un indicio de que no son felices porque de ese modo no conseguirán tener amigos.

Y los amigos, al igual que los padres, resultan esenciales para que el niño defina sus capacidades físicas, intelectuales, sentimentales y sociales. Todas las personas que forman parte de su mundo le sirven de espejo, de ese modo puede compararse y encontrar lo que le hace diferente y único. La formación de la identidad y la necesidad de reconocimiento en un grupo de amigos son dos procesos paralelos muy beneficiosos. Nuestro hijo reconoce sus valores y sus defectos y aprende a llevarse bien con los demás, comprende qué significa cooperar y colaborar y aprende a salir airoso de los problemas. Como una rueda mágica, estimular positivamente a nuestro hijo le ayuda a reafirmarse, con lo que obtiene el aprecio de otras personas, lo que a su vez aumenta su autoestima.

EL PAPEL DE LOS ABUELOS

En el marco familiar, otras fuentes de estímulos e información son otros padres: los nuestros. Tal vez pensemos, consciente o inconscientemente, que sus nociones de educación están entroncadas con el pasado y que seguramente no tienen nada que aportar al desarrollo de sus nietos, pero no hay nadie mejor que las personas mayores para regalarnos dos fabulosos valores: la experiencia y la paciencia.

Es cierto que los padres son los que marcan las pautas de formación de sus hijos. Sin embargo, contar con el cuidado y la dedicación de los abuelos es un auténtico privilegio. Tienen tiempo y conocen muy bien el oficio de padres. Mientras que para las mamás y los papás su hijo crece a toda prisa y cada lección se convierte en algo espontáneo, los abuelos se muestran más preparados ante situaciones que probablemente ya han vivido. Incluso las viven con tal atención que pueden sentirse culpables si los niños se hacen daño, por muy insignificante que éste sea. Su paciencia y su cuidado son exquisitos, hasta tal punto que los niños pueden pedirles menos prudencia y más *marcha*. Por otra parte, su perspectiva vital es más amplia y transmiten al niño visiones y recuerdos que suman valores a la educación de nuestro hijo, como el respeto, la tolerancia, la paciencia, el saber escuchar...

Los abuelos, al mismo tiempo, se contagian de la espontaneidad y vitalidad de los pequeños. Así pues, ¡adelante con esta reunión de varias generaciones!

Quién no recuerda a sus abuelitos como esos entrañables consentidores. Entrañables porque consentir no equivale siempre a malcriar. Los niños acaban por saber que sus abuelos les conceden ciertos favores que sus padres tardarían en aceptar. Esto es razonable en el caso de que los abuelos os visiten de vez en cuando, o que los visitéis a ellos en su casa o en la residencia de personas mayores. El chocolate y las galletas de la merienda, las chucherías después de la función de marionetas... ésos son los recuerdos que hacen de nuestros abuelos personas especiales. En cambio, existe otro tipo de contacto entre nietos y abuelos: cuando las personas mayores viven con nosotros o cuidan de los niños mientras nosotros trabajamos. En el capítulo 18 profundizaremos sobre la inestimable tarea de los abuelos-canguro, pero avanzamos aquí que los abuelos que pasan mucho tiempo con sus nietos tienen un papel importante en su educación. Por ello es fundamental que acordemos con ellos las pautas que deseamos transmitir a nuestro hijo, tanto si les gustan como si no.

Digamos que los padres llevan la batuta y los abuelos forman parte de la orquesta. Si cada uno da una idea de lo que está bien y lo que está mal, corremos el riesgo de que el niño se haga un lío y no tenga seguridad a la hora de comportarse. Pero dentro de esta coherencia caben esas meriendas y esos mimos de los abuelitos que rompen para bien la monotonía del niño. A veces los padres tenemos que dejarnos llevar por el entusiasmo y aparcar algún precepto educativo. Es más, el respeto, tanto para con los padres como para con los abuelos, no se construye a partir de la autoridad estricta o la intransigencia. Ni los padres son los malos de la peli ni los abuelos los buenos a los que pueden manipular. Los padres tenemos que enseñar a nuestros hijos a obedecer a sus abuelos como nos obedecen a nosotros y tenemos que procurar no descalificar las acciones de los mayores delante de los niños. Los abuelos, por su lado, tienen que asumir y aplicar las ideas educativas que los padres desean. En conclusión, se trata de que todos los que ejercéis de referentes vayáis a una. En cuanto a los niños... ellos aprenden de sus padres y de las historias de sus abuelos, y deben interiorizar que los regalitos no son la norma sino una fantástica excepción.

Terminamos con otra excepción, pero ésta triste: cuando los abuelos se convierten en padres a la fuerza, bien porque sus hijos han fallecido, bien porque hay un divorcio a la vista. La muerte de un hijo es, sin duda, uno de los mayores dolores a los que podemos enfrentarnos. Para los abuelos, a este dolor se une el asumir la custodia de los nietos y compensar el vacío afectivo que los progenitores han dejado. A los abuelos les toca actuar de padres, aunque, puntualizamos, no pueden suplantar la figura de los padres reales. Los abuelos tienen que sobreponerse a su duelo y mostrarse positivos, cariñosos y disponibles, y al mismo tiempo mantener vivo el recuerdo de los padres desde una perspectiva tan alegre como les sea posible. De acuerdo, no es fácil, y puede que el niño no reciba la misma educación que hubieran planteado los padres, pero lo que importa es que se sienta querido.

La separación de los hijos también multiplica la importancia de los abuelos en la vida y en la educación de su nieto. En este sentido, hay dos actitudes bastante comunes que debemos evitar. Por una parte, los abuelos suelen ponerse de parte de su hijo y culpar a su ex pareja del fracaso de su relación. El posible resultado es que desvaloricen, frente a su nieto, al padre o a la madre del niño, por lo que influyen en su visión de un referente principal y le producen confusión y angustia. El niño ya está sufriendo lo suficiente para que encima acentuemos su tristeza, así que es el momento de que tanto los abuelos como los padres deben proponerse ser lo más objetivos y respetuosos posible ante una decisión valiente como la de separarse y hacerse a la idea de que a largo plazo será mejor para todos.

Por otra parte, hay abuelos que apartan a sus hijos de sus funciones paternas porque los creen incapaces de hacerse cargo de sus propios hijos. Es una actitud más común en los abuelos paternos, que por razones culturales piensan que un niño no puede ser criado sólo por el padre y que es la madre la que sabe ocuparse de él. Una vez más, los abuelos no pueden ni deben sustituir al padre y/o a la madre real, pues eso crearía una distancia entre los niños y sus inmediatos referentes, nosotros. Los niños no tienen la culpa de que padres y abuelos no se lleven bien, ni de los conflictos familiares que otros llevan a sus espaldas. Las cosas de los adultos son de los adultos; a los niños sólo les corresponde el afecto y la comprensión.

El punto: Los celos y las rabietas

Dedicación, estímulos, apego, comunicación... son términos que hemos repetido en este capítulo y que asociamos a la educación. Cultivarlos con un solo niño ya es laborioso, así que, cuando la familia crece, ¿cómo actuaremos para ser equitativos con todos nuestros hijos? ¿Cómo encajar las pataletas y los enfados? Un hermanito, biológico o adoptado, puede despertar envidia, celos o miedos en el pequeño —o no tanto— de la casa. Incluso durante la gestación, nuestro hijo, en especial si tiene entre 1 y 6 años, puede alterar su conducta y ser desobediente o más revoltoso porque ve la llegada de otro niño como una amenaza. Además, puede somatizar el miedo en dolores de estómago, vómitos y alteraciones del hambre o del sueño. En última instancia, también pueden aparecer conductas regresivas: querer volver a tomar biberón, hacerse pipí en la cama o no hablar con claridad. A los 7 u 8 años, los celos se manifiestan en algo de chantaje emocional hacia los padres. Nuestro hijo intuye que por culpa de su hermano perderá la exclusividad y parte de nuestra atención. No sabe expresarlo con palabras, así que serán sus actos los que nos revelen esta inseguridad.

Pero ¿de dónde afloran los celos en las personas? El instinto de posesión de territorio es un patrón innato de conducta en muchas especies. El dueño de la casa defiende un territorio previamente delimitado e incluso reacciona de manera violenta si aparece algún intruso. Los celos de los niños suelen ser funcionales, es decir, persiguen un objetivo o un beneficio comparativo, normalmente respecto a sus hermanos. Este «territorio» no es más que atención, afecto, espacio físico y psicológico, etc.

En su inicio, los celos funcionales o de beneficio no se traducen en agresividad entre hermanos sino en una especie de lucha por conseguir atención, afecto u otros beneficios. En general, además, son inconscientes: los niños no se dan cuenta del proceso. Hay niños que se quejan cuando a sus hermanos les compran algo (aunque se trate de cosas que ellos no necesitan). Si los padres, para que no tengan celos, les compran lo mismo que al hermano o algo en compensación, están premiando sus celos. Hay también familias en las que, el día del cumpleaños de uno de ellos, apagan las velitas de la tarta todos, «para que no sientan celos». De nuevo, están premiando los celos, sin saberlo. De ese modo los niños interiorizan que demandar a cuenta de los celos es muy útil, pues les permite sacar partido de la situación y dominar a los demás (sobre todo a los padres).

Es momento de que le convenzamos de que nuestro amor y atención por él no van a cambiar aunque llegue un nuevo hermanito. Y, de paso, evitemos que nos tiranice:

- Distraed al pequeño con actividades que le gusten e intercambiad cuentos, abrazos y todo aquello que le reafirme vuestro interés.
- No le riñáis. Hablad de vuestros sentimientos respecto al nuevo miembro de la familia, de sus puntos positivos, de lo mucho que se van a apoyar y a querer como hermanos y de que será un excelente compañero de juegos. Si el hermano mayor ya entiende me-

jor los argumentos paternos, podemos mantener conversaciones más profundas y asegurarnos de que nos comprende.

- Que el niño sienta que sus rutinas continúan en la misma línea. Si aún le ayudábamos a vestirse o le permitíamos que utilizara el chupete, no es el momento de que crezca de golpe y le retiremos estos consuelos y atenciones. Tampoco conviene cambiarle, por ejemplo, de colegio o de canguro.

- Intentad ver la situación desde su punto de vista y explicadle con paciencia cualquier detalle que podáis imaginar que le asusta.

- Es recomendable que el niño no quede desplazado en el cuidado de su hermano menor, que nos eche una mano al bañarlo, al alimentarlo, al arroparlo. No obstante, no dejéis que se quede a solas con el pequeño si detectáis conductas agresivas. Conviene señalar que ser el hermano mayor no conlleva ser el responsable ni el «esclavo» del pequeño.

- Algo difícil: intentad ser ecuánimes con vuestros hijos y dedicarle al primero el mismo tiempo para jugar, dialogar y abrazarle que antes de que llegara uno más a la familia. No hay que pretender igualar a todos los hermanos; cada uno es diferente y tiene sus propias necesidades.

- Es probable que al principio el niño llore o haga escenitas, pero es importante no ceder. Si tiene que llorar, que llore. Que aprenda que llorando no se consigue nada en este mundo. Poco a poco irá viendo que en otras ocasiones las cosas serán de otra manera: cuando sea pertinente (porque lo necesite, porque sea su cumpleaños, etc.) él será el niño que tenga las «ventajas».

ENVIDIAS ENTRE GEMELOS, ¿PROBLEMAS POR DUPLICADO?

La cercanía entre hermanos gemelos puede propiciar que los celos entre ellos sean más intensos. Son dos personas a las que debemos ayudar a desarrollar su propia identidad. Nada de vestirlos de manera idéntica ni de regalarles las mismas cosas, ni de que sigan la misma trayectoria de amistades o de actividades. Son dos y cada uno precisa sus estímulos. En definitiva, educación por partida doble y comunicación por partida doble. Hablaremos en singular para atender sus miedos y peticiones, y aplicaremos aquello de ser ecuánimes por lo que son: dos personas distintas.

17

SOCIALIZACIÓN ADECUADA
SABER ESTAR Y COMPARTIR

Nos gusta que nuestros niños caigan bien, que podamos sentirnos orgullosos y cómodos cuando salimos a dar un paseo con ellos, los llevamos a jugar al parque o con otros niños, u organizamos actividades y viajes con amistades. Nos gusta, cómo no, que se lo pasen en grande cuando se encuentran con otras personas fuera de casa. Preguntamos a los abuelos o a los padres de sus amiguitos si «se han portado bien», y cada vez que nuestros hijos sacan sus juguetes o se marchan con su pandilla les pedimos eso mismo, que se porten bien. La expresión resume, nada más y nada menos, todo lo que hemos descrito sobre educar en las páginas anteriores: al decir «pórtate bien» queremos decir «sé paciente, amable, generoso, respetuoso, flexible... Pon en práctica los valores que te enseñamos. Sé **educado**».

Usaremos una metáfora para explicar qué significa socializar. Relacionarse con el mundo es la onda expansiva de las relaciones que establecemos en el hogar, en nuestro núcleo familiar. Desde luego, la guardería, el cole, el círculo de amigos, las experiencias... aportan nuevos estímulos e influencias a la educación de nuestros hijos, pero sus pilares de conducta los hemos afianzado desde que nacieron. Unos pilares estables y robustos les conducirán a unas relaciones más fluidas y satisfactorias. Ya sabemos, más autoestima, mejor trato. Niños que atienden a sus mayores y los admiran, niños que saben perder y relativizan, niños que observan a otros y emulan lo mejor de sus amigos. Niños que aprecian su entorno porque se aprecian a sí mismos. Son niños que quieren ser mejores personas y se preocupan por las desigualdades, por la injusticia y por superar los conflictos. Bueno, los modales también entran en el plan de portarse bien, pero deben ser el resultado del trabajo bien hecho con la transmisión de valores humanos, no un medio para dar buena imagen de puertas afuera. Educación y apariencias se alojan en sacos distintos.

La televisión basura, todo lo que el niño absorbe e imita de ella, y el poco énfasis en los valores, alimentan la mala educación. Si años atrás las reglas estrictas coartaban la libertad de un niño, en la actualidad la balanza se ha decantado hacia el otro lado y parece que no hay límites. Para no quejarnos de la mala educación, la cuenta pendiente es equilibrar esa balanza. Es verdad que cada familia presenta un nivel de tolerancia y tiene un concepto de lo que es de buena educación y lo que es de mala educación. Cada padre debe valorar lo que quiere inculcar a su hijo con el fin de que se integre lo mejor posible en la sociedad. El punto de partida será demostrarle que confiamos en él y que todo lo que le enseñamos le servirá en el futuro, a pesar de que en ese momento crea que es una tontería o una pesadez. Poco a poco, y mediante la continua comunicación, entenderán que nuestras enseñanzas les abren la puerta de las cosas buenas de la vida: a tener amigos, a conocer el amor y a la satisfacción del reconocimiento. En este proceso diario, el castigo o la autoridad mal entendida deben ser el último recurso. Dejemos que se expliquen y que analicen su error, al tiempo que aprenden de nosotros a saber escuchar. Porque, en el fondo, lo bonito de educar a nuestro hijo radica en que es un dar y un recibir constantes. Al modelar a los niños, nos redescubrimos a nosotros mismos como personas: revisamos nuestras creencias, virtudes y defectos y lo mucho que los valoramos porque nos han empujado en la vida. Este placer doble, el de criar a una persona y el de repasar nuestras capacidades, es un tesoro. No os perdáis la ilusión de crecer juntos como personas.

Los niños son como un libro en blanco que necesita las frases para que ellos puedan escribir su historia. Sin embargo, lo que a nosotros nos parece lógico, ellos lo ven como un fastidio o una incongruencia porque... si las espinacas son amargas y me lo paso mejor jugando, ¿no es mejor no comer? O ¿para qué estudiar, con lo aburrido que es? Las respuestas profundas y trascendentales al respecto caerán en saco roto, así que es mejor que nos concentremos en establecer conductas que le reporten bienestar. Por ejemplo, que la hora de la comida sea agradable y no una interrupción del juego, y que estudiar se convierta en un momento de aprendizaje real en el que participamos directamente comentando sus dudas. De hecho, portarse bien consiste en cumplir las pautas de comportamiento que se consideran objetivas y universales y las que los padres y otros educadores seguimos. Los niños que las asimilan tienen más puntos para ser aceptados y para adaptarse con más facilidad a todos los contextos. Y la prueba externa de que lo vamos consiguiendo es que nuestro hijo tiene buenos modales en cualquier circunstancia porque se siente satisfecho con lo que aprende en casa y conoce los límites. Nuestro objetivo como padres es que el niño entienda y acepte que la buena educación no es un mero recorte de sus libertades sino que amplía sus posibilidades.

Dicho esto, nos viene a la cabeza una cuestión interesante: ¿por qué nuestros hijos se comportan de maneras diferentes a pesar de que los educamos igual? Muchos padres con más de un hijo se lo han preguntado alguna vez, y lo cierto es que, aunque el componente genético define parte de la personalidad, tenemos que rendirnos a la evidencia de que éste es pequeño si lo comparamos con el peso que tiene el aprendizaje de modelos de conducta. Lo que pasa es que nuestras circunstancias y visiones personales no son idénticas cuando nace un hijo u otro. El simple hecho de cambiar de trabajo, de casa o incluso de pareja incide en nuestra postura ante la vida y nuestro estado de ánimo. A estas variaciones se unen las del entorno de nuestro hijo y cómo interpreta cada hermano las ideas que le transmitimos según construye su personalidad. De ahí que sea tan importante que tomemos una actitud de observadores, casi espías, para detectar cualquier signo que revele malestar. Un niño mentiroso, un niño tramposo, un niño rebelde, un niño solitario... no nace, se hace. La mentira y la violencia nos alertan de que nuestro hijo no se acepta como es y no se encuentra a gusto en contacto con otros. Quiere llamar la atención y no ha aprendido el valor de la verdad o del compromiso y el diálogo. Está en nuestras manos estimularle e intentar aumentar su seguridad mostrándole sus logros y razonando con él sobre cómo si mejora su comportamiento se sentirá más contento y tranquilo. Por otra parte, si sobreprotegemos a nuestro hijo o no promovemos que interactúe con otros niños, impediremos que desarrolle sus habilidades sociales o favoreceremos que muestre escasa tolerancia ante el fracaso y haga trampas para ganar a costa de lo que sea.

Desear que nuestro hijo se porte bien nos remite a dos conductas esenciales: mostrar respeto y predicar con el ejemplo. Tal vez el máximo valor que podemos inculcar a la nueva generación es el respeto. Los niños nos deben respeto porque los respetamos, y acaban por actuar con los demás adultos, personas mayores y niños con ese mismo respeto. A los primeros que aprenderán a respetar serán a las figuras de autoridad, por reflejo con nosotros, pero no sólo a ellos, ya que asociarán el buen comportamiento con la consideración a los demás. En este sentido, los padres no debemos vacilar en lo que es tolerable y lo que no. Como siempre, la firmeza —que no la rigidez— importa, y si alguna vez hacemos una excepción y permitimos que el niño se salga con la suya, insistiremos en que no volverá a tener esa «suerte». Una vez y basta, o quedaremos desautorizados y desprovistos de respeto en ese aspecto concreto. Ahí se incluye el comer chucherías un día, ver la televisión más horas de lo habitual o dormir en nuestra cama. Entre la presión y la libertad delimitaremos la zona donde nos sentimos cómodos, siempre teniendo presente que los padres decidimos y orientamos. Los chantajes emocionales se curan mejor con negociación. Frente al «chocolate cada día o no ceno», es preferible plantearlo como un capricho puntual; de otro modo el chantaje se hinchará como un globo hasta que el chocolate se convierta en una «dulce» pesadilla.

No podemos recriminar a nuestro hijo que intente controlar la situación si nosotros, por el hecho de ser padres y poder decidir, nos saltamos todos los principios que le enseñamos. Eso de que los niños son una esponja es tan real como que usan cualquier pretexto para alcanzar lo que quieren. La educación parte de nosotros mismos, así que ¡manos a la obra! tanto dentro como fuera de casa. Otro punto destacable en la transmisión de modelos y valores está relacionado con los cambios de actitud de algunos padres en las reuniones con otras familias o amigos. Formas de hablar malsonantes, comportamientos que se contradicen con lo que le explicamos a nuestros hijos y modales excesivamente relajados dan a entender al niño que, tal vez, el respeto es una cosa de casa y que con las otras personas vale todo. Socializar es muy positivo porque nuestro hijo comprueba que existen actitudes y caracteres diferentes, y aprende, desde sus valores, a tratar con esas diferencias, pero los padres no pertenecemos a ese grupo de «diferentes», sino que somos una referencia 24 horas al día y 7 días por semana. Nuestro ejemplo es definitivo, y la coherencia es la clave de una buena educación.

EL JUEGO Y LOS JUGUETES. EL NIÑO Y LAS NUEVAS TECNOLOGÍAS

Para educar de forma divertida y como vía de socialización, no hay nada como los juegos. Niños y juegos son conceptos inseparables. En cada etapa de la vida, elegir determinados juegos contribuye a que los niños desarrollen su inteligencia, pues las actividades ponen en marcha su creatividad, la psicomotricidad y la comunicación. Jugando podemos reforzar nuestro vínculo, modificar comportamientos, conocer sus intereses y compartirlos o crear hábitos de orden o higiene. Porque el juego es cosa de niños, sí, pero también de padres y educadores que queremos comunicarnos con ellos. Los juguetes sólo son la guinda del pastel, pese a que actualmente muchos padres identifiquen jugar con regalos.

Desde la antigüedad, los niños desentrañan fantasía y realidad jugando, y hasta años recientes no han tenido que recurrir a sofisticados y caros juguetes para avivar su imaginación. Hoy el consumismo también ha irrumpido en el ámbito de la educación de los niños: creemos que cada vez que llega un nuevo juguete les hacemos felices. No dudamos de esta ilusión, pero sí recelamos del exceso de objetos. Los regalos y los juguetes deben reservarse para las celebraciones y los momentos especiales: los cumpleaños, la Navidad, el fin de curso... Al regalar sin un motivo, creamos expectativas y necesidades que con el tiempo convertirán a nuestro hijo en un constante insatisfecho que no valora nada de lo que tiene y que necesita comprar y recibir más regalos. ¡Nuestros más apreciados tesoros son los que han requerido nuestro esfuerzo! Menos cantidad y más calidad. ¿Os acordáis de los mecanos, los puzles, las muñecas con sus vestidos, los recortables? Pertenecen al grupo de juguetes que incitan a inventar, frente al grupo de juguetes electrónicos que, por ser automáticos, pueden fomentar la pasividad del niño.

Existe también una tendencia a suplantar nuestra presencia y atención con regalos, algo que tal vez consigue que nos sintamos menos culpables, pero que no satisface las necesidades verdaderas de comunicación y afecto de nuestro hijo. Regalar se traduce en reconocer, celebrar, premiar una actitud que hemos inculcado, no en un acto automático de «te quiero».

Lo bueno de jugar es que las opciones son tan infinitas como nuestra imaginación. En casa, en el cole o en espacios dedicados a ello, recreamos escenas de fantasía o acción, contamos cuentos, corremos y saltamos, dibujamos, cantamos, bailamos... y también participamos en juegos reglados, los deportes, de los que hablaremos un poco más adelante. Para comenzar, sería ideal que el niño dispusiera de una sala de juegos en casa, diferenciada de otra para estudiar y otra para dormir, pero muchas veces los metros cuadrados de las viviendas no lo permiten. Conviene habilitar un rincón concreto de su habitación donde guardar sus juguetes y donde el niño pueda divertirse con mayúsculas, o sea, donde pueda pintar, embadurnar, modelar, mojarse, etc., sin que le pongamos trabas porque el suelo, la pared o su camiseta queden hechos un cromo. Ésta es la expresión primaria y original de los niños, y necesitan libertad absoluta. Los pequeños no tienen conocimientos, referentes, complejos ni estereotipos que los restrinjan, todo lo que llevan dentro surge espontáneamente a través del juego: su malicia, su tristeza, su rabia y su alegría. Si quiere compartir su creatividad con sus hermanos y amigos, trasladaremos el espacio de juego al salón y les explicaremos que deben respetarlo y que, cuando terminen, deberán recoger sus juguetes y ordenar el espacio. Nos corresponde enseñarles que hay una diferencia entre la fantasía de su rincón, donde todo vale, y el resto de la casa —la realidad—, donde no pueden pintar las puertas ni recortar el sofá, ya que hay unas normas de convivencia. Una manera de conseguirlo consiste, justamente, en proponerles un juego: ésa es su zona y tienen que hacerse responsables de ella, ¡son los jefes del recreo!

Jugar les proporciona autonomía y enriquece su mundo interior, les ayuda a desplegar su sensibilidad y a conformar las estructuras de pensamiento. No debe preocuparnos que se entretengan solos, a no ser que se aíslen y que no tengan interés en jugar con nosotros u otros niños. En ese caso, intentaremos averiguar cómo se siente nuestro hijo e intentaremos compartir sus juegos para acercarnos a él.

La curiosidad y la creatividad son los combustibles del futuro. No en vano, todos los grandes inventos de la humanidad nacieron de la necesidad de saber y de un trabajo posterior para dar con la respuesta. Dicen los científicos que la gran diferencia entre nosotros y los animales es que éstos sólo curiosean cuando son pequeños, mientras que nosotros podemos seguir imaginando y creando durante toda la vida. Eso supone que en el juego no hay tanta distancia entre padres e hijos. Los padres nos hallamos en otro nivel de conocimiento y planteamos preguntas de otro tipo, pero podemos intercambiar informaciones y fantasía, dejarnos llevar y pasarlo bien. En realidad, educar a nuestros hijos es un juego continuo. Nuestra intervención es decisiva para que desarrollen su creatividad, que supone, como hemos comentado, que experimenten con lo que les rodea, que descubran emociones y que aprendan. Jugar es un ensayo para que sepan cómo reaccionar ante la adversidad, el reto y los placeres que les esperan a lo largo de su vida. Cuanto más creativo sea nuestro hijo, mayor será su capacidad de aprendizaje; si ha jugado, seguirá aplicando su curiosidad y los mecanismos de exploración de lo que le rodea a sus materias escolares y a sus actividades en general. Educar es un juego continuo: la mejor manera de estimularlos y de asentar pautas nos remite a los cuentos, a las artes plásticas, a disfrazarnos y representar papeles simbólicos, a organizar talleres y salidas para que conozcan la naturaleza u otros ambientes... Cuando planificamos la vida de un niño para que moleste lo menos posible y lo aparcamos durante horas delante de la tele o de cuatro juguetes sin aliciente, nuestro hijo siente que estorba, carece de estímulos y, en consecuencia, de imaginación, autoestima y estabilidad emocional. Los padres pasivos moldean hijos pasivos. En el otro extremo, los padres competitivos y perfeccionistas, los que se empeñan en que sus hijos sean ases del dibujo o los que tachan de estúpidos los comentarios fantasiosos, limitan la creatividad y contribuyen a que el niño, para evitar críticas acabe por retraerse, abandone cualquier actividad y, en definitiva, caiga en la pasividad. Lo más importante de la creatividad no es la solución final, sino el camino que recorremos hasta llegar a ella, un camino que incluye éxitos y sinsabores que aprendemos a gestionar jugando.

¿Cómo animamos entonces a los niños a que creen? Hasta que cumplen los 6 o los 7 años, les resulta difícil focalizar la atención en una misma actividad más allá de 20 minutos, así que antes de que se cansen o pierdan el interés transitaremos por varias opciones: así, por ejemplo, de pintar pasaremos a explicar en forma de cuento lo que ha dibujado; de bailar pasaremos a sentarnos en corro para cantar juntos, etc. La diversidad es bienvenida; ellos eligen, pero nosotros podemos encender constantemente su imaginación con nuestras ideas. Los niños más pequeños pueden convertir un dedo en una jirafa, más aún si nosotros les damos pistas para que esa imaginación se dispare hacia un mundo nuevo. Él gozará con nuestra creatividad y eso se reflejará en cómo construye la suya sin límites si...

■ Los escuchamos y somos cómplices de sus fantasías; las expresiones «¡No puedo!» o «Eso no existe» están prohibidas.

■ Promovemos la idea de que con la imaginación no necesitamos ni coches ni muñecas para jugar, por ejemplo, a las carreras o a papás y mamás, entre otros juegos.

■ Extendemos el uso de la imaginación al día a día y no sólo a los juegos, usamos un vocabulario rico para describir nuevos mundos o proponemos muchas soluciones a un mismo problema; el niño percibirá que existen muchas posibilidades en todos los sentidos.

■ No nos preocupa que nuestro hijo tenga una imaginación desbordante, ¡al contrario! Eso sí, tiene que reconocer el límite con lo real.

- CONTAR CUENTOS. Introducimos a nuestros hijos en un mundo lleno de personajes y situaciones múltiples, como en la vida. Contemos y pidamos que ellos nos cuenten, que inventen finales alternativos o que pregunten sobre lo que despierta su curiosidad. De este modo mejorará su lenguaje y su capacidad para entender conceptos abstractos.
- JUEGOS SIMBÓLICOS. Interpretar personajes, disfrazados o no, probar reacciones y emociones asumiendo roles distintos —papás y mamás, policías y ladrones, animales, superhéroes...— acrecienta su imaginación y su expresión.
- DE EXCURSIÓN. Por la ciudad, a un museo, por la naturaleza, al zoo... ¡cuántos intereses, habilidades y sorpresas por descubrir!
- HAGO TEATRO. Ver a actores y a actrices sobre un escenario, dando vida a la fantasía, al compás de la música, refuerza la creencia de que imaginar y jugar es muy positivo.
- TALLERES Y CURSILLOS. A partir de los 3 o 4 años, si nos apetece, podemos llevar al niño a algún taller especializado en manualidades y plástica, danza y expresión corporal, o canto coral y música. A la hora de elegir los profesores pueden guiarnos según la destreza que observen en nuestro hijo. Una vez inicie la actividad, es fundamental que por mucho que se queje de que no le gusta no la abandone hasta que acabe el curso. Necesita tiempo para empaparse de los estímulos, y quizá el monitor pueda remotivarlo.

El **deporte** podría hallarse dentro de la clasificación de juegos. Sin embargo, hay que diferenciar entre jugar, una actividad puramente lúdica sin un objetivo concreto, y practicar un deporte con el fin de competir y ganar. Esta faceta competitiva resulta muy positiva en la relación de nuestro hijo con otros niños, pues le ayuda a ser más generoso, solidario, altruista y colaborador. El ejercicio es el medio de desarrollo psicomotor más saludable, a la vez que una herramienta de socialización magnífica. A través del deporte, tanto si lo practica de forma individual como en grupo, el niño toma conciencia de su esquema corporal y de una serie de valores y normas que le ponen en contacto con otras personas y que puede desarrollar luego en la rutina del hogar.

Desde muy pequeños, de «jugar a hacer deporte», pasándonos la pelota de forma anárquica por diversión, evolucionamos a practicar juegos de pelota con una normativa. En los primeros contactos con el balón nos damos cuenta de lo bien que lo pasamos y de que nuestro cuerpo disfruta con el ejercicio. Y disfrutamos más porque nos reímos con papá y mamá, por lo que queremos seguir divirtiéndonos compitiendo en familia, en el cole, con los amigos en algún partido espontáneo en el parque, o en algún centro deportivo. Antes de los 6 años nos gusta jugar solos, pero a partir de esta edad ya deseamos compartir juegos porque nos comunicamos, cooperamos y obtenemos una gratificación: la diversión y el contacto con los demás. De ahí que hacer deporte sea un acicate para la buena autoestima y para configurar nuestra personalidad desde que somos niños. El deporte resulta perfecto para aquellos niños que diariamente afrontan muchos retos que afectan a su autoconfianza, ya que alcanzar metas en una actividad adecuada a sus posibilidades les compensa. El deporte es bueno para todos los niños, que viven la experiencia de abrirse a la disciplina positiva y a la posibilidad de hacer amigos. Además de nuevas caras, nuevos vínculos y más opciones de sentirse estimulado y apreciado en varios círculos, el deporte ofrece otros beneficios emocionales, como superar problemas de timidez, y favorece el crecimiento y el buen funcionamiento cardiovascular y motor.

Unos padres deportistas transmiten de manera más efectiva la importancia del ejercicio. Si nuestros hijos nos ven cuidarnos, incorporarán este hábito saludable con naturalidad. De todas maneras, algunos niños se niegan a hacer deporte. Si esto sucede, no debemos obligarlos, aunque sí insistirles para que den una oportunidad a alguno y comprueben en carne propia sus ventajas. Podemos negociar para que se animen ofreciendo alguna compensación razonable, como ir al cine una vez por semana. Es importante que nuestro hijo no lleve una vida sedentaria.

Por suerte, el abanico de prácticas deportivas es muy amplio y atractivo. Dejemos que prueben lo que les atraiga, considerando las características del deporte y su edad. Si se decantan por una actividad individual, no está de más que participen en otra colectiva que les proporcione otras ventajas. Depende de ellos; nosotros les orientamos y, sobre todo, procuramos no sobrecargarles de actividades. Además del deporte, los niños necesitan otras prácticas y entretenimientos complementarios —que suelen formar parte de las actividades extraescolares, explicadas en el capítulo 19— para su buen desarrollo físico y emocional.

¿A QUÉ EDAD PUEDEN PRACTICAR ESTE DEPORTE?

- ARTES MARCIALES. El kárate, el judo y otras disciplinas orientales estimulan la concentración, el autocontrol y la confianza, y mejoran la fuerza y la agilidad. A partir de los 6-7 años.
- NATACIÓN. Motiva la autosuperación y moviliza todos los grupos musculares; es un deporte muy completo y divertido por el hecho de tener lugar en el agua. A partir de muy pequeños, como un juego; el entrenamiento más intenso puede iniciarse entre los 10-12 años.
- PATINAJE. Tanto sobre ruedas como sobre hielo, aumenta la musculatura de las piernas y beneficia la coordinación y el sentido del equilibrio. A partir de los 4-6 años, y enseñándoles a usar las protecciones necesarias.

- ATLETISMO. Se trabaja todo el cuerpo y la concentración. No antes de los 10 años.
- TENIS. Demanda disciplina y responsabilidad; es beneficioso para la coordinación y la agilidad. A partir de los 6-7 años en entrenamientos suaves.
- CICLISMO. Exige disciplina y constancia. Hasta los 17 años, cuando el cuerpo ha llegado a un punto significativo de desarrollo, no conviene dedicarse al ciclismo de forma intensa.
- ESQUÍ. Favorece el equilibrio, la coordinación y el desarrollo muscular. Los más pequeños pueden hacer sus pinitos, pero es mejor que no empiecen a entrenar hasta los 12 años.
- BALONCESTO. Aporta coordinación, potencia, agilidad, velocidad... A partir de los 8 años.
- FÚTBOL. Es un paso adelante en el desarrollo psicomotriz que los niños aprenden desde muy pequeños y mejora la flexibilidad, la resistencia y la velocidad. Hasta los 11 años es preferible que se proyecte como juego no enmarcado en una competición organizada.
- VOLEIBOL. Potencia la coordinación entre vista y movimiento de manos y brazos, los reflejos, la resistencia, la agilidad... A partir de los 8-11 años.
- HOCKEY. Implica la destreza en el uso del *stick* y del patinaje y ofrece beneficios físicos similares a los del fútbol y el baloncesto. A partir de los 6 años.

Ahora que examinamos los beneficios y los inconvenientes de los juegos y de los juguetes, no podemos pasar de largo las **nuevas tecnologías**. Tenemos que rendirnos al hecho de que nuestros hijos pertenecen a la generación tecnológica. Nosotros nos hemos adaptado a los avances en la materia; para ellos, la ciencia no tiene misterios. Teclados, ordenadores, mandos a distancia de la tele o del equipo de música, videojuegos, móviles... son tan básicos y normales como el aire que respiran. La cuestión es que, a pesar de que toda la tecnología tiene una vertiente lúdica, ni la televisión ni internet son juguetes, y es imprescindible que evitemos el uso indiscriminado y abusivo de estas opciones. O enfoquémoslo al contrario: unamos fuerzas con nuestros hijos para sacarle provecho a lo que las *maquinitas* nos regalan.

Los contras de la tecnología abarcan desde el aislamiento social y la falta de comunicación, hasta la hiperactividad, el déficit de atención, los problemas de recepción auditiva y la adicción. Los niños adictos a ver la tele se tragan todo lo que les echen por puro aburrimiento. Es probable que en casa los padres consuman demasiada tele y/o que no les animen a realizar otras actividades más constructivas. La clave para no crear teleadictos es decidir cuándo, cuánto y qué verá nuestro hijo en la tele. Tenemos que dosificarla o incluso plantearla como un premio a que cumpla con sus deberes, comidas, orden, o en momentos en que prefiera un programa (adecuado) a otros juegos. Debemos encauzar esta conducta cuando los niños son pequeños. Después resulta mucho más difícil.

Ni la tele ni los videojuegos u otras tecnologías son perjudiciales en sí mismos; si los usamos como herramientas educativas y, con moderación, son una fuente de entretenimiento muy válida. Pero depende de nosotros que esto sea así.

■ Nunca instalaremos un televisor ni un ordenador en la habitación del niño, o entenderá que puede explayarse en su uso; las horas y la calidad de sueño son uno de los grandes perjudicados por la presencia de tecnología en el dormitorio del niño. Cuando son más pequeños, intentaremos acompañarlos mientras navegan por internet o ven la televisión y ajustaremos los contenidos a lo que deseamos que aprendan, de esta manera quien educa somos nosotros y no la televisión. Ojo con los programas o las páginas que pueden herir su sensibilidad. Precisemos también que no pueden colgar fotos, datos ni detalles personales en la red porque es peligroso.

■ Hoy en día coexisten en nuestros hogares los juegos tradicionales y los videojuegos/consolas. Los juegos tecnológicos no son buenos ni malos en sí mismos, pero debemos controlarlos, estar muy atentos a los contenidos violentos y racionar su uso con firmeza: si nuestro hijo no respeta las normas impuestas, retiraremos el aparato de forma puntual o indefinida. La misma medida puede aplicarse al teléfono móvil. Es cierto que algunos videojuegos promueven la rapidez mental, pero el abuso también lleva a la adicción. Si detectamos cualquier actitud adictiva en el niño, recomendamos la visita al psicólogo.

■ Los niños y, sobre todo, los preadolescentes quieren lo que ven en su entorno, así que no debe extrañarnos si a los 12 o los 13 años, o antes, nos piden un teléfono móvil. Dado que los padres nos sentimos más tranquilos si podemos localizarlos, que lleven un móvil cuando empiezan a salir solos no parece algo intrínsecamente malo. Con todo, deben ser conscientes de que un móvil conlleva un gasto y que deben ajustarse al saldo limitado que decidamos. Además, no deben llevarlo a clase ni a lugares donde están localizables, ni apagarlo cuando estén solos. Estas normas pueden evitar la adicción a la pequeña pantalla y que nuestro hijo sea más consciente del consumo tecnológico.

LOS EXTRAÑOS: ¿CÓMO PREPARARLES? SU SEGURIDAD

El apego, acoplamiento o *attachment* que hemos descrito en el capítulo anterior, el nexo padres-hijos, registra tres de sus cuatro fases primordiales en la infancia. Nuestra proximidad y el contacto con el niño le aportan seguridad, confianza y todos los estímulos para crecer. En tanto que en los 3 primeros meses de vida su respuesta social es indiscriminada y atiende a todas las personas que le estimulan, a partir de esta edad y hasta los 7 meses, el bebé ya muestra una clara predilección hacia ciertas personas. De aquí a los 3 años, nuestro hijo puede ya elegir a quién se acerca activamente en su entorno inmediato o, por ejemplo, en la guardería u otro lugar donde los padres o hermanos no se encuentren. Es aquí cuando también se puede sentir más vulnerable o experimentar miedo o rechazo ante los que no conoce.

En torno a los 8 meses y hasta más o menos los 2 primeros años, muchos niños lloran cuando sus caras conocidas no están ahí para protegerlos. El carácter del pequeño y sus vivencias influyen en este contacto con los desconocidos. Los que desde pequeños están acostumbrados a ver a otras personas ajenas a su círculo familiar, han tenido niñeras, han acudido a la guardería, o se han quedado con los abuelos y en su ámbito de acción, suelen vivir la salida al mundo con menos temor. De todos modos, nuestro cariño y nuestra comprensión son de nuevo las grandes bazas para que atraviesen este período con el menor sufrimiento posible. Ante todo, no le forcemos a socializar. Si observamos que no quiere jugar o estar en brazos de alguien, es mejor que no le obliguemos; pidamos también a los amigos que tengan en cuenta su desconfianza y miedo a la hora de acercarse al niño. Poco a poco, si tenemos paciencia y entendemos que la progresión es nuestra aliada, nuestro hijo se adaptará a las novedades.

El tratamiento de choque —desaparecer para que se acostumbre— aumentará su angustia y alargará el proceso. Resultará más agradable si le acompañáis cuando juega con otras personas nuevas y le hacéis ver que os sentís a gusto con ellas; si salís a menudo y saludáis a la gente conocida en el parque o el supermercado; si lo dejáis a cargo de familiares de vez en cuando y si estáis presentes los primeros días que se queda con su canguro... Como siempre, ellos acceden al nuevo mundo de nuestra mano. En el fondo, esta *crisis de los extraños* remite a una ansiedad porque se separa de nosotros, hasta que se dé cuenta de que esa pérdida no es permanente, que no le hemos abandonado a su suerte. Y, bueno, en esta época empieza a ir al colegio, así que el susto puede estar más que justificado. Ampliaremos el tema en el capítulo siguiente, con el pie en la guardería.

Otro asunto relacionado con la socialización, en esta etapa y en las posteriores como niño y adolescente, es la **timidez**. Los especialistas en conducta humana inciden en que un 20% de los niños ya nacen con una predisposición genética a ser tímidos, aunque el medio donde se crían y su educación son determinantes para cambiar o reforzar esta tendencia. De nuevo, los estímulos de papá y mamá desempeñan un papel importante. La timidez es, en realidad, miedo a no saber desenvolverse ante lo desconocido. Los padres dominantes y los sobreprotectores favorecen la inseguridad. Los niños tímidos suelen temer la crítica y el ridículo, fruto de la falta de reconocimiento y de afecto. Resulta muy beneficioso invitar a casa a otros niños para que jueguen con él, así como animarle a que interaccione con otras personas (¡y con nosotros!) en actividades creativas (la pintura, el teatro...) y juegos espontáneos en los que pueda expresar sus sentimientos. Un padre debe evitar a toda costa las críticas constantes y las comparaciones de su hijo con los logros de otros. Incitemos, pero no le obliguemos. Nuestro hijo debe saber que puede superar esa incómoda sensación de agobio y que podéis conseguirlo juntos con tiempo y paciencia, que es la madre de la ciencia... y de la confianza.

En el polo opuesto a los niños tímidos encontramos a los **niños temerarios**. No conocen límites ni son conscientes de que algunos de sus actos pueden tener malas consecuencias. Persiguen llamar la atención, y están seguros de que nada les pasará porque sus padres les vigilan con la lengua fuera. La prudencia es otro de los valores de la lista educativa, y en estos niños se alza a los primeros puestos. Tenemos que inculcarles sin rozar la alarma que tener cuidado es esencial. Difícil, por supuesto, pero útil a medio plazo. Cuando caiga en un comportamiento inconsciente y peligroso, antes que reñirle, lo distraeremos hasta que esté más relajado del percance y le explicaremos las veces que haga falta lo que podría haberle sucedido. Si empieza a portarse mejor, le felicitaremos. De nuevo, es la manera de afianzar pautas de conducta.

Un **niño prudente** también reacciona mejor ante los extraños y las situaciones confusas, como perderse o las actitudes de manipulación, engaño o abuso por parte de chicos o adultos (por ejemplo, que le sugieran drogarse o ir a un lugar con alguien desconocido). Los niños y los adolescentes precisan aprender algunas reglas de sentido común y ciertas pistas para confiar razonablemente en la gente:

- Deben saber su nombre completo, su dirección y un teléfono de contacto.
- Por si se pierden, habremos ensayado, jugando, cómo marcar nuestro número de teléfono y cómo preguntar a un dependiente de una tienda o a un policía la forma de encontrarnos.
- Insistimos en que no suban a un vehículo, no acepten propuestas ni regalos de extraños, ni abran la puerta sin saber con certeza quién llama. Damos ejemplo de lo importante que es la seguridad cuando cerramos bien puertas y ventanas y les explicamos por qué lo hacemos.
- Aconsejamos que siempre estén con sus amigos y no frecuenten sitios solitarios o peligrosos.
- Les mostramos la ruta más recomendable para volver a casa, por ejemplo, desde el cole y les enseñamos dónde deberían pedir ayuda si la necesitaran.
- Les enseñamos que nadie puede tocarles si eso hace que se sientan incómodos y que si eso ocurre pueden decir «no» y contárnoslo.

Dentro de la seguridad y de la socialización, nos interesa además recalcar la relación con el medio: cómo ir por la calle por su cuenta y sin problemas. Al instruir a los más pequeños en la **seguridad vial**, debemos considerar que aún no entienden bien los parámetros de distancia, dirección o velocidad. Para ellos, lejos-cerca, izquierda-derecha o lento-rápido son nociones demasiado abstractas. Además, sus capacidades de coordinar vista y movimiento son también menores que las de un adulto, no son capaces de mirar un semáforo y controlar el tráfico que se aproxima al tiempo que cruzan la calle. Vistas estas limitaciones, aprenderán a ser peatones prudentes con padres que lo son y que juegan a serlo con ellos. Como en una escena de teatro, cada vez que crucemos la calle, nos detendremos, esperaremos a que el semáforo se ponga en verde, miraremos a ambos lados y pasaremos por el paso de cebra. Cada vez, también, repetiremos los nombres de todos los elementos que nos rodean: bordillo, paso de cebra, semáforo, rojo-ámbar-verde, prohibido, coche, moto, etc. En casa, podemos dibujar señales de tráfico y utilizarlas como un juego para entrar y salir de la cocina, del baño o de las habitaciones. Será divertido, aunque también tendremos que ponernos multas ficticias para comprender los peligros y fallos.

EDUCAR EN VERDE: RESPETO AL MEDIO AMBIENTE, ENSEÑAR A RECICLAR

Continuamos hablando del medio en términos más amplios y muy importantes. Nuestro hijo ha nacido en la era tecnológica, pero también en la de la concienciación por el bienestar de un planeta amenazado por la urbanización y el progreso industrial. Hoy más que nunca resulta fundamental que fomentemos actitudes de respeto hacia los animales y la naturaleza en general. Su salud y su calidad de vida dependen de ello. Y la nuestra, claro. La tarea es conjunta, pero debe nacer de nosotros, los mayores, de nuestro convencimiento y acción. La Tierra tiene sentido porque está basada en una cadena de ecosistemas que dependen los unos de los otros y a los que padres e hijos pertenecemos no como directores privilegiados sino como un eslabón más. No obstante, nuestro exagerado efecto sobre los demás compañeros de planeta debería hacernos reaccionar y replantearnos nuestra forma de vivir. Necesitamos la biodiversidad para seguir aquí, al igual que fuentes de energía, renovables o no; debemos potenciar el reciclaje y un consumo sostenible; necesitamos controlar la contaminación, y evitar la deforestación y que nuestros pulmones verdes se reduzcan a desiertos. Padres e hijos debemos contribuir a reducir las emisiones de gases que dañan la atmósfera que nos protege y nos permite respirar. Ya es hora de asumir el reto de ser ecológicos en casa, en el cole, en el trabajo, en la calle, en el campo, en el mar y en la montaña. Atención a estos pequeños gestos con grandes resultados para cumplir en familia:

REUTILIZAR. Debemos cuidar nuestros juguetes y pertenencias, en vez de pensar en que podemos reemplazarlos siempre con nuevos objetos tan sólo por la emoción de la novedad. El trabajo útil consiste en valorar lo que poseemos y lo que nos ha costado obtener, además de otorgarle ese plus de que así preservamos el planeta. El plástico, la ropa, los muebles y electrodomésticos, el papel, el vidrio, los juguetes, el material escolar... podemos regalarlos a personas que lo necesiten o a entidades que usen las piezas para elaborar otros utensilios a partir de ellos. Es decir, los podemos reciclar.

RECICLAR. Con el fin de que algunas empresas transformen nuestra basura en otros enseres, tenemos que separar bien lo que desperdiciamos o desechamos. En diversas bolsas y contenedores de colores diferentes tiramos plástico, tetrabriks, aluminio, latas; vidrio; cartón y papel; basura orgánica, y basura inorgánica. ¡Un ejercicio entretenido y apto para todos los públicos!

REDUCIR. O lo que es lo mismo, consumir menos para producir menos y de esta manera ensuciar menos el entorno. En esta categoría, podemos acordarnos de:

- ducharnos en lugar de bañarnos,
- cargar bien la lavadora y el lavavajillas y aprovechar para rebajar el consumo de agua y jabón,
- cerrar el grifo cuando nos lavemos los dientes o freguemos los platos,
- colocar economizadores de agua en los grifos de la casa y en la cisterna del inodoro,
- regar las plantas por la mañana o por la noche para que el agua no se evapore demasiado rápido,
- guardar el agua que nos sobre de limpiar las verduras de la comida y la cena para regar las plantas,
- regular los termostatos de los electrodomésticos y del aire acondicionado y la calefacción para ahorrar electricidad y evitar emisiones de CO_2,
- apagar las luces cuando no estamos en una habitación de la casa,
- no dejar los aparatos electrónicos en *stand by* ni el televisor encendido, de ruido de fondo,
- intentar comprar juguetes y enseres que no funcionen con pilas, puesto que son muy contaminantes y difícilmente reciclables,
- no tirar nada al suelo ni ensuciar los lugares donde vamos de excursión o de vacaciones,
- recoger nuestra basura tras un día en la playa o en el campo, y no molestar a los animales y a las plantas que viven allí,
- aparcar el coche y aprender a ir todos juntos en bici,
- UN GRAN ETCÉTERA.

Implicar a los niños y a los chicos más jóvenes en esta responsabilidad es una cuestión de establecer costumbres a través de los juegos: repartir en bolsas de colores el reciclaje, gratificar la atención a la hora de ahorrar energía, hacer manualidades con materiales reutilizables, plantear un trivial sobre naturaleza, reconocer y felicitar las «conductas verdes» de nuestros hijos de modo que se sientan orgullosos de sí mismos. Hay mil maneras de vivir mejor que sólo nos piden un poco de constancia.

Y, por supuesto, recurramos a la compra positiva. Compremos sólo lo que necesitamos. La economía familiar lo notará y el ejemplo resultará de mucha ayuda para justificar que no hay nada positivo en el **consumismo**. Pese a que la publicidad opine lo contrario y sea complicado convencerlos de que menos es más, sólo si renunciamos a regalos superfluos y a caprichos continuos, ellos podrán seguirnos. Sin duda, unos padres consumistas crían niños que consumen de forma irresponsable. Ni le hacen un favor al medio ambiente ni se lo hacen a sí mismos. Otorgar un valor a las cosas fomenta en ellos la solidaridad, la generosidad y la capacidad de controlar sus impulsos y soportar cualquier revés o carencia. En cambio, comprar y tener, sin más, les cansa y les empuja a la insatisfacción.

Es posible que comprar no nos parezca nada excepcional porque nosotros compartimos ese mismo estilo de vida; tal vez no veamos ninguna amenaza en comprarle una chuchería, un muñequito o un bolígrafo que apenas cuestan un par de euros; quizá no tuvimos nada en nuestra infancia y deseamos que nuestros hijos sí lo disfruten. Con todo, estas concesiones no conducen necesariamente a su felicidad. Ser esclavos de tener, cultivar la vanidad, el aparentar, la envidia a los que tienen más, la competencia, no saber administrarse, gastar por encima de las propias posibilidades y acumular cosas sin sentido va en dirección contraria a ser, a creer en sí mismos, a activar su creatividad, a ilusionarse con cada detalle. No permitamos que tengan la casa llena de objetos y la mente vacía de objetivos, emociones y valores.

Desde los 2 años, el niño pide todo aquello que le llama la atención, e incluso se las arregla para manipularnos con escenas de lloro y rebeldía si nos negamos a comprárselo. No debemos ceder a los caprichos del momento. Si hay una primera vez, las siguientes tendremos pocas excusas para decir «no». Eso sí, no tendremos más remedio que armarnos de paciencia y aguantar el chaparrón de gritos y lágrimas, en ocasiones en público; desaparecerán cuando compruebe que no tiene éxito. Sus deseos no son órdenes, y los regalos no son un sustituto del tiempo que no pasamos con el niño.

Debemos transmitir a nuestro hijo desde pequeño que el dinero no cae de los árboles y que las monedas, los billetes y las tarjetas de crédito no se multiplican como las estrellas de un cuento, sino que conllevan que papá y mamá pasen horas en un trabajo que les supone un esfuerzo. Otra idea es que el fin único del dinero no siempre es gastarlo. Podemos ahorrarlo y administrarlo para cubrir necesidades o planificar la compra de una casa, ir de vacaciones, estudiar o ayudar a otras personas. Si los niños colaboran a la hora de confeccionar la lista de la compra, ganarán conciencia de ello. Un poco de austeridad conserva nuestra ilusión por alcanzar metas y poder adquirir algo que deseamos. Podemos explicárselo mediante juegos simbólicos o contándoles un cuento sobre niños cuyos juguetes se ponen tristes porque los han dejado abandonados por otros más nuevos...

Lo más responsable por nuestra parte es dejar que el ratoncito Pérez, Papá Noel, los Reyes Magos y su cumpleaños traigan los obsequios en fechas y momentos especiales. Regalos que les entretengan y promuevan la imaginación, y no juguetes carísimos e inútiles que están de moda y todos sus amigos tienen. Cuando nuestro hijo, ya mayor, entienda el valor de las cosas, podremos incidir en la diferencia entre consumo y consumismo: entre saber comprar lo necesario y tener un criterio para distinguir la mejor relación calidad-precio y adquirir a bulto y sin coherencia. Teniendo en cuenta que hasta los 12 años no dominará las funciones aritméticas —sumar, restar, multiplicar y dividir—, es preferible que ponga en una hucha cualquier cantidad de dinero que le entreguéis o le regalen. Cuando ya se mueve solo por la calle y precisa dinero para el transporte o el material escolar, podemos pactar alguna paga semanal que aprenderá a administrar. Ojo, a los manirrotos no les daremos extras. Es una gran oportunidad para que se organicen y sepan sobrevivir con lo que tienen. Si, además, pretendemos introducir el valor del esfuerzo, podemos sugerir que realicen alguna tarea complementaria a sus obligaciones de colaborar en casa, que les retribuiremos con su paga.

LAS MASCOTAS: ASUMIR UNA RESPONSABILIDAD

Es una de las muchas responsabilidades que implica integrarse en sociedad y respetar el medio que nos acoge. Y, sin embargo, junto al compromiso de cuidarlo, querer a un animal es una de las fuentes de alegría y autoestima más maravillosas de las que puede gozar un niño. Los más pequeños tienen una conexión muy especial con los animales. Se sienten instintivamente atraídos y reconfortados por su compañía, y junto a ellos maduran ciertas habilidades para socializar y mostrar afecto que repercuten muy positivamente en su crecimiento. En definitiva, traer una mascota a casa aumenta la autoestima de nuestros hijos y les ofrece la oportunidad de comprobar cómo funcionan los ciclos de la vida: el nacimiento y la muerte, las características propias de una especie, la importancia de una buena alimentación, la reproducción, qué significa la enfermedad, etc. Gracias al contacto directo con un animal, los niños aprenden a admirar, a respetar y a perder el miedo a otros seres de la naturaleza, que incluyen en su mundo como verdaderos amigos con los que se implican emocionalmente.

Con una mascota, nuestro hijo también acepta otros aspectos de esta implicación que, en principio, le aburrirían en otro contexto. Saben que su animal de compañía depende de ellos, que precisa comida, higiene, visitas al veterinario y una lista de necesidades ineludibles que se traducen en responsabilidades. El niño debe conseguir que su mascota se sienta bienvenida y atendida, y eso le motivará a observar, a colaborar y a hacerse cargo de tareas importantes. Al experimentar que son capaces de ser una especie de padres-maestros para su animalito, la satisfacción es enorme. Además, un animal se muestra inmediatamente receptivo y atento a las atenciones del niño, y siempre está dispuesto a jugar con él y acompañarle de manera fiel. Para un niño con baja autoestima, esta reacción amigable y confiada resulta muy satisfactoria. Es así, nuestros hijos crecen cuando conviven con un animal, y debemos aprovechar su ilusión y dedicación para hablar con ellos de cada pequeño descubrimiento sobre el nuevo miembro de la familia. Crecen ellos y crece también la comunicación entre padres e hijos, la generosidad, el espíritu de cooperación y afecto.

La presencia de un animal en casa introduce una noción de amistad saludable y sencilla y, lo que resulta más importante, nos enseña a cultivarla, a conservarla: ni las personas ni los animales somos objetos de usar y tirar. Cuando ganamos un amigo, ganamos muchas alegrías, pero también debemos esforzarnos para que el otro esté bien. Y en el caso de una mascota, que no conoce la autosuficiencia, aún más. ¡Un animal no es un juguete!

Al contrario. Un animal requiere atención y cuidados, por lo que es mejor que no lo acojamos de forma impulsiva. Debemos evaluar con detenimiento qué mascota puede aclimatarse a nuestro hogar, la raza, si es macho o hembra, la edad... Os recomendamos que os informéis y que confiéis en los especialistas para elegirla. Los animales de compañía más habituales son los perros y los gatos, seguidos por los pequeños roedores como conejos, hámsters, conejillos de Indias y ardillas.

Los niños aprecian su pequeño tamaño porque los pueden proteger, pero debemos enseñarles a que no los tengan en brazos todo el tiempo. Por otra parte, los canarios, los loros y las cacatúas no permiten tanta cercanía ni cuidados infantiles. Los reptiles, anfibios y artrópodos (por ejemplo, arañas, insectos, crustáceos, escorpiones) fascinan a los niños y adolescentes, pero hay que tener en cuenta que algunos pueden ser portadores de enfermedades o suponer algún peligro para nuestros hijos. Los animalitos acuáticos son delicados y requieren condiciones y pautas que los niños deben practicar. Cada animal, de hecho, vive mejor en un hábitat, por lo que deberemos considerar si nuestra vivienda cumple con sus necesidades. Hay que tener en cuenta también la inversión económica que podemos permitirnos para cubrir los exámenes veterinarios, la comida y el acondicionamiento del espacio, desde un terrario o jaula hasta su capazo para dormir. Son cuestiones que no podemos dejar al azar. Tratémoslos como nos gustaría que nos trataran, como se merecen. Nuestro hijo incorporará esta actitud en su idea de socialización. Debemos hacerle consciente de todas estas premisas si queremos que comprenda qué significa la responsabilidad.

Para acabar diremos que los padres tenemos que estar preparados para cubrir esa responsabilidad si por algún motivo el niño deja de cuidar a su mascota. La frase «Tú lo querías, ahora cuídalo tú solo» es injusta, pues la adopción fue una decisión familiar.

El punto: La disciplina

Educar con disciplina quiere decir establecer límites, y no pegar o castigar al niño. Cuando nuestro hijo conoce las normas, sabe qué puede hacer y obtener, y actúa de una forma coherente y segura.

En cambio, un niño que se rige por el miedo al castigo, vacila y reacciona con retraimiento o agresividad. La disciplina es un valor positivo, base del esfuerzo, del aprendizaje fluido y de la responsabilidad. La disciplina nos aporta tolerancia ante la frustración, constancia y fuerza para adaptarnos a los cambios.

¿Somos los padres disciplinados? ¿Podemos predicar con el ejemplo? En este aspecto nuestro comportamiento resulta esencial. Que ambos progenitores estemos de acuerdo en estos límites, sin adoptar roles de «el bueno que tolera» y «el malo que castiga», facilita las cosas. Además, ¿cómo achacarle que es desobediente y malhablado si papá y mamá son anárquicos en sus obligaciones y emplean palabrotas? En la educación de los hijos, la desobediencia aparece como tópico y punto clave. Tenemos que entender que los niños siempre pretenden ser el centro de atención y eluden las pautas que los padres señalan para que les repitamos una y otra vez lo que deben hacer. Si caemos en la pequeña gran trampa de enfadarnos cuando nos provocan, nos habrán metido en su juego. Si queremos corregir su conducta de forma natural, nos conviene mantener la calma, dar indicaciones precisas y directas, ignorar cuando no las cumpla y felicitar a nuestro hijo cuando lo haga bien. Él interiorizará que sólo llama esa atención que persigue cuando acepta la disciplina. Cuando desobedece, sin embargo, es más efectivo retirarle privilegios como ver un rato la tele o jugar con la pelota que el castigo físico, que sólo expresa nuestra impotencia y no soluciona NADA. La consecuencia de rebasar los límites no debe ser el miedo sino el no obtener gratificación. Disciplina es paciencia, no violencia ni agresividad. Ser estrictos con cabeza y mesura alienta en nuestro hijo la voluntad de superarse (esto significa que un ocasional «Porque lo digo yo» para reforzar nuestra autoridad funciona mejor que «Si te portas mal, te castigaré»).

TRUCOS CONTRA LOS TACOS

- Es evidente que los padres debemos comenzar a escucharnos atentamente y a reeducarnos en un lenguaje correcto. Recordemos que el niño aprende a hablar con nosotros y nos imita.
- En el cole también toma de los compañeros aquellas palabras o frases que le parecen chocantes, divertidas o que provocan reacciones en los demás. Intentemos no sorprendernos y cambiar la boca abierta por una sugerencia: si empiezan a llenar su cabeza con ese tipo de términos, no les quedará espacio para aprender otros más bonitos.
- Negociemos que no sean malhablados hasta que consigan aprender un número determinado de palabras. El reto es ser capaz de expresarse bien y mal, no únicamente mal.
- No debemos confundir los tacos con una atracción natural, típica de los niños entre los 3 y los 5 años, a pronunciar palabras relacionadas con el sexo o escatológicas. Conviene no darle importancia y proponerle que aprenda otras palabras que suenen mejor.

18

DÍAS DE GUARDERÍA
PRIMERAS SEPARACIONES, MÁS EXPERIENCIAS

Nuestro bebé o nuestro niño está a punto de iniciar su andadura por nuevos universos distintos al calor familiar. Bien porque nos reincorporamos al trabajo bien porque deseamos introducirlo a otras personas y otros estímulos, ha llegado el momento de llevarlo a la guardería. ¿Y qué sucede en la guardería? ¿Es simplemente el lugar donde atienden al niño mientras estamos ocupados? ¿Es un preescolar donde se familiariza con las directrices del aprendizaje? Bueno, es ambas cosas: es otra **escuela de la vida** que ahora se suma a las enseñanzas del entorno familiar.

Algunos padres tienen el prejuicio de que dejar al niño en la guardería significa que quieren desembarazarse de él pronto. Nos permitimos desmentir esta creencia con una afirmación: el objetivo primordial de que el niño asista a la guardería es que acumule experiencias. Se acostumbrará a relacionarse con otros niños y con sus educadores; ganará sensibilidad, habilidades y creatividad gracias a las actividades y los juegos; se moverá y desarrollará físicamente, y asimilará unas normas de convivencia. Aprenderá a compartir en un ámbito donde no es el centro de atención. Dará sus primeros pasos para convertirse en una personita independiente y con iniciativa en este microcosmos de novedades y estímulos. Aprenderá a aprender.

Ahora bien, acostumbrarle (y acostumbrarnos, hay que admitirlo) conlleva otro período de adaptación a la socialización. Los bebés entre

7 y 9 meses suelen aceptar la nueva rutina con menos dificultades que los mayores, sobre todo si no hemos frecuentado a otras personas con anterioridad (leed el apartado sobre cómo prepararlos para que se relacionen con los extraños en el capítulo 17). Hasta que conocen el nuevo medio, los niños se resisten a ir a la guardería, lloran, se enfadan y despliegan conductas contradictorias. Es normal. Pasados unos días (o semanas, en algunos casos), tras haberle mostrado que confiamos en quienes le cuidan y él se dé cuenta de que lo pasa bien curioseando con otros pequeños, sus temores irán reduciéndose. De todos modos, a los padres que teman equivocarse les servirá de ayuda leer a continuación sobre las **dudas más comunes** asociadas a esta etapa.

¿CUÁNDO?

Un experimentado o experimentada cuidador o cuidadora de guardería —en este campo abundan las mujeres— está capacitado tanto para hacerse cargo de un bebé como para educar a un niño que ya ha cumplido 2 o 3 años. La persona que le cuida le instruirá en métodos de aprendizaje y le orientará en actividades manuales y creativas aptas para su edad. Así pues, no hace falta que el niño domine todas las habilidades sociales, como hablar, comer e ir al baño solo. Para ir a la guardería, el pequeño no necesita ser un perfecto ciudadano; precisamente, lo llevamos allí para que le ayuden a serlo. De hecho, en sus primeros tiempos de guardería, los pequeños sólo usan frases cortas y desconocen muchos parámetros de espacio y tiempo. Pueden incluso no pronunciar bien o tartamudear un poco, pero sí saben escuchar con cierta atención. Los educadores, pacientes y dedicados a los niños, pueden contribuir de forma muy valiosa a que los pequeños mejoren su expresión oral y física, además de completar el aprendizaje a la hora de usar cubiertos y vasos en la mesa, ir al lavabo o ponerse y quitarse una chaqueta o los zapatos, entre otras destrezas. En conclusión, no hay una edad determinada para dejar a nuestro hijo en la guardería. Podemos observar su comportamiento y decidir si queremos que otras personas especializadas participen desde un momento dado en su educación. No obstante, la necesidad de socialización o colectivización de la personalidad del niño es una fase que suele darse entre los 2 años y medio o 3 años de vida.

CÓMO SE SIENTEN Y RESPONDEN LOS NIÑOS

Ya hemos explicado que hasta los 2 años el grado de apego de los niños puede conllevar que protesten mucho cuando se encuentran entre extraños, que es lo que ocurre en la guardería. Niños y padres viven esos primeros días de separaciones como un verdadero suplicio. A veces nos sentimos un poco culpables al verlos tan desamparados, ¿verdad? Bueno, es un reto importante que no carece de angustias: el niño sale de su círculo, debe obedecer y seguir a un educador al que no conoce y mantener un trato de igual a igual con sus compañeritos (que están tan desorientados y preocupados como él). Cualquiera perdería los nervios. Nuestro hijo no dispone de los esquemas cognitivos para interpretar que esa separación es temporal y la siente como una pérdida terrible, así que pone en marcha sus mecanismos de supervivencia, la queja y el llanto. Incluso puede somatizar esta angustia en dolores de estómago, pérdida de apetito, fiebre y vómitos.

CÓMO SE SIENTEN Y DEBEN RESPONDER LOS PADRES

Ante estas circunstancias, es mejor no dramatizar e intentar calmar al niño insistiendo en que no le abandonamos. En ese sentido, conviene que lo dejemos en la guardería de forma progresiva, cada día unas horas, y que siempre seamos nosotros los que le acompañemos y recojamos. Si eso nos es imposible, serán sus figuras de apego secundario (abuelos, canguro, tíos...) quienes se encargarán de hacerlo. Nuestra meta es reforzar su seguridad.

Cada niño reacciona de una manera particular, según sus costumbres y su carácter, pero nos ahorraremos más disgustos si antes de acudir a la guardería por primera vez le guiamos durante un tiempo en un proceso de transición. Podemos pasar un ratito en la guardería en días alternos y presentarle a las educadoras, enseñarle el lugar y contarle todos los juegos de los que podrá disfrutar allí con otros niños. También podemos meterle en la mochila un juguete o un muñeco que sea su refuerzo emocional y que esté conectado con el ambiente familiar.

Somos sus figuras de referencia y, aunque nos dé pena que sufra, nuestra misión consiste en transformar la situación en algo positivo. Podemos dejarles dormir más o acostarlos más temprano para que puedan adaptarse a sus nuevos horarios y, sobre todo, promover que muestren sus impresiones y sentimientos, que nos cuenten lo que experimentan cada día, qué canciones cantan y bailan, qué les gusta de los educadores y de los otros niños... pero sin agobiarles ni exigirles que nos lo digan. Asimismo, debemos comunicarnos con los educadores con regularidad para hacer un seguimiento de la adaptación y así poder detectar conductas extrañas en el niño. No escatimemos el cariño: un beso y un abrazo marcarán la entrada en la guardería y la salida. Nos vamos, pero nuestro amor sigue con ellos.

¿CÓMO DEBE SER EL LUGAR ELEGIDO?

Un lugar para jugar, para respirar, para descansar, para moverse con amplitud. Un espacio acondicionado y que garantice su integridad física. Un lugar que podamos visitar y supervisar y en el que los educadores actúen con transparencia. Éstas son las características básicas de la guardería de nuestro hijo, pero conviene que averigüemos además otras cuestiones:

- ¿Dispone del permiso correspondiente según la ley?
- ¿Su política de admisión y precios es clara?
- ¿Está limpio y adaptado a la seguridad y a las necesidades infantiles?
- ¿Podemos visitarlo e ir a ver a nuestro hijo cuando lo creamos conveniente o nos impedirían el acceso?
- ¿Han diseñado un programa de actividades lúdicas y educativas?
- ¿Los juguetes cumplen todos los requisitos legales (para que no exista el peligro de que los niños no se los traguen o se hagan daño)?
- ¿Los niños están vigilados a todas horas?
- ¿Hay televisor? ¿Se les permite a los niños ver la tele?
- ¿Se programan reuniones regulares entre padres y educadores?
- ¿Cómo se aplican la disciplina y los castigos (debe existir un reglamento por escrito)?
- ¿El personal está preparado para asistir en primeros auxilios o en caso de enfermedad del niño (debe existir un reglamento por escrito)?
- ¿Hay un pediatra en el equipo de educadores?
- ¿Hay suficientes educadores? ¿Son delicados y cariñosos con los niños?
- ¿Disponen los niños de un espacio silencioso y cómodo para dormir la siesta?
- ¿Los niños comen sentados?
- ¿Se promueve la interacción entre los niños?
- ¿Tenemos buenas referencias de esta guardería?

ALTERNATIVAS: LOS ABUELOS, LOS CANGUROS

No todos los padres se separan de sus hijos a la puerta de una guardería. Muchos eligen tener más control sobre el cuidado del niño y contratan a una persona que le atienda en exclusiva y dentro de casa, lo que conocemos como niñera o canguro. Otros confían a sus padres, los abuelos, la función de cuidadores. En realidad, la pregunta en estos casos sería si canguros y abuelos constituyen una alternativa real a la guardería. Y la respuesta es sí, pero parcialmente. Somos conscientes de que muchos padres no pueden sumar el gasto de una guardería a su presupuesto mensual, y que los abuelos son una solución fiable, cercana y económica (eso sin contar que ellos se muestran encantados de cuidar de sus nietos, aunque no es algo que debamos tomar por supuesto). Sin embargo, pese al cariño, a la estimulación y a ofrecer una buena educación en valores, hay un factor muy importante que los niños no experimentan: la entrada en sociedad, el intercambio con personas que no pertenecen a su círculo íntimo o a su espacio vital. Todo tiene sus pros y sus contras, sin duda.

El canguro y los abuelos cuidadores nos aseguran que en nuestra ausencia el niño es educado según nuestros patrones e ideas. El modelo de comportamiento que nuestro hijo aprende es el que nosotros pedimos a los cuidadores que sigan, porque buscamos uniformidad a la hora de transmitir pautas a los pequeños. Los canguros pueden ser más o menos afectuosos o imaginativos, pero nunca deben obviar las normas que establecemos, al igual que los abuelos, más aún si cuidan a nuestros hijos de manera habitual. Es muy importante que los abuelos no contradigan lo que nosotros enseñamos, ni que cedan autoridad al niño, de lo contrario nada de lo que pretendemos comunicarle con firmeza se reflejará en su comportamiento. Sin embargo, es importante recordar que el papel educativo de los abuelos es permisivo: peticiones o situaciones que los padres no podemos consentir o permitir, los abuelos pueden permitirlas o consentirlas.

Cuando surge la duda de con quién dejar al niño no podemos evitar pensar en sus abuelos, aunque deberíamos darles un respiro y, si podemos asumirlo, pasarle el testigo a una persona sin implicación con la familia: el canguro profesional. Al traer a casa a un cuidador o cuidadora, sabemos que aplica con criterio nuestras peticiones, y liberamos a nuestros padres de numerosas obligaciones agotadoras. Los chicos y las chicas jóvenes resultan más dinámicos, menos sobreprotectores y están más cercanos en intereses generacionales a nuestros hijos. Los niños juegan y conocen nuevas perspectivas que no tienen que ver con la familia inmediata.

En conclusión, abuelos y canguros son dos opciones magníficas si las combinamos; de ese modo no sobrecargaremos a nuestros padres ni los identificaremos sólo con la figura del cuidador de recurso. Los abuelos se merecen ocupar un lugar principal en el núcleo afectivo de los niños, muy por encima de los meros canguros ocasionales.

19

EN EL COLEGIO
CADA VEZ MÁS AUTÓNOMOS

El otro gran espacio de socialización de nuestro hijo en sus primeros años de vida es el cole. Para un niño que no ha asistido a una guardería, el proceso de integración y de separación de su entorno conocido arranca aquí, con sus partes positivas y sus partes negativas (si no está habituado a interactuar con más niños, el cambio de ambiente puede hacérsele bastante cuesta arriba). Comienza también una etapa en la que el niño recibirá una formación académica y en la que los valores que le habéis inculcado tendrán una razón de ser en sus diferentes actividades y experiencias. Insistimos: la escuela no nos toma el relevo en la educación de nuestro hijo. La responsabilidad de aportarle los recursos para que camine tranquilo por la vida es nuestra, y los profesores complementan esa labor con conocimientos. Es injusto que echemos toda la culpa a la escuela cuando nuestro hijo se porta mal; si lo hace es porque no tiene claros los conceptos que queríamos inculcarle desde el principio, en nuestro hogar. De ahora en adelante todos tiramos del mismo carro, padres y profesores, pero la primera y última palabra de cómo queremos que nuestro hijo reaccione ante sus vivencias es nuestra. ¿Para qué si no somos los únicos que pueden y deben decidir dónde queremos que aprenda el niño?

La función del colegio es ofrecer y facilitar el aprendizaje de unas materias relativas a la ciencia, a las humanidades, al medio ambiente, al ejercicio físico, etc. Es el lugar donde se transmiten los conocimientos universales y culturales, además del espacio idóneo para poner en práctica las actitudes y pautas educativas aprendidas en el entorno familiar desde que los niños nacieron. Nuestros hijos aprenden a compartir y a relacionarse con personas nuevas y quizá muy distintas, por lo que también ejercitan la tolerancia, la flexibilidad, el sentido de la amistad y la disciplina personal y dentro del grupo. En sociedad, saber mucho no sirve de nada si no somos felices. En psicología, esta idea se corresponde con que la inteligencia emocional importa mucho para triunfar en lo que deseemos. Las buenas calificaciones tienen que complementarse con una excelente socialización.

Por estas razones, elegir el cole de nuestro hijo requiere averiguar no sólo qué asignaturas componen su plan formativo, sino también en qué valores se sustenta y si son afines a nuestro punto de vista educativo. En el cole, el niño tiene que encontrar la motivación necesaria para asimilar la información que le plantean y querer incorporarla a su vida. Un educador tiene que hacer valer su método para resultar interesante y creíble para una persona que se asoma al mundo a través de sus ojos y que llega con el bagaje educativo principal: el de sus padres. El objetivo de un profesor es que su alumno sea capaz de conectar lo que él está explicándole con el mundo real.

En cuanto a los motivos más prácticos para escoger un centro en particular, podríamos repasar puntos como:

■ Las referencias. Confiamos en el centro donde estudiamos nosotros o en los comentarios de otros padres acerca de un cole en concreto. En realidad, el boca a boca suele prevalecer a la hora de buscar escuela.

- La ideología y los valores por los que se rige ese colegio, según nuestras creencias.

- La multiculturalidad. Mezclarse con niños de otras razas y costumbres es un plus educativo personal muy valioso. Además, está en sintonía con lo que vivimos en las sociedades actuales.

- El seguimiento de nuestro hijo por parte de los responsables, tanto de sus resultados como estudiante como de su actitud para integrarse y participar. Algunos centros incluso permiten que los padres acompañen a sus hijos pequeños dentro del aula en sus primeros días de cole. Es un período de adaptación progresiva. De hecho, en ocasiones, si el niño está asustado o le produce rechazo un profesor, algún niño o incluso la comida, desarrolla una fobia al colegio. Se ve indefenso ante las novedades y puede somatizar el miedo en forma de vómitos, diarrea, palidez y ansiedad. Está encerrado en esta visión traumática, y nuestro deber es motivarle, sin forzar, con los aspectos positivos de ir a la escuela: aprender cosas interesantes, hacer nuevos amigos, jugar, etc.

- El currículo educativo. Nos importa saber cuál es el nivel académico de los niños que acuden a ese centro, pues queremos evaluar si la educación es competitiva y de calidad. En esta línea, veremos si ofrece la enseñanza de idiomas y nuevas tecnologías, y qué deportes se practican.

- Su oferta de actividades extraescolares y de ocio.

- Si existen los medios precisos para cubrir las necesidades de nuestro hijo: tanto en el número de alumnos por profesor como en infraestructuras y medidas de seguridad.

- Si dispone de comedor y si el menú cuenta con el visto bueno de un nutricionista.

- La distancia desde casa, puesto que en algún momento el niño empezará a ir solo al cole.

En generaciones anteriores se creía que educar —en su acepción de «enseñar»— era un trabajo encomendado a los profesores, los especialistas en esa materia. En casa se enseñaban modales y normas; en el cole, materias y más disciplina. Así, el profesor tenía el derecho y la obligación de amonestar al alumno.

Hoy, por fortuna, entendemos las cosas de una manera más acorde al desarrollo personal de los niños y de los adolescentes. Cuando llegan al cole, nuestros hijos llevan años aprendiendo a ser personas, y ese aprendizaje resultará básico para que se relacionen con los demás y para que conozcan los mecanismos para asimilar otros conocimientos reglados. Si los niños han aprendido en casa valores como el esfuerzo, la superación, el compromiso y la empatía, se integrarán en el colegio con más facilidad.

▪ Esfuerzo. Los héroes y las heroínas de las historias infantiles deben sortear numerosos obstáculos y convertir los inconvenientes en ventajas para triunfar. Son un modelo de paciencia y voluntad.

▪ Superación. Los deportistas entrenan durante horas y no se rinden pese al dolor y las desilusiones. Quieren levantar su trofeo y eso les impulsa a luchar por superarse a sí mismos. No es necesario ser un número uno más que para uno mismo. Intentemos que nuestros hijos no se conformen pero tampoco que compitan de forma obsesiva. Ser demasiado competitivos hace que no disfrutemos del proceso.

▪ Compromiso. Los líderes lo son porque se ganan el respeto y la confianza de las personas que los rodean, ya que siempre cumplen lo que pactan. Son personas de palabra y de actos.

▪ Empatía. Intentar saber cómo se siente el otro haciendo el ejercicio de interpretar el mundo con sus valores. Escuchar, ser constructivo y dar opinión sin herir.

Los niños que se esfuerzan, que buscan superarse, que se comprometen y escuchan a los demás, tienen ventaja a la hora de estudiar y de hacer amigos. Los niños no nacen vagos, dependen de nosotros para que les animemos a luchar por lo que quieren, y no sólo desde una perspectiva material, sino también emocional y anímica. De hecho, la capacidad de esforzarse es clave en el avance de la humanidad. Desde que los niños son muy pequeños, los padres debemos educarles en la cultura del esfuerzo. Poco a poco, deben asumir pequeñas responsabilidades que puedan cumplir (de otro modo la frustración podría desencantarles y malograr nuestra intención). Al alcanzar cada pequeña meta, les gratificaremos y les empujaremos a llegar un poco más allá. Así descubrirán el valor del esfuerzo. Si se lo damos todo hecho, simplemente se sentirán incapaces de afrontar exámenes, pruebas y adversidades de la vida en su conjunto.

Cuando nuestro hijo va al cole, los padres tenemos que continuar estimulando estas habilidades y seguir a su lado cuando vuelva a casa con los deberes y precise de más orientación para organizarse en sus nuevas responsabilidades. En conclusión, tenemos que implicarnos en la vida escolar del niño: estar al corriente de cómo le va, hablando con él y también con sus profesores, y crear un ambiente en casa muy propicio para el estudio. Somos su refuerzo emocional. Que estudien de forma productiva depende de las estrategias que les planteemos; si estamos alejados del mundo intelectual, los tutores y los profesores del niño nos ayudarán a perfilar un método de estudio en el que todos participen en casa. Con todo, la mejor ayuda que le podemos prestar no tiene que ver con la intelectualidad sino con la motivación. Y seguro que de eso tenemos de sobra.

Animemos al niño a hacer sus tareas y a preparar las asignaturas. Incluso cuando aún sea demasiado pequeño para tener deberes, podemos incitarle a que lea un poco o a que nos explique lo que ha aprendido ese día en el cole. Observad cómo estudia desde pequeño, de ese modo podréis modificar algún mal hábito que entorpezca el estudio más tarde. No hace falta que os sentéis junto a él, pero si echáis un vistazo a cómo cuida su material escolar y cómo organiza sus libretas y sus apuntes os haréis una idea. El gran reto radica en que estudiar sea divertido.

CONTACTO CON LOS PROFESORES: ENSEÑAR JUNTOS

En el aula, es peligroso que el niño se aburra. En este sentido, los profesionales de la enseñanza comparten el reto con los progenitores. Los buenos profesores ponen en práctica todas las directrices pedagógicas posibles para que el niño desee profundizar en los conocimientos. O lo que es lo mismo: que le apetezca estudiar. Quién no ha pensado alguna vez, sentado en su pupitre, aquello de «Y esto, ¿para qué me sirve?». Los conocimientos tienen que estar conectados con el mundo exterior: ser aplicables en el día a día del niño y del joven. Si no, tenemos media batalla perdida.

Además, el cole de hoy dista bastante del espacio de hace unas décadas, en el que predominaba el intercambio y la socialización. La tecnología y las posibilidades de ocio han sustituido este entorno de encuentro; ahora los niños pueden viajar, chatear, jugar con videojuegos interactivos... Los estímulos externos son el gran rival del momento de estudio. El cole no tiene una oferta de diversión ni mucho menos comparable a tanta maravilla electrónica. Para ellos el cole es un rollo.

Por eso tenemos que poner toda la carne en el asador. Papás y profes deben mantener una actitud muy positiva desde el primer día de colegio. Esto es lo que ambos educadores tenemos en común, ya que, a menudo, el método escolar no incluye las pautas que aplicamos en casa. En el cole, por ejemplo, se usa tanto el refuerzo positivo (felicitar al niño por sus logros y su motivación, quizá a través de sus calificaciones) como el refuerzo negativo (penalizarle, también mediante malas calificaciones). Muchos niños se enfadan con el profe e insisten en que les «tiene manía». Es natural, pero no debemos darle la razón y desautorizar al profesor. Cuando a nuestro hijo le va peor, y también cuando le va mejor, tenemos que concertar una cita con sus tutores e intentar fijar un plan común. Enseñamos juntos, y el ritmo de aprendizaje en casa y en el cole tiene que sincronizarse. Los padres enseñan a ser y a estar; los profesores aportan más conocimientos, y los padres seguimos en la brecha reforzando el trabajo escolar.

APRENDER A LEER. CÓMO ESTUDIAR Y CUÁNDO HAY DIFICULTADES DE APRENDIZAJE

El gran pilar de un estudio divertido y provechoso es la pasión que nuestro hijo haya desarrollado por la lectura. Resulta crucial que el niño haya aprendido a leer correctamente y con ilusión. No en vano, asimilará todos los conocimientos posteriores a través de la lectura. Analizaremos un poco más adelante cómo, precisamente, los problemas para leer y escribir son una de las causas más frecuentes del fracaso escolar.

De nosotros, de nuestro ejemplo y nuestra motivación para leer y para ofrecerles libros como pequeños tesoros llenos de aventuras, depende que entiendan que la lectura tiene mucho valor. Que es un valor en sí misma, vamos. La afición a leer se transmite, se contagia. Para los niños, es divertido porque comparten muchas de sus enseñanzas a través de cuentos que les contamos o que inventamos entre padres e hijos. El momento del cuento contribuye a que aprendan nuevas palabras, a que imaginen personajes, situaciones... y a que expresen emociones y dudas. Con los padres, en camaradería. Leer:

- Activa la mente y amplía la imaginación y la curiosidad.
- Ayuda a pensar y a contrastar opiniones.
- Fomenta la concentración, la atención y la observación.
- Ayuda a esquematizar.
- Mejora el caudal de vocabulario.
- Muestra cómo funciona el lenguaje: su estructura, la ortografía.
- Facilita la escritura y desarrolla el sentido de la estética.

Enseñar a leer es enseñar a pensar.

Y, al igual que para comer y para dormir, podemos convertirlo en un hábito: elegir unas horas al día para repasar juntos (o solos cuando ya tienen la edad) un libro, una revista, un cómic. La hora del cuento, por la noche, es todo un clásico, pero cualquier otro momento tranquilo es muy válido. Y, desde luego, nunca prohibiremos a nuestro hijo que abra un libro; si creemos que no es adecuado para él, se lo razonaremos sin enfadarnos ni mostrarnos contrariados. En este sentido, ¿qué tipos de libros podemos adquirir en cada fase de la vida del niño y el adolescente? Esta lista os puede ayudar a escoger:

- CUENTOS PARA BEBÉS. De tela, con objetos encajables, para el momento del baño...
- PRIMERAS LECTURAS. A partir de los 2 años podemos introducir la lectura en imágenes. Los niños ya las reconocen y reaccionan ante ellas, asocian imágenes y palabras, así que podemos elaborar historias basadas en fotos o ilustraciones, con figuras en primer plano sobre fondo neutro. Normalmente se trata de animales, coches, instrumentos musicales, partes del cuerpo, alimentos, etc.
- IMAGEN Y LETRA. Entre los 3 y los 5 años, les fascinan los libros con una imagen titulada o a la que se añade el nombre debajo (papá, mamá, pelota, gato, sol...); a los 5, ya pueden leer alguna palabra

de una frase que empecéis vosotros y participar activamente en la lectura.

■ LECTORES CONSOLIDADOS. A los 7 años, un niño debe ser capaz de leer en intimidad, y sus libros cada vez tendrán más texto y menos dibujos.

■ MÁS FORMATOS. Las revistas infantiles y juveniles, los cómics, los juguetes que hablan, repiten palabras, números y letras, los ordenadores infantiles didácticos y el e-book son la prueba fehaciente de que leer va más allá de un libro.

Dejad, pues, que los niños toquen los libros, que los *vivan* y los disfruten (no les riñáis si rompen alguno o no se atreverán a manejarlos); llevadles a las bibliotecas y a las librerías en un paseo de descubrimiento, a las ferias de libros infantiles y juveniles o a sesiones de cuentacuentos. Estamos convencidos de que vosotros también redescubriréis la pasión por leer.

Es indudable que leer bien está directamente relacionado con el buen **rendimiento escolar**. La lectura refuerza las capacidades de comprensión, de relacionar conceptos y de resolver ejercicios. De ahí que cuando, hacia los 6 años, aprenden a leer en el cole, es mejor que nos aseguremos de que, además de entonar y de pronunciar bien, comprenden lo que leen, saben de qué habla el texto.

La cuestión es que estudiar, aparte de no resultarle atractivo en comparación con otras actividades más lúdicas, no es fácil. Requiere una buena organización, paciencia, concentración, capacidad crítica, autonomía... Estudiar nos convierte en personas mayores porque nos hace madurar en pensamiento y en emociones. Por la parte que nos toca a los padres, no se trata de repetirles doscientas veces «Si no estudias no serás nadie ni nada en la vida» (gran error que mina la autoestima del niño y le hace aborrecer aún más el estudio), ni de insistir en que saquen buenas notas sin siquiera preguntarles si les gusta la asignatura o les inspira algo aplicable a su rutina cotidiana. Nuestro cometido es que disfruten aprendiendo y puedan comprobar lo útil que es.

Un niño que se niega a estudiar precisa que le planteemos el estudio como un reto personal y que le acompañemos en su camino. Valiéndonos de una actitud entusiasta y positiva, la manera de crear un hábito de estudio supone que el niño dedique un tiempo determinado a estudiar y a sus deberes. Para los más pequeños, bastará con 10 o 15 minutos, tiempo que ampliaremos a medida que las materias se compliquen:

- De 6 a 8 años: 30-40 minutos de estudio. Con pausas.
- A los 8-9 años: 45-50 minutos. Con pausas.
- De los 10 a los 11 años: 1 hora.
- De 12 a 13 años: 90 minutos, con una pausa a los 45 minutos.
- De los 14 a los 17 años: de 90 minutos a 2 horas, con un descanso.

Si, por ejemplo, los niños salen del cole a las cinco de la tarde, deberían tener tiempo para realizar alguna actividad extraescolar un par de días a la semana, merendar, descansar, jugar, estudiar, ver un poco la tele, cenar y charlar con la familia antes de irse a la cama. Es nuestra responsabilidad que su rutina no le esclavice ni le lleve a desentenderse de obligaciones. Eso sí, niños y adolescentes deben disponer de 1 o 2 días de descanso en los que desconecten completamente de todas las actividades relacionadas con el estudio. Que estudien para vivir, y no que vivan para estudiar.

Y deben dormir las horas necesarias en función de su edad, ya que durante el sueño los conocimientos se fijan en el cerebro y nos cargamos de energía. En este sentido, hasta los 5 años, el niño debe dormir entre 11 y 12 horas; entre los 5 y los 10 años, unas 10 horas; y hasta los 13 años, unas 9 horas.

Es muy importante, además, que cuenten con un espacio para estudiar. Un sitio concreto donde puedan concentrarse, tranquilo, bien iluminado y sin las distracciones de la televisión, música u ordenadores. El ordenador debería estar centralizado en un espacio de uso familiar y controlado por los progenitores.

Nosotros podemos procurarles las mejores condiciones, pero lo que no podemos hacer es aprender por ellos. El esfuerzo es todo suyo. No obstante, hay técnicas de estudio que pueden darles pistas. Los profesores pueden informaros más en profundidad, pero os adelantamos algunos conceptos elementales de cómo estudiar mejor:

▪ Para resolver problemas de lógica, un repaso previo a la teoría es muy útil para relacionarla con la práctica.

▪ Ante las preguntas, es muy aconsejable hacer una lectura de comprensión y subrayar las ideas clave, para después incluirlas en un esquema del contenido que ayude al niño a entender el tema.

▪ Conviene repasar todo lo escrito y resuelto, así los conceptos quedan más asimilados.

Y ¿qué ocurre cuando, pese al esfuerzo, nuestro hijo saca malas notas? Hemos adelantado que uno de los motivos más comunes del fracaso escolar que tanto nos preocupa a los educadores son las **dificultades de aprendizaje.** Un 15% de los niños en edad escolar padecen alguna disfunción en su sistema nervioso central que interfiere con la recepción, el procesamiento o la expresión. La dislexia y la dispraxia (confundir letras al leer y escribir; hablaremos de la primera en una de las fichas del capítulo 24) y el Trastorno por Déficit de Atención con Hiperactividad (TDAH; en el capítulo 21) inciden en el aprendizaje normal. Por mucho que lo intenta, el niño no consigue retener información, se frustra y hasta padece problemas emocionales. En el cole, suelen portarse mal para que piensen de ellos que, más que tontos, son gamberros. Las evidencias de que existen estos problemas son:

- Dificultad para entender, seguir y recordar instrucciones. Es apático, se distrae, habla alto. (PROBLEMAS AUDITIVOS Y VERBALES.)

- Confunde letras y números. (PROBLEMAS DE ESCRITURA, MATEMÁTICAS Y LECTURA.)

- No distingue direcciones, le falta coordinación en los deportes, al caminar o al coger un boli. No sabe si es zurdo o diestro. (PROBLEMAS DE LATERALIDAD O ESPACIALES.)

- Lo pierde u olvida todo. (BAJA AUTOESTIMA Y PROBLEMAS DE SOCIALIZACIÓN.)

Estos cuadros de conducta requieren la evaluación del especialista, y cuanto antes, mejor. Si tratamos y corregimos estas disfunciones desde pequeños, podremos mejorar su integración y sus capacidades para aprender con fluidez.

SER SUPERDOTADO TAMBIÉN ES UN FASTIDIO

Cuando nuestro hijo se halla fuera de la media porque es sumamente inteligente puede sufrir los mismos inconvenientes que un niño con un retraso cognitivo. Se aburre en clase porque necesita estímulos extra, y le cuesta relacionarse con sus compañeros. Es un niño que necesita tareas más difíciles que mantengan su atención y su motivación.

No es necesario que lo llevemos a una escuela especial. Además de que sentirse superior le impediría socializar, en un cole general puede ayudar a otros niños a estudiar o participar en actividades donde pueda desplegar y compartir sus habilidades y capacidades. Debemos impulsar su integración.

En el cole, hacer amigos y aprender a relacionarse con gente distinta, tanto adultos como niños y jóvenes de otras edades, es tan importante como estudiar. La escuela de la vida tiene un gran campo de acción en los lugares de formación, desde luego. Dicen que no hay nada tan valioso como la amistad, que los bienes materiales e incluso la pasión perecen, pero que un buen amigo es el mejor tesoro que podemos tener.

Todos necesitamos la amistad, y en el caso de los niños esta necesidad se justifica en que es su vía para desarrollar habilidades afectivas más allá del entorno familiar. Compartir y comparar intereses y afinidades con otras personas les reafirma, les hace sentirse apreciados y motiva en ellos una voluntad de participar en actividades y de descubrir otros mundos. Nuestro hijo quiere tener su grupo de amigos, en quienes confiar, con quienes jugar y, al fin y al cabo, en los que mirarse, como un referente distinto de los padres. En la amistad intercambian impresiones, afectos y discusiones que les muestran que no todos pensamos ni sentimos de manera idéntica, y no por ello somos mejores ni peores que el vecino. A través de la amistad, el niño canaliza sus emociones y aprende a manejar situaciones de conflicto, unas habilidades que resultan esenciales para el adolescente. De hecho, en la adolescencia los amigos constituyen el principal recurso de estabilidad emocional. Mientras se avecinan los cambios físicos y las dudas existenciales, los que pasan por lo mismo son nuestros más preciados compañeros.

La palabra «amigo» tiene que formar parte de nuestro vocabulario y del suyo. Debemos expresarles cómo nos hacen sentir nuestros amigos y pedirles que nos hablen de los suyos. Cuidar a quien queremos es una lección que los niños deben asimilar. Para tener amigos, empezamos por ser un buen amigo, por ser amable, respetuoso, por saber transmitir nuestros mensajes y deseos sin exigir, amenazar o, por el contrario, seguir la corriente (eso es lo que denominamos en psicología asertividad); debemos asumir y entender que cada persona tiene sus virtudes y sus defectos y que la queremos por lo que es, no por lo que nos gustaría que fuera. Ésta es la magia del asunto: si somos diferentes, podemos aprender mucho uno del otro.

Ya hemos dicho que inculcar empatía a nuestro hijo le ayudará a vincularse de manera más efectiva e íntima con los amigos: sabrá escuchar y ayudar sin juzgar. Todos estos valores de buen amigo seguro que le granjearán la admiración y el respeto de los demás y, como consecuencia directa, reforzarán su autoestima.

Con todo, a veces las cosas se complican. Nuestro hijo es una persona estupenda, pero, quizá por eso, hay un niño o un chico que no lo soporta y le acosa en el cole. O, al contrario, nuestro hijo se siente inadaptado y es agresivo con las personas de su entorno. Por desgracia, estas actitudes, englobadas en el término inglés *bullying*, están en primer plano de la actualidad.

Definimos *bullying* como la intimidación verbal, psicológica o física repetida e intencionada, sin una razón evidente (aunque una de las más mencionadas por los especialistas es la **falta de empatía** del niño que maltrata), entre estudiantes. El agresor pretende demostrar autoridad a través de vejaciones y amenazas. La víctima del acoso tiene miedo e incluso, si la situación se alarga durante años, puede deprimirse o querer suicidarse.

Los casos de acoso escolar suelen darse entre los 10 y los 16 años. En general resultan difíciles de detectar porque la víctima siente pánico de que su agresor aplique alguna represalia si le descubre. Así, es importante que nos fijemos en ciertos cambios de comportamiento de nuestro hijo:

■ Siempre parece que está triste, abstraído e irritable, y se muestra extraño y reticente al contacto físico.

- Está nervioso, tiene terrores nocturnos, tics o incluso moja la cama.
- Finge enfermedades o exagera dolores.
- No quiere ir al cole y pone excusas de todo tipo.
- No tiene amigos.

¿Cómo actuar? Es un asunto peliagudo, porque, para empezar, pese a que intentemos tener una conversación con el niño o el chico, él eludirá el tema. Si confirmamos que sufre el acoso de uno o varios estudiantes, es mejor que no prometamos venganzas. Se trata de un tema muy delicado, por lo que la discreción resulta crucial. Contactaremos con los profesores y solicitaremos su colaboración. El acoso no es una «cosa de niños». Deberemos poner todos los recursos emocionales y materiales para librar a nuestro hijo del acoso o, en caso de que él sea el agresor, averiguar el origen de su frustración y de la violencia que ésta despierta. Confiemos en los profesionales para ayudar a los niños.

Nuestros hijos deben entender que este comportamiento no tiene justificación posible y rompe con todos los buenos valores de socialización y desarrollo afectivo. Ellos tienen que contribuir a que su futuro sea más justo y amable.

El punto: Las actividades extraescolares

Al acabar las clases, muchos niños tienen una agenda de actividades que a veces hasta supera a la de sus progenitores. Plástica, patinaje, tenis, teatro, música, danza, idiomas... Son clases extraescolares que tienen un componente estético, artístico y de comunicación muy atractivo. No son una obligación ni un trabajo, y no deberíamos verlas así. Seguro que el niño las disfruta y se divierte, pero no podemos saturarle ni agotar sus energías entre las clases, las actividades extraescoleres y sus ocupaciones en casa (hacer deberes, jugar, leer cuentos y pintar, charlar con nosotros y con sus hermanos...). Nos arriesgamos a que acumule estrés porque se autoexige cumplir con todas sus tareas, sean obligatorias o no.

Es bueno que planteemos las actividades extraescolares como un premio, como la posibilidad de divertirse aprendiendo o haciendo deporte (lo que no significa que lo usemos como un castigo). Estos extras tienen que ser compatibles con el estudio, por lo que es preferible que los organicemos para un par de días a la semana. El niño podría comparar la satisfacción que le proporciona esa actividad y el estudio y perder interés por lo segundo, así que proponemos dosificar las extraescolares.

Es conveniente que dejéis un margen al niño para que elija qué quiere hacer con su tiempo libre. Sin embargo, lo que sí podéis hacer es orientarle un poco según su edad, sus gustos —y no los vuestros—, su carácter y sus habilidades. Si aún no ha cumplido los 6 años, mejor que pinte, baile, dibuje o siga alguna actividad que no esté estructurada con normas. Los deportes, el teatro y cantar en un coro ayudan a superar la timidez, mientras que tocar algún instrumento musical o aprender idiomas estimula la concentración. Lo que realmente importa es que se ilusione y siga la actividad con buena predisposición. Si dice que no le gusta, esperaremos un tiempo prudencial para que pueda corroborar su impresión. Con todo, si lo vemos muy cansado, habrá que replantear su agenda sin dilación. Es necesario que todos los niños tengan tiempo libre sin actividades regladas.

20

CON LAS NUEVAS FAMILIAS
FELICES CON LA DIVERSIDAD

Los tiempos cambian, acumulamos vivencias y nos adaptamos a lo bueno y a lo menos bueno. Pero aquí estamos, recreándonos en algo que trasciende épocas y lugares: cómo ser los mejores padres, y cómo ayudar a nuestros hijos a aprovechar la vida al máximo. Desde que el hombre es hombre, la familia es lo que ha dado verdadero sentido a las distintas sociedades. Así pues, le dedicamos con placer este capítulo, más admirados que nunca de lo mucho que ha evolucionado y de cómo ha superado el modelo tradicional (mujer, hombre y niños). Hoy, una familia, más que sus personas o una institución, es un entorno, un núcleo donde el niño encuentra respaldo, comunicación, afecto y confianza. En la actualidad, nuestros hijos pueden tener dos padres o dos madres; un único padre o una única madre; padres no biológicos; padrastros y madrastras; progenitores separados; papá-mamá y abuelos en casa; padres que pertenecen a culturas muy diferentes y que incluso se expresan en idiomas diversos...

Las nuevas familias no son versiones cojas o fallidas del modelo de siempre. Son fruto de los cambios de mentalidad, del estilo de vida, de las formas de relacionarnos que hemos alimentado durante muchos años. Los que afirman que sólo podemos educar en el marco del esquema papá-mamá deben aceptar y comprender que lo que importa no es el género de los progenitores ni su número, sino que el niño tenga sus necesidades básicas y emocionales cubiertas. Cuando los que educamos nos empleamos a fondo y sabemos exactamente qué deseamos inculcar a nuestros hijos, la foto de familia estereotipada se esfuma y deja paso a lo prioritario: que nuestro niño sea feliz.

¿Sabéis? Así como no existe una única manera definitiva y exitosa de criar a un hijo, no podemos señalar un tipo de familia como el mejor o el que tiene que ser. Perdonadnos si, por cuestiones prácticas, en este libro mencionamos sólo a papá y mamá. Estamos completamente con las nuevas familias, así como con los educadores y cuidadores que tienen la fuerza y la convicción necesarias para ignorar los prejuicios y que ponen lo mejor de sí mismos en el bienestar de sus pequeños y/o de sus adolescentes. Y eso todos los días. Son familias que se enfrentan a recelos y que trabajan muy activamente para que sus hijos tengan los estímulos que cualquier niño necesita. Por ejemplo, los progenitores gays y lesbianas deberán asegurarse de que su hijo se relacione con personas de ambos sexos con el fin de observar distintos modelos. Los que habéis adoptado a un niño de otro país, tendréis que poner todo de vuestra parte para que no pierda el contacto con su cultura original, a la vez que lo ayudáis a integrarse en vuestro medio. Los padres que viajan o tienen agendas apretadas, deben reservar tiempo de calidad para que sus hijos disfruten de la experiencia familiar y establezcan nexos saludables con sus padres y con lo que les rodea. ¡Eso sí que es un trabajo duro! Y muy gratificante, desde luego. ¿Qué tal si repasamos algunos detalles de cada caso?

TODOS TRABAJAMOS: COMPAGINAR TRABAJO Y HOGAR

Los padres de hoy echamos de menos poder sentarnos a la mesa a mediodía con los niños y nuestra pareja, o llegar a casa a media tarde para jugar con ellos, ayudarles a hacer los deberes o practicar algún deporte. Las horas pasan volando, nos sentimos realizados con nuestra profesión y buscamos el equilibrio entre un trabajo que nos gusta y que mantiene la economía familiar y el otro trabajo: la emoción e ilusión de formar una familia y educar a los hijos. Muchas veces, con la lengua fuera, nos preguntamos si la conciliación entre profesión y hogar será algún día una realidad e, incluso, si no es una utopía. Podemos angustiarnos porque abrimos la puerta de casa muy cansados y malhumorados, y nos preocupa transmitir esa sensación a los niños. Nos inquieta pensar que nos perdemos momentos importantes de la vida de nuestros hijos. Lo que está claro es que debemos empezar a buscar tiempo de calidad para estar con ellos. O lo que es lo mismo: no se trata de pasar horas y horas, sino que, ya que no disponemos de tiempo, hacer que esa hora, media hora o lo que surja en cada ocasión, sea intensa. Nuestros hijos prefieren media hora de atención exclusiva y creativa que cinco horas en las que apenas les contamos cuentos, charlamos con ellos, cantamos o les hacemos cosquillas. Es la calidad a la que debemos aspirar como familia. Nuestro objetivo es que los niños sepan que son especiales para nosotros. Papás y niños en total complicidad.

Otra cuestión que suele aparecer en un momento dado en los padres trabajadores es la de la renuncia y el **sacrificio**. Tenemos la impresión de que ser profesionales está reñido con ser buenos padres. Eso no es verdad. Nuestros hijos quieren que sus papis estén contentos, y las renuncias nunca son buenas compañeras de la satisfacción. No os queda otra: tenéis que organizaros y acostumbraros a una rutina que cubra todos los aspectos familiares y personales de la mejor manera posible. Tener un niño no supone olvidaros de vosotros como individuos. Al revés, cuantas más situaciones experimentéis, más vivencias podréis enseñarle a vuestra familia. La familia no es una carga, sino un soplo de aire fresco, un complemento perfecto de vuestra personalidad.

Pero, aunque el día sólo tenga 24 horas, es necesario que encontréis algún momento de respiro para vosotros como personas y para la pareja.

Sin embargo, cuando la culpa asoma, porque creéis que no atendéis bien a los niños, aparece también la tentación de mimarlos, de concederles todo lo que piden. A la larga, esto es un *suicidio* como figuras de referencia. Nuestros hijos cada vez demandarán más y nunca se sentirán satisfechos. Sin límites, ellos se convertirán en niños mimados y nosotros en el objetivo de un chantaje emocional. Si estamos agotados y no podemos jugar alguna vez, si una noche no les hemos leído un cuento... no acallemos nuestra culpa con regalos o permisividad. Estos remiendos tienen efecto boomerang, pues, al fin y al cabo, nunca podrán sustituirnos.

DIVORCIO

Otro caso de ausencia muy sentida deriva de la separación de los progenitores. Si los padres rompen su relación, ¿se rompe la familia del niño? La respuesta es no, o por lo menos deberíais hacer todo lo que esté en vuestras manos para que eso no ocurra. Aunque no conviváis, seguís siendo los padres y, por lo tanto, el proyecto educativo es algo que deberíais mantener en común. Los niños, como siempre, precisan tiempo y explicaciones comprensibles para saber cuál es su lugar en la nueva coyuntura. Pueden entender que la separación y la ruptura son hechos de la vida, que los padres son más felices viviendo separados y que, pase lo que pase, le siguen queriendo igual aunque el amor entre ellos se haya acabado. Sin embargo, que lo entiendan no significa que no les duela o les angustie. La separación de los padres es uno de los acontecimientos más trascendentales que puede vivir un niño. No hay nada que les produzca más temor que la posibilidad de que las personas a las que más quiere y en las que confía desaparezcan. A veces, se guardan sus preocupaciones y hay que estar atentos a sus reacciones para detectar trazas de inestabilidad emocional. En ocasiones, incluso, el niño puede poner en duda su vínculo con los padres: su ruptura puede suponer que quieran librarse de todas sus relaciones familiares, también de sus hijos. Y entonces, ¿él no importa? ¿Qué le pasará ahora? Lo que era impensable le está sucediendo, como en una pesadilla.

Para los padres, un divorcio es una fuente de dolores de cabeza y nos obliga a reestructurar nuestra vida personal. Habrá muchas cuestiones que analizar y replantear, y no siempre tendréis respuesta o solución inmediata para todas. Lo ideal es que la separación se produzca en las circunstancias más amistosas posibles y que seáis capaces de sentaros con el niño y desarrollar un discurso conjunto y coherente sobre las razones del divorcio. El grado y la rapidez con que vuestro hijo acepte su nueva situación depende de cómo haya sido la separación: agria o tranquila. En este momento, os conviene:

- Comunicar la decisión con tranquilidad y realismo. Nunca habléis con él en plena tormenta sentimental, ya que vuestro estado de ánimo lo desconcertará. Procurad tener el tiempo suficiente para que pueda haceros todas las preguntas que precise y no tengáis que interrumpir la conversación debido a otras obligaciones. Obviamente, después habrá otras muchas conversaciones sobre dudas y aspectos más prácticos, pero para empezar, un acercamiento tranquilo y con contacto físico introducirá el tema. Escuchadle, abrazadle y besadle, repetidle que lo queréis mucho y que ese amor nunca cambiará. El diálogo y las caricias son el mensaje de bienestar que más necesita.

- Insistir en que habéis reflexionado mucho y os cuesta tanto como a él. Un buen punto de partida para explicarle al niño por qué os divorciáis se basa en el concepto de enamoramiento. Los pequeños entienden muy bien qué supone enamorarse porque lo han aprendido de sus cuentos favoritos. No lo han comprobado en su experiencia emocional, pero pueden asociarlo a un sentimiento idílico que reúne a las parejas y las impulsa a vivir juntas y a cuidar el uno del otro. Así pues, habrá que comunicarle que sus padres se quieren y se respetan mucho, pero que ya no están enamorados y no desean compartir casa.

- ◾ Asegurarle que es un problema de adultos que mejorará con el tiempo y al que todos os acostumbraréis. Dejad muy claro que «mejorar» no implica volver a ser pareja, sino que vais a esforzaros para que todo vaya igual de bien o mejor que cuando todos vivíais juntos. Es mejor que no les planteéis dilemas como con quién prefieren vivir. La custodia y otras decisiones pertenecen a los adultos, y estas preguntas les causan aún más tristeza y tensión. Es natural que al principio os pidan ver a su padre o madre en días en los que no está estipulado. Os tocará explicarles que de momento debe ser así, e intentaréis no desbaratar el orden de las visitas. Los niños asumirán, aunque al inicio les irrite la negativa, que el tiempo que comparten con cada progenitor está claramente definido y a largo plazo conlleva entrar en una rutina estable. Cabe destacar también que tenemos que respetar la necesidad de nuestros hijos de estar en contacto con su padre o su madre, así pues propiciaremos que hablen por teléfono con total intimidad o que puedan comunicarse cuando quieran.

- ◾ Reforzar la idea de que él no es el culpable de la separación ni será un elemento de discusión entre vosotros en el futuro. Nunca debemos discutir delante del niño. Algunos divorcios son consecuencia de una relación tensa o, por desgracia, violenta. Los miembros de la pareja se desgastan en disputas y están llenos de rabia y animadversión hacia el otro cuando se separan. Es fácil caer en la continua descalificación del padre o la madre en presencia del niño, con amigos, con los abuelos, los tíos o el resto de los familiares. Los padres son la fuente más importante de amor para un hijo, y criticar a uno de ellos puede suponer un dolor insoportable para éste. Mantener el equilibrio cuando estamos tan furiosos con nuestra ex pareja resulta difícil, pero debemos preservar la buena relación de nuestro hijo con cada uno de nosotros. La única excepción podría ser cuando ha habido maltrato en casa, sobre todo hacia el niño. Es nuestra obligación alejar a nuestro hijo del progenitor violento, razonando que de esta manera lo protegemos.

▪ Informarle de que pasará tiempo con cada uno de nosotros pero que intentaréis que sus costumbres y rutinas se vean lo menos afectadas. Eso sí, pasará un tiempo hasta que cada uno de los padres esté instalado y haya reorganizado su vida, y tendréis que pedirle al niño que sea paciente, que haremos lo que haga falta para que se sienta bien, no cambie de colegio, etc. Una vez separados, las pautas educativas no deberían variar. Divorciarse no se traduce en ejercer de padres por separado, sino en que mantengáis los valores acordados para vuestros hijos. Ni en casa del padre ni en casa de la madre los podréis consentir porque os sentís culpables. Al mezclar criterios y aceptar demandas desaforadas fomentaréis que los niños entiendan que pueden hacer lo que les plazca. Tampoco conviene que, debido a la separación, nuestros hijos asuman responsabilidades que no les corresponden porque son demasiado pequeños, como cuidar de sus hermanos o mediar entre los miembros de la familia.

▪ Que su entorno sea consciente del duro momento que está pasando el niño debido a la separación, con el fin de que encuentre apoyo en amigos y profesores. Vuestro hijo no está solo, y el resto de los referentes que le rodean se lo tienen que corroborar. Si consideramos que nuestro hijo no gestiona bien el dolor del divorcio, podemos confiar en un psicólogo infantil.

▪ Dejarle que exprese su tristeza libremente, para que descargue sus miedos y su frustración. Debemos estar preparados para todas sus respuestas físicas, emocionales y de conducta. Nuestros hijos estarán más susceptibles y llorarán por cualquier motivo. Los veremos abatidos y nerviosos, o reclamarán nuestra atención con reacciones desproporcionadas en casa o en el cole. Pueden somatizar su malestar en dolores de estómago, irregularidades en el sueño, pérdida de apetito y de peso, migrañas, debilidad o aparición de eccemas en la piel. Según su edad, es posible incluso que reaccione con actitudes regresivas como, por ejemplo, hacerse pipí en la cama. Es también habitual que pasen por una fase agresiva, de impotencia. Nos culpan del fracaso de la vida en familia y de que no nos hayamos esforzado más en salvar la relación. Cuando nos griten o verbalicen este dolor en acusaciones directas, es fundamental que les hablemos con calma, sin esperar que se tranquilicen inmediatamente. Pese a que estamos hechos un lío y sufriendo, tenemos que mantenernos enteros y fuertes para darle todo el cariño y la ternura que necesite en su propio proceso de adaptación.

En el caso de que papá tenga una nueva novia o mamá comparta su tiempo con un novio, es importante que entre en la vida de vuestro hijo con mucha delicadeza. El impacto de veros con alguien que no es su madre o su padre le produce verdadero pavor. ¿Y si reemplaza a su mamá o papá de verdad, y no los vuelve a ver nunca más? El rechazo a la nueva pareja suele ser automático, pero no debemos preocuparnos. Resulta clave que ambos se vayan conociendo poco a poco, y sólo cuando a nuestro hijo le apetezca pasar tiempo con él o ella. A los adultos, vivir juntos puede parecernos práctico y emocionante, pero para los niños puede ser una pesadilla ver que un extraño entra en el dormitorio que compartían sus progenitores. Lo mejor es que esperemos un tiempo prudencial antes de que una nueva persona acceda a la intimidad familiar.

En las series de televisión, cuando el hombre y la mujer se enamoran y se van a vivir juntos con sus respectivos hijos, todos parecen pasárselo de miedo con la novedad. Los hermanastros se llevan a las mil maravillas bajo el mismo techo y adoran a su nuevo padrastro o a su nueva madrastra. O no conviven pero van juntos de excursión y al zoo en perfecta armonía. ¿Por qué no? Por supuesto, esta buena avenencia se da, pero precisa de una fase de transición y adaptación por parte de las dos familias que se fusionan.

De hecho, la inspiración para dar forma a los malvados padrastros y madrastras de los cuentos surge de la tensión que suele vivirse en una casa cuando alguien que no es tu padre o tu madre marca las pautas. Alguien a quien, además, tu padre o madre demuestra su amor y con el que sientes que tienes que competir para que te hagan caso. Así piensa un niño del nuevo educador que él no ha elegido: es un intruso o intrusa, y le cuesta aceptarlo porque...

▪ Aún le duele haber perdido en el hogar la referencia de su otro progenitor.

▪ Si se ha mudado a la casa de su nueva familia, tal vez se aleje de su entorno y sus amigos.

▪ Teme traicionar el cariño de su padre o madre si muestran afecto y simpatía por su padrastro o madrastra.

▪ No sabe cómo comportarse. Está desorientado.

▪ Tiene miedo de que su madre o padre quiera más a sus hermanastros que a él, y se siente forzado a compartir sus juguetes o su habitación con personas extrañas.

Probablemente, todos necesitáis tiempo y paciencia para dejar atrás la hostilidad y la desconfianza. El punto de partida de vuestra nueva familia dependerá de que establezcáis los parámetros de cómo tiene que ser la convivencia y la educación de los niños. Resulta fundamental que defináis los valores, la conducta y la actitud que tomaréis con vuestros hijos e hijastros. Si no hay acuerdo, la montaña será escarpada, pues cada niño aprenderá nociones distintas y pueden sentirse muy confundidos respecto a cómo actúan sus hermanastros o lo que se espera de él.

Sobre todo, no os pongáis el cartel de padre o madre de vuestros hijastros el primer día. Debéis entender que los niños necesitan más tiempo que vosotros para adaptarse a los cambios, y éste, desde luego, no es pequeño. Cuanto más presionados se sientan vuestros hijastros, más desobedientes se mostrarán. Intentad hacer de tripas corazón con las cuestiones menos importantes y dialogad y retirad privilegios para que aprendan a respetaros y comprendan que los respetáis. No los juzguéis y hablad con ellos sobre los argumentos que les preocupen de vuestra nueva familia. La resistencia irá limándose con el tiempo.

Tampoco pretendáis que enseguida, como por arte de magia, se vean como hermanos. Antes de bajar la guardia, los niños se conocerán, se pelearán, aprenderán a solidarizarse y a compartir. Si programamos actividades de ocio en familia, sentaremos las bases de esta nueva y peculiar amistad. Lo más importante es no obligarles a comportarse como lo que no sienten aún que son. El cariño se construye con cariño.

LA FAMILIA MONOPARENTAL

¿Y si, en lugar de multiplicarse en hermanos y papás, la referencia del niño es única, el padre o la madre? Ésa es una verdadera hazaña, porque si criar a un niño entre dos requiere energía, hacerlo en solitario es un compromiso a tiempo completo y sin concesiones. Papá o mamá pueden no tener una pareja que se haga responsable de su paternidad o maternidad, porque esté lejos, porque haya fallecido o por otras situaciones. En todos los casos, a la responsabilidad y el esfuerzo se suma la pena del abandono, la muerte o la soledad. El apoyo de la familia y los amigos te empujará a superar el dolor personal y a dedicarte al niño con tu cara más positiva. No te cierres a esta ayuda emocional y práctica.

Tal vez, el problema de educación más común entre los padres únicos es que les cuesta mucho poner límites a su hijo. Una cosa es quererlo y garantizarle cariño y atención, y otra ser su esclavo. Podemos mantener una relación maravillosa con el niño y enseñarle a hacer bien sus cosas, a que sea colaborador, amable y responsable. A ser una persona que se valga por sí misma, saludable y feliz.

La tarea es ardua, pero la maternidad o paternidad única también tiene sus recompensas. La más inmediata y reconocible es el estrecho vínculo que nace entre tú y tu hijo. Esta cercanía te motiva a luchar contra cualquier inconveniente y te reafirma como persona. De todos modos, no olvides que él es tu hijo, no es tu depósito de cariño ni tu mejor amigo. Te aconsejamos que no le cuentes todas tus frustraciones e íntimos deseos de adulto, ni estás ante un adulto ni puedes reemplazar la figura de una pareja con el niño. Tu hijo tiene que madurar pasando por todas las fases: niño, adolescente, adulto; no hacer un salto mortal hasta la adultez sin haber disfrutado de la inocencia de los primeros años de vida. Te proporcionará cariño, pero no debe cargar con la responsabilidad de mantener tu estabilidad emocional o de compensar con su cariño tus malos momentos.

No podemos negar tampoco que el niño debe contar con modelos femeninos y masculinos. Puede que estés convencido o convencida de que mientras el niño tenga afecto, da igual quién se lo proporcione. Pero tanto los pequeños como los preadolescentes y adolescentes tienen que rodearse de otros hombres —si eres madre— y de otras mujeres —si eres padre—, sean abuelos, tíos, primos, profesores, entrenadores... A partir de los 3 años, los niños construyen una imagen idealizada de su padre o madre y buscan ese referente en diferentes personas. Además, tratar con niños y niñas, jugar, ver el mundo desde perspectivas de chicos y chicas le servirá para saber interactuar con ambos sexos y para desarrollar su rol de mujer u hombre en el futuro.

Como padre único vas a lidiar con las mismas dudas que una madre única, además de con el prejuicio de que las mujeres son las que tienen el don de educar a los niños. Ignóralo, arremángate y ten paciencia. Que la sociedad tenga esta visión sexista es una anécdota para la que seguramente no dispones de tiempo. Un hombre puede educar a sus hijos tan bien como una mujer.

LOS PROGENITORES DEL MISMO SEXO

Hablando de roles y de que la educación no pertenece en exclusiva a mujeres ni a hombres, entramos en un campo bastante novedoso, al menos a ojos de la sociedad: cómo una pareja formada por dos hombres o dos mujeres enfocan el desarrollo emocional y social de su hijo. Los papás gays y las mamás lesbianas son tan capaces de transmitir valores, calidez y comunicación a sus hijos como los progenitores heterosexuales. Pueden ser parejas y padres tan funcionales como disfuncionales, independientemente de su orientación sexual. No hay ningún estudio científico que demuestre que una familia homosexual perjudique al niño, ni que lo aboque a ser gay, lesbiana o heterosexual. Entre un niño que tiene padre y madre y otro que tiene dos padres o dos madres no hay más diferencia que en casa éste diga papi o mami por partida doble.

Por suerte, la aceptación de las familias homosexuales crece, y no sólo entre los adultos, sino entre los niños. El hecho de tener compañeritos de clase con dos papás o dos mamás y, sobre todo, la buena labor de los padres heterosexuales para que sus hijos entiendan esta realidad, contribuye a que estas nuevas familias tengan el lugar que les corresponde. Más allá de las creencias religiosas, en dos mujeres o dos hombres que se quieren y que se empeñan en cuidar de sus niños no hay pecado, sino valentía y motivación. En este sentido, por ejemplo, y para desmentir las malas lenguas, las estadísticas cuentan que el índice de abuso sexual entre los padres homosexuales es sensiblemente más bajo que el de los padres heterosexuales.

Las parejas homosexuales suelen estar expuestas a la discriminación y a la incomprensión. En las grandes ciudades, salir del armario y disfrutar sin complejos de su sexualidad ya no causa sorpresa, pero todavía existen lugares donde la homosexualidad se margina y se condena. A pesar de todos los obstáculos, mujeres y hombres homosexuales siguen apostando por formar una familia mediante la adopción, la inseminación artificial o el vientre de alquiler. Otros muchos se atreven a pasar de una familia tradicional al modelo sentimental que realmente prefieren: son hombres y mujeres que estaban en pareja heterosexual y que confesaron que eran homosexuales a sus compañeros y a sus hijos.

Tenemos que valorar esta lucha por sus derechos como personas y como padres. En definitiva, dos papás y dos mamás pasan por las mismas situaciones con sus hijos que un dúo padre-madre, y son tan buenos para sus hijos como cualquier otra pareja que se lo proponga. En el único punto en el que inciden especialmente las parejas del mismo sexo es, justamente, en procurar que sus niños tengan contacto con otros referentes masculinos y femeninos de orientación hetero y homo. De ese modo los niños valoran y reconocen desde muy pequeños que la diversidad es positiva y normal.

Y, desde el otro punto de vista, ¿cómo se ven los niños de parejas homosexuales? Pues bien, las investigaciones muestran que los hijos de parejas gays y lesbianas son más abiertos y tolerantes, además de más receptivos y solidarios con los problemas de las personas discriminadas por alguna razón. A ellos también se les descalifica por su estructura familiar, por lo que se identifican con otras minorías. Las burlas en el cole pueden hacer que nuestros hijos se avergüencen o duden, más aún si los profesores o los demás padres no ponen su grano de arena por acabar con los estereotipos. En casa debemos estar al corriente de estas mofas. Nuestro hijo está en proceso de conformar su identidad, y este tipo de conflictos pueden afectarle. Aislándole del entorno o cambiándole de cole no lo solucionaréis. Siempre habrá alguien que le haga notar que su familia es rara o diferente. Charlad con él y hacedle ver que cuando las personas tienen miedo de una situación, porque no la entienden, se refugian en la burla. Si le habéis explicado a vuestro hijo la naturaleza de vuestra familia y que muchas otras personas del mismo sexo viven en las mismas condiciones que vosotros, cada una de estas situaciones causará el efecto contrario; en lugar de hacerle sentir mal, reforzará su empatía y la seguridad en sí mismo. Como cualquier niño que se valora y se siente cómodo con sus padres, el hijo de homosexuales crecerá en el respeto y en la creatividad.

EL HIJO ÚNICO

Qué mala reputación tienen los niños sin hermanos... Antes, los padres vivían con la presión de que una familia de verdad se compone de al menos dos niños y sus padres. Pero, de nuevo, esperamos que sean los últimos resquicios de los prejuicios y las ideas estándar de lo que se espera de la familia. Actualmente, además, los hijos únicos son una realidad interesante y cada vez más numerosa, dado el ritmo de vida de los padres trabajadores, que las mujeres se quedan embarazadas a partir de los 35 años y otros motivos sociológicos e individuales. Por supuesto, también hay parejas que deciden tener un solo hijo, porque sí. Estupendo.

Se dice que los hijos únicos son mimados, egoístas, caprichosos, poco sociables, acusicas y unos cuantos calificativos negativos más. Que se cumpla el perfil o no dependerá de si sus padres aseguran unas buenas pautas de aprendizaje y comportamiento. Los niños aprenden a obedecer, a compartir, a hacer amigos y a negociar con nosotros. Si no tiene hermanos, habrá más niños a su alrededor con los que desarrollar sus habilidades sociales según se las enseñamos. Será un inadaptado si nos volcamos demasiado en él. Es tan especial como cualquier otro niño, y merece los regalos y las atenciones que tendría en una familia más numerosa. Ni más, ni menos.

Al convertirlo en el centro de nuestra vida, estamos recortando su autonomía, limitando las cualidades que sólo descubrirá relacionándose con más personas. Nuestro amparo lo encerrará en un mundo irreal del que no querrá salir. Y cuando salga, se sentirá incapaz de trabar relaciones sólidas, en las que se sienta tan seguro como en casa.

Es mejor que un hijo único no esté solo: llevadle a campamentos, a actividades extraescolares que se realicen en grupo, reunidle a menudo con sus primos o con hijos de vuestros amigos.

Si le dais una educación demasiado permisiva, se habituará a conseguir todo lo que quiere cuando quiere mediante la típica rabieta. En el cole, este pataleo le convertirá en la víctima acusica que todo el mundo rechaza porque siempre culpa a los demás y nunca se hace responsable de sus errores. Y, al llegar a la adolescencia, ser un malcriado tampoco favorecerá su popularidad. Queremos a nuestros hijos y a veces resulta difícil no consentirlos, más aún si sólo tenemos uno, pero si no les marcamos límites, cuando lleguen a adultos pasarán más apuros que alegrías. A nadie le gusta el egoísmo y las actitudes caprichosas; las personas tienden a excluir de los grupos a quienes sólo se miran el ombligo y lo quieren acaparar todo. Si queremos que nuestro hijo se integre, mostrarle que sólo es único en número resulta lo más sensato.

EL HIJO ADOPTADO

Ser padres de un niño tiene idéntico significado si tenemos un hijo biológico o si viajamos a otro país para adoptarlo. Nuestra ilusión, nuestra preocupación, nuestra dedicación y nuestra tarea como educadores serán las mismas. Y eso es lo que vuestro hijo de adopción tiene que saber y sentir desde el primer minuto de vuestra convivencia. La adopción puede resultar traumática para padres e hijos. Todos necesitaréis paciencia y calma para familiarizaros con lo que supone.

Nuestra gran meta es que el niño no distinga de forma peyorativa entre padres biológicos y padres adoptivos. Es fundamental que sepa que es adoptado desde muy temprana edad, y que nos aseguremos de que no se siente desplazado ni cultive la idea de que sus padres biológicos no lo quisieron. También puede ser muy provechoso y educativo que conozca casos como el suyo y que pueda expresar sus dudas y hablar de sus orígenes con naturalidad. Con todo esto no queremos decir que le demos la noticia de repente. Desde que son pequeños, podemos recurrir a los cuentos para mostrarles que hay hijos que vienen de las barriguitas de otras mamás que los adoraban pero que no podían cuidar de ellos; por eso confiaron su educación a otros padres que los quieren y los enseñan igual que lo hubieran hecho los primeros. Conviene evitar que el niño piense que sus padres biológicos no lo querían, y tampoco le favorecerá que hablemos con desdén de ellos. De hecho, a pesar de que muchos niños adoptados conocen a su familia biológica, tienen muy presente que su familia *real* son esos padres adoptivos que les han educado con respeto y cariño.

En muchas ocasiones, un hijo adoptado no llega a una casa vacía. Puede que le esperen uno o más hermanos, que también deben comprender qué sucede. Durante la gestación, los hermanitos ven aumentar el vientre de su madre y tenemos unos meses para prepararlos para el gran acontecimiento: recibir con calidez al nuevo miembro de la familia. Ya hemos explicado que pueden darse actitudes regresivas y celos en los pequeños, y eso es exactamente lo que puede pasar respecto al hijo que adoptamos. Nuestros hijos biológicos tienen que saber desde que empezamos a tramitar la adopción por qué queremos un hermano para ellos y que tendremos que viajar para conocerlo y traerlo a casa. Los niños nos harán muchas preguntas, y debemos prepararnos para intentar contestarlas de la forma más simple posible, metiéndonos en su piel. La fantasía es una buena opción.

A nuestros hijos biológicos les llamará mucho la atención que su hermano o hermana tenga otro color de piel o los ojos y el cabello distintos. Si antes de que nuestro hijo adoptado llegue a casa les enseñamos fotografías, despertaremos en ellos más curiosidad y la generosidad de acoger y querer a alguien que nos necesita, por muy diferente que sea. La adopción resulta una gran oportunidad para que el resto de la familia aprenda que la diversidad es un hecho común y beneficioso para todos. En ese sentido, es importante que mantengamos a nuestro hijo adoptado en contacto con sus raíces, puesto que forman parte de su identidad.

La integración familiar de un hijo adoptado es más lenta y difícil cuando el niño tiene ya cierta edad. Nuestra casa tiene que ser su hogar, tiene que asimilar que le cuidan unos nuevos padres, abuelos, tíos y hermanos. En fin, es un niño que requiere mucha atención y mucho diálogo para que logremos llenar el vacío emocional que arrastra por la falta de una familia de base. Pero verle crecer y adaptarse a su nueva familia nos reportará satisfacciones enormes y momentos que atesoraremos para siempre.

El punto: La emigración y sus oportunidades

Las sociedades del nuevo siglo se caracterizan por la multiculturalidad y la diversidad de razas. Muchas familias aterrizan en países que aparentemente ofrecen una vida mejor y traen sus costumbres, su lengua y su forma de vestir a nuestras calles y a nuestros colegios. Muchas personas crean familias mixtas, cuyos hijos gozan de la doble cultura de sus padres. Y en el cole, nuestros hijos entran en contacto con estas otras maneras de ver el mundo y hacen amigos que proceden de otras partes o que, habiendo nacido en el mismo lugar que ellos, tienen rasgos muy diferentes. Pero sienten y aprenden lo mismo que ellos.

Estas amistades son la gran esperanza contra el racismo, la ignorancia y la discriminación. Nuestros hijos ya no necesitan viajar para darse cuenta de que existen muchas realidades tan válidas y dignas de admiración como la suya. Las disfrutan en el pupitre de al lado, en su pandilla de amigos, en su grupo de deportes o de danza. Son relaciones constructivas que los enriquecen en valores, que les demuestran que no hay una única manera de hacer y de expresarse. Los niños interactúan y se estimulan para aprender otros idiomas, para ayudarse mutuamente en el acto de solidaridad más sincero y puro. Esta emigración potencia el abrazo de culturas y quizá un día sirva para que vivamos sin choques ni desigualdad.

21

SITUACIONES ESPECIALES
AMOR EN LA DISCAPACIDAD

A la hora de sacar adelante a nuestros hijos se nos presentan muchos retos, pero diríamos que los padres más animosos son los que enseñan a vivir en la enfermedad o la dificultad. Sólo con amor y coraje logran crecer con sus hijos al tiempo que aprenden a manejarse ante una dolencia crónica o algún problema de desarrollo o de comportamiento. Durante el embarazo, colocamos muchas expectativas en nuestro futuro hijo: queremos que sea divertido, listo, deportista... y que viva con mucha salud. No obstante, quizá recibamos noticias inesperadas: nacerá con Síndrome de Down, su corazón o sus riñones no funcionarán a pleno rendimiento, no verá o no oirá. No esperamos en absoluto que el niño desarrolle un desorden de comportamiento en sus primeros tiempos de socialización, ni que su aprendizaje discurra con más lentitud de lo normal.

La vida nos lanza muchos guiños, y lo que al principio supone un golpe nos ofrece innumerables **oportunidades para madurar** y valorar los momentos de alegría. Después de darnos el espacio necesario para aceptar que nuestro hijo necesitará atenciones específicas y de informarnos sobre cómo organizar nuestra cotidianidad familiar, las claves de la educación de un hijo discapacitado o que padece una enfermedad crónica son la normalidad y la practicidad. Enseñarles a socializar mediante la comunicación, fijando límites, predicando con nuestro ejemplo. Ellos pueden darse cuenta o no de su diferencia, pero a nosotros nos incumbe tratarlos como a cualquier otro niño. En los últimos años hemos dado un paso de gigante en la integración social de los niños con discapacidad, y eso tiene mucho que ver con la implicación de toda la familia. Cada vez es más frecuente que los niños compartan las mismas actividades y que interactúen y sean solidarios con los compañeros discapacitados o que precisan apoyo. Esta actitud de pequeños y jóvenes pone de manifiesto que han sido educados en el respeto hacia la diferencia. Compartir aula o actividades hace que los pequeños se interesen por la vida de los demás y los aprecien sin tabúes.

Los padres de un niño discapacitado tienen miedo de que a su hijo le falte algo cuando ellos no estén, pero no se resignan a que no desarrolle al máximo sus capacidades. En la actualidad, las familias tienen acceso a terapias fisiológicas y psicológicas enfocadas a estimular desde muy pequeños a niños con problemas de movilidad y aprendizaje. Esta estimulación continua resulta esencial y es la mayor apuesta que podemos hacer como padres. Ellos, mientras todos nos esforzamos, serán, como siempre, la alegría de la casa.

EL NIÑO CON ENFERMEDAD CRÓNICA O DISCAPACIDAD

Hay niños que nacen o que adquieren con los años defectos físicos que pueden suponer una limitación en su día a día. Los clasificamos como una discapacidad cuando esos defectos retrasan su desarrollo general. Educar a estos niños demanda que nos volquemos emocionalmente, al tiempo que aprendemos a repartir nuestra energía en educar a nuestros otros hijos, en nutrir nuestra relación de pareja y en crecer como individuos. Es, sin duda, una empresa ardua. Pero no por ello debemos asumirla en solitario. Cada progenitor reacciona de una forma particular ante un problema de salud importante, pero cuando ambos entienden la manera que el otro tiene de sobrellevarlo, por fin se sienten acompañados y capaces de avanzar. Es muy importante darse el tiempo necesario para rechazar la culpa y la preocupación que implica algo tan inesperado como la discapacidad o la enfermedad crónica.

Dentro del grupo de niños que necesitan cuidados especiales o que tienen una discapacidad moderada o severa, el abanico de enfermedades es muy amplio: asma, diabetes, Síndrome de Down, autismo, parálisis cerebral, sordera, ceguera, enanismo, malformaciones orgánicas, etc. Para cada dolencia existen unas terapias determinadas, y cada familia cuenta con recursos emocionales distintos para sostener su hogar en sus circunstancias. Por ello, es injusto que nos refiramos a la discapacidad como un grupo compacto que responde a unas directrices educativas comunes. De todas maneras, podemos reflexionar sobre algunas pautas muy útiles.

En primer lugar, en el desarrollo de un niño con limitaciones es crucial enriquecer el ambiente, es decir, plantearle los mismos estímulos directos que a cualquier niño. Aunque nuestro hijo no pueda caminar, correr o saltar, por ejemplo, es bueno que lo intentemos con él y que alabemos cada pequeño logro. Debemos conversar con él —si hace falta, mediante lenguajes adaptados, como el de los signos—, hacerle partícipe de las rutinas familiares y, sobre todo, no sobreprotegerle o servirle. Es mejor que le ayudemos a coger una cuchara a que le alimentemos nosotros sin darle la oportunidad de intentarlo. Ambos progenitores deben cooperar y colaborar en cada actividad, y no repartirse los cuidados y la atención, de ese modo se sentirán implicados con su hijo y su pareja. De hecho, toda la familia tiene que funcionar como un equipo; un niño con limitaciones puede uniros aún más.

A esta acción conjunta tenéis que sumar la de los profesionales de la salud y de la educación. Desde que nace, éstos harán un seguimiento completo de la evolución y el perfil de vuestro hijo, así que serán parte de la familia. En la guardería y en el cole, personas competentes y especializadas atenderán a nuestro hijo. Lo verdaderamente importante es que el niño esté rodeado de otros niños y jóvenes, como uno más, a pesar de que tenga el refuerzo de otras personas. También es fundamental que no aparquen a nuestro hijo en cursos anteriores al que le toca, pues eso le desmotivaría y rebajaría su autoestima. En estos casos, elegir el colegio correcto es la gran prioridad. Cuando conversemos con el niño, será bueno que le hagamos notar que todas las personas tenemos algo que no funciona al cien por cien y que, a pesar de que él no puede alcanzar metas o debe esforzarse más que otros niños para conseguir las mismas cosas, siempre tendrá a su familia y a los cuidadores a su lado. Todos unidos llegaréis al 100% a la meta. No hay ninguna razón para que ocultemos a nuestro hijo lo que le pasa. La diferencia sólo debe representar un reto, no un alejamiento de los demás. Simplemente, tiene que esforzarse un poco más y mirarse con buenos ojos; el fin es que las miradas o los comentarios sobre su discapacidad no le impresionen.

Si nuestro hijo es de salud delicada y pasa la mayor parte de su infancia o su adolescencia entrando y saliendo del hospital, tenemos que facilitarle una información clara (hasta donde su edad lo permita, para que no sufra gratuitamente) de su problema. Eso y el sentimiento de que su familia le apoya constituyen su mayor baza. Por decirlo de alguna manera, nuestro hijo tiene que sentirse como en casa durante sus tratamientos y visitas médicas: le llevaremos algún juguete, lo plantearemos como un proceso tranquilo y normal y nunca le dejaremos solo. Es probable que nos pregunte por qué los otros niños están sanos, si a él le pasa eso porque se ha portado mal. Con mucha paciencia y ternura, debemos explicarle que cada persona pasa por dolores distintos en algún momento de su vida, y que haréis todo lo posible para que él esté mejor. Si podemos reconfortarle y darle la fuerza y la confianza necesarias para sobrellevar su dolencia, tendremos medio camino recorrido.

- TICS. Los tics son movimientos (o vocalizaciones repetitivas) involuntarios, estereotipados, bruscos y breves, sin finalidad, con carácter repetitivo, pero no rítmico, que el niño puede reproducir a voluntad y controlar parcialmente. Son intermitentes, favorecidos por factores emocionales, y disminuyen cuando se realizan tareas que requieren una atención mantenida; un esfuerzo voluntario es capaz de suprimirlos durante un instante.

  Suelen reproducir actos de la vida diaria, por ejemplo, elevación de los hombros, sacudidas de la cabeza, parpadeo, muecas faciales, ruidos nasales, espiraciones forzadas, gruñidos, chasquidos de garganta, vocalización y a veces sacudidas bruscas de una extremidad. Por poner algunos ejemplos el niño puede empezar a morderse las uñas, a chuparse el dedo, a entornar los ojos, a rascarse o a mover los pies o las manos sin parar o a morderse la ropa. A diferencia de otros trastornos del movimiento como coreas o distonías, el niño puede reprimirlos en algún momento e imitarlos. En casa, no le diremos que tiene un tic, sino que intentaremos bloquear los comportamientos de forma natural para no ponerle más nervioso. En este sentido, si se muerde las uñas, no le propinaremos una palmada en la mano cuando lo esté haciendo, sino que se la tomaremos para ofrecerle algo. Muchos tics son transitorios. Ante su persistencia conviene, sin agobios ni urgencias, consultar con el pediatra.

- TARTAMUDEO. La tartamudez no es voluntaria ni agradable y merece toda nuestra comprensión. No debemos olvidar que al inicio del desarrollo del lenguaje puede haber una fase (que incluso dura meses) en la que aparece el llamado tartamudeo fisiológico transitorio. Puede corregirse con técnicas dirigidas por un especialista. No debemos insistir al niño que repita sin cesar las frases, ya que lo pondremos más nervioso y su dicción empeorará.

- COMPLEJOS. Cuando los niños sufren por algún defecto real o imaginario, o por un rasgo muy distintivo que no les gusta, hay que ayudarles a que vean sus otras muchas cualidades. Es la mejor manera de que comprendan que una persona no se define sólo por una característica, sino por todo lo que es. Para que los demás acepten nuestra diferencia, lo primero es que nosotros nos aceptemos y queramos tal como somos. Nunca lo compadeceremos del complejo, aunque podemos invitarle a que se tome su defecto con orgullo e incluso con sentido del humor. La autoestima es la principal herramienta para superar los complejos.

- SER PATOSOS. Los niños con alguna dificultad motora o los que son despistados o nerviosos pueden ser muy torpes o no gozar de buenos reflejos. En el primer caso, la razón es genética y precisa fisioterapia; en el segundo, habrá que reconducir malos hábitos, lo que no significa estar todo el día riñéndole para que se fije en lo que hace. Mostraremos al niño cómo hacer las cosas con cuidado para que no se haga daño y le gratificaremos y felicitaremos con cada avance. Le propondremos que asuma pequeñas responsabilidades para que gane autonomía poco a poco. Si el problema es grave, tendremos que plantearnos eliminar los elementos y barreras arquitectónicas peligrosas de nuestro hogar.

TRASTORNO DEL ESPECTRO AUTISTA (TEA), SÍNDROME DE DOWN, RETRASO COGNITIVO, TRASTORNO POR DÉFICIT DE ATENCIÓN CON O SIN HIPERACTIVIDAD (TDAH)

La atención y la estimulación son tan versátiles como la imaginación que despleguemos para comunicarnos con nuestro hijo. Y para los casos que nos conciernen en este punto, la creatividad para saber acercarnos al niño es crucial. Los niños autistas, con Síndrome de Down, con un retraso cognitivo o que no pueden concentrarse en una tarea demandan vías alternativas de relación, vías que tendremos que descubrir y fortalecer.

El TEA conlleva carencias comunicativas, relacionales y de comportamiento. Los niños no desarrollan el habla ni mantienen una conversación lógica, además de que no dominan el lenguaje no verbal (por ejemplo, desconocen el contacto visual al hablar). Tampoco responden a caricias, abrazos y besos, y expresan el afecto de formas no habituales. Repiten conductas que les fascinan, como, por ejemplo, ordenar sus juguetes o apagar y encender un aparato eléctrico, y necesitan sus rutinas para sentirse cómodos.

Teniendo en cuenta que nuestro hijo no ve el mundo tal como nosotros lo percibimos, debemos averiguar cuáles son sus formas de ver, oír, sentir y degustar; cómo es *su* mundo, para poder compartirlo. La terapia y la educación de un hijo autista se focaliza en la comunicación. Los especialistas que estimulan al niño nos apoyarán y guiarán en cómo trabar este vínculo especial.

En realidad, este soporte profesional es clave en nuestro enfoque educativo cuando tenemos un niño con algún retraso cognitivo. Mientras ordenamos nuestra vida como familia —un punto básico para mantenernos unidos—, otras personas preparadas nos dan todos los puntos de vista y las razones necesarias para nuestro bienestar y el de nuestro hijo. Los especialistas nos orientarán sobre cómo enseñarle a valerse por sí mismo en el cole, en su aseo personal, haciendo amigos o en su paso a la adolescencia, siempre según su grado de retraso. Lo que está claro es que, por nuestra parte, nos dejaremos llevar y derrocharemos afecto con el niño.

Esta recomendación es muy válida también para los niños que nacen con Síndrome de Down, es decir, con una variación genética que implica cierto retraso cognitivo y deficiencias cardíacas, visuales y auditivas. Son niños expuestos a muchos problemas de salud, así que su médico de cabecera será una persona de referencia que podrá recomendarnos a otros profesionales que nos ayuden a definir las capacidades, los intereses, el temperamento y el mejor plan de aprendizaje para el niño.

En los niños hiperactivos, el plan de aprendizaje se basa en estrategias que fijen su atención con el fin de que consiga concentrarse. Puede preocuparnos, además, que se haga daño con sus constantes movimientos y su comportamiento compulsivo. Así pues, debemos cultivar a fondo la paciencia y la calma si queremos modificar poco a poco su conducta. Antes que nada, es importante que marquemos unas normas de lo que puede y no puede hacer en casa. Al principio, el niño se equivocará una y otra vez, y nuestra tarea consistirá en reconducirlo sin escandalizarnos o mostrar disgusto. Precisamente, esta reacción de los padres incita al niño a moverse aún más porque entiende que así llama nuestra atención. Cuando consiga tranquilizarse y cumplir alguna norma, es muy importante que le felicitemos, para así asentar la conducta. Organizar planes para tener cubiertos los días y el fin de semana resulta de mucha utilidad, puesto que es nuestra excusa para enseñarle que hay momentos de actividad y otros en los que todos necesitamos reposar. Nuestro hijo comprobará las ventajas que obtiene cuando se mueve sin parar y cuando está tranquilo. Hay niños que no se concentran y no son hiperactivos; en cualquiera de los dos casos, no está de más que visitéis al pediatra para que diagnostique la condición del niño y la trate desde la mejor perspectiva posible.

En definitiva, podemos integrar a los niños que requieren cuidados especiales, siempre teniendo en cuenta su grado de retraso en el desarrollo, en ambientes variados y *normales*. Los especialistas nos respaldarán y nos enseñarán cómo hacer que nuestro hijo desarrolle su personalidad y sus capacidades rodeado de cariño y comprensión.

LA PÉRDIDA. EL DUELO

En el espíritu de una madre y un padre, puede que la máxima principal sea esforzarnos para que nada malo ni traumático les pase a nuestros hijos. Podríamos meterlos en una burbuja de felicidad, pero no les ayudaríamos a ser fuertes y valientes ante las adversidades de la vida adulta. Podríamos dibujarles un panorama de lo estresante que resulta la vida moderna, pero eso les robaría la inocencia y les confundiría aún más. Entonces, cuando el dolor aparece de manera inevitable, ¿cómo podemos protegerlos y, al mismo tiempo, intentar que les resulte comprensible? Un niño pequeño precisa que le aclaremos el concepto de la muerte con más metáforas que un adolescente, pero ambos necesitan exactamente el mismo apoyo para digerir la pérdida.

Bien, no podemos engañarles respecto a algo tan serio e inevitable. La muerte forma parte de la vida, y así debemos hacérselo notar de la manera menos dolorosa posible. Una persona se va, pero nos queda el recuerdo de su alegría, lo que nos ha enseñado, lo que nos hemos querido y acompañado. Conversar sobre el ser querido nos ayudará a liberar emociones, tristeza e impotencia. Asimismo, el apoyo mutuo y el saber que podemos contar unos con otros en la familia constituye una fuente de ánimo muy sólida. Una muy buena idea es asociar la persona que nos ha dejado con un objeto o lugar que solía frecuentar y pensar en ella siempre que veamos ese elemento especial. Su recuerdo la mantendrá en nuestra memoria con cariño.

Los niños manifiestan el estado de duelo de una manera distinta a los adultos; no hablan sobre lo que les confunde, sino que lo dejan entrever a través de comportamientos ansiosos o hiperactivos. Asimilar que ya no verán ni hablarán más con alguien importante para ellos es un golpe que se escapa a su lógica infantil. Manejarán la ausencia con el tiempo y si racionalizamos un poco qué es la muerte.

El caso es que entre los 2 y los 3 años, los niños creen que morirse equivale a estar dormido. De los 3 a los 6, esta creencia evoluciona; reconocen que la persona no está, pero aún piensan que es un final revocable, que tiene solución. Es a los 9 años cuando nuestros hijos comprenden lo que supone esta pérdida. Al igual que en otros temas comprometidos y difíciles de clarificar, en la explicación de qué es la muerte tiene que primar la verdad. Eludir la conversación no les hará más felices, ya que nos ven indispuestos y tristes, y deducen que algo negativo sucede. El ambiente de tristeza en casa puede llevarles a especular sobre males relacionados con ellos o su entorno, como que les van a abandonar o que ya no les queremos. No hay solución mejor que ceñirnos a la verdad: la muerte es natural, pero también puntual, no llega todos los días, y no tenemos que sufrir en vano. La persona fallecida ni se ha ido de viaje ni ha hecho un truco de magia. Sí, podemos recurrir a la fantasía y a las historias simbólicas para explicar qué pasa cuando morimos o, si somos creyentes, podemos mencionar que la persona está en el cielo y es nuestro ángel de la guarda. Nuestro hijo merece respuestas positivas, comprensibles y reconfortantes para poder cumplir su duelo y no esperar milagros. De otro modo, cuando sea consciente de las mentiras se sentirá aún más desolado y decepcionado.

Un pequeño atraviesa un duelo de forma más ligera que un niño o un adolescente porque su visión del mundo es más inocente y no contiene conceptos negativos. Sin embargo, cuando la pérdida supone la muerte del padre o la madre, el *shock* exige un apoyo psicológico constante. El dramatismo no vale, y tenemos que asumir que el niño estará triste y deprimido durante mucho tiempo. No podemos salvarlo de esa sensación, pero podemos compensarla con mucho contacto físico, con diálogo que le permita desahogarse y recordándole todo lo positivo de su papá y su mamá, y lo orgulloso u orgullosa que estarían de verle contento. Esconder las fotos o las pertenencias de la persona fallecida resulta contraproducente, pues el contacto con ellas contribuirá a que el niño no tenga miedo ni pena, ni una visión negativa de la muerte. Nuestra principal preocupación debe centrarse en ofrecerle toda la serenidad que podamos para que no se hunda en el dolor y en el miedo.

Esto también es aplicable a otras situaciones traumáticas. Los desastres naturales, los accidentes, la violencia y el abuso, el divorcio de los padres, ser abandonado o separado por la fuerza de su familia... repercuten intensamente en el bienestar de un hijo y un joven. Aparece el estrés y, a veces, la agresividad o la introversión. Se trata de un acto reflejo de pánico que puede dejar secuelas psicológicas. Uno de los primeros conceptos abstractos que desarrollan los niños es el **miedo**. No cabe duda de que el miedo está inscrito en nuestros genes como una parte del código de supervivencia: los temores evitan que corramos riesgos y nos enfrentemos a situaciones absurdas que no podemos vencer. Todos los niños experimentan el miedo y la ansiedad en un momento u otro. Cada edad está asociada a unos miedos concretos, y la manera como los niños los manifiestan es una señal de las herramientas con las que cuentan para resolverlos:

- Un bebé llora cuando no reconoce a la persona que se le acerca y si, además, no puede ubicar a sus padres. Entre los 12 y los 15 meses, este miedo se evidencia más y luego va desapareciendo.
- Los niños entre los 10 y los 18 meses gritan cuando creen que sus padres no están con ellos. Es el miedo a la separación.
- Entre los 4 y los 6 años, la amplia imaginación de nuestros hijos les hace ver fantasmas, monstruos y otros seres que viven en la oscuridad. Estos temores coinciden con la adaptación al cole y a la socialización.
- A partir de los 7 años, los niños y los adolescentes se estresan ante un eventual dolor o accidente en el que puedan sufrir.

Estos miedos son normales y se van disipando a medida que el niño crece. No obstante, el sentido exagerado de alarma se convierte en un inconveniente para su desarrollo correcto y puede desembocar en una **fobia**. Unos padres sobreprotectores restan capacidades para que su hijo supere las dificultades, y este niño inseguro tiene más tendencia a padecer fobias. Ante un evento traumático, los niños miedosos y los niños sufridores —igual de inseguros, ya que proyectan sus miedos en un futuro imaginario, siempre esperando que ocurra lo peor— tienen todas las cartas para bloquearse. Es poco probable que estos niños puedan resolver sus temores por sí mismos, así que los padres no debemos descartar la ayuda de un especialista. Los psicólogos de la escuela conductista plantean una terapia de exposición a las situaciones que despiertan el pánico en el niño para que sea consciente de que no tiene nada que temer y pueda sobreponerse al bloqueo.

Por otro lado, los niños no dejan de sorprendernos por su fuerza y su capacidad para sobreponerse a las tragedias y crecerse en ellas. La **resiliencia**, habilidad para potenciar sus destrezas y su autoestima aprendiendo de las situaciones duras, no sólo es motivo de orgullo, sino que depende de que los padres estimulemos a nuestros hijos y les criemos para que confíen en sus muchas posibilidades.

El punto: Trastornos de la alimentación

La anorexia, la bulimia nerviosa y la obesidad son alteraciones de la conducta alimentaria con consecuencias graves. La persona obesa pone en peligro su salud por culpa del sobrepeso y la acumulación de grasa; la anoréxica, que persigue un ideal de delgadez extrema, se pone como objetivo reducir su dosis de alimento hasta no ingerir nada, o come con normalidad pero recurre a laxantes o al vómito para eliminar lo comido, lo que conocemos como anorexia purgativa. Las personas bulímicas funcionan por fases alternas de atracones y vómitos. Tenemos que recordar que los trastornos alimentarios están clasificados por la Organización Mundial de la Salud (OMS) dentro de las enfermedades de raíz psíquica, y no se refieren únicamente a cómo cambian el cuerpo. Buscamos de forma inconsciente la seguridad y el confort que nos evoca un tipo de alimento con el que nos consolaban de pequeños, como si nos pusieran el chupete en la boca, agua o leche. Desde que somos niños, nos inculcan la idea de la comida como premio: si nos caemos, nos dan una golosina; si no terminamos el primer plato, nos quedamos sin pastel o galletas. Una educación de este estilo en materia de alimentación puede modelar una mala relación con la comida, que se dispara con la ansiedad. Comemos demasiado o nos privamos de comer porque nos gratificamos, nos castigamos o intentamos aliviarnos de algún peso emocional.

Por desgracia, hoy los casos de niños y adolescentes de ambos sexos con sobrepeso, obesidad, anorexia y bulimia van en aumento. Las causas de estas alteraciones son de diversa índole, desde los genes, los factores hormonales, la falta de apetito, el hambre voraz innata, la presión del entorno y los cánones estéticos imperantes, el sedentarismo, las horas delante del televisor hasta, por descontado, los malos hábitos alimentarios.

- Al niño obeso, el sobrepeso puede venirle de herencia o de la necesidad de saciar su tremendo apetito, pero consideramos que se enfrenta a un trastorno emocional cuando consume cantidades abundantes de alimentos muy calóricos o poco nutritivos para aliviar su ansiedad o porque se siente desplazado. No en balde, junto a riesgos cardiovasculares, diabetes y otros problemas de salud, los niños con obesidad sufren porque son objeto de mofa cruel por parte de otros niños. Como en un círculo vicioso, se aíslan más, son menos activos y acaban refugiándose en la comida. El índice de obesidad en niños y adolescentes se ha cuadriplicado en los últimos veinte años en España, como se desprende de la Encuesta Nacional de Salud. Si los padres percibimos algún indicio a partir de los 5 años que nos haga pensar que nuestro hijo come demasiado y engorda, tenemos que abordarlo enseguida. La solución no es ponerlo a dieta como un castigo ni criticar su obesidad. El niño no responderá a persecuciones ni a presiones psicológicas; el efecto será el contrario del que pretendemos. Tampoco debemos idealizar el hecho de estar delgados; se ha comprobado que muchos niños obesos desarrollan anorexia de adolescentes porque se obsesionan con la delgadez. Nuestro hijo necesita que reforcemos su autoestima, que le recordemos sus cualidades, y que le motivemos a seguir buenos hábitos: una alimentación equilibrada para su edad (frutas, verduras, cereales, legumbres), ejercicio físico y menos televisión. Sí, los estudios desvelan que cada hora de televisión incrementa el riesgo de obesidad en un 12%. Dejad que un médico os asesore en cuestiones dietéticas y que enseñe al niño los beneficios que supone saber comer bien. Una vez tome la responsabilidad de cuidarse, cumplir una dieta se convertirá en algo con sentido.

- Los chicos y las chicas anoréxicos suelen ser, para nuestra sorpresa, excelentes estudiantes, populares entre sus amigos y tranquilos en casa. Sin embargo, no están contentos consigo mismos. Su vía para expresar esa rabia es la no-dieta o autodestruirse no probando bocado. Si no tienen su vida bajo control, al menos controlan la comida. Como una adicción, se ven premiados por cada kilo que pierden, por cada alimento al que se resisten o que eliminan haciendo deporte de manera compulsiva. Y no pueden parar. Siempre se ven gordos, aunque su situación de infrapeso amenace su vida. Los bulímicos se castigan por comer induciéndose el vómito o laxándose para librarse de lo que han ingerido. La anorexia y la bulimia nerviosa no dependen de decisiones controlables; requieren la ayuda de endocrinólogos, nutricionistas, psicólogos y otros especialistas para tratarlas desde una perspectiva integral: los daños físicos en los órganos, los huesos y el sistema hormonal, la baja autoestima y la autodestrucción, la depresión derivada del trauma. Los trastornos de la alimentación precisan la atención médica profesional; es importante que asumamos que el tratamiento será largo y difícil pero que nuestro hijo logrará salir de ello con psicoterapia y con la profilaxis adecuada.

Observemos a nuestros hijos, estemos al corriente de sus preocupaciones y promovamos la idea de una vida saludable basada en el equilibrio nutricional y el ejercicio moderado. Ahorrémonos cualquier comentario superficial y frívolo sobre su cuerpo. Ellos son maravillosos como son, no hace falta que se parezcan a tal o cual actor o cantante. Seamos responsables. Seamos su fuerza. Sólo así podremos prevenir estos desórdenes o detectarlos a tiempo.

22

EL SEXO: PUNTO CLAVE EN UNA EDUCACIÓN SALUDABLE
FÍSICA Y QUÍMICA

La sexualidad es un terreno en el que casi todos los padres resbalamos un poquito. Nos escudamos en la creencia de que no tendremos que enfrentarnos a la educación sexual hasta que nuestro hijo llegue a la pubertad, pero las cosas no funcionan así. La sexualidad no es la bella durmiente que despierta y tiene un papel protagonista en la adolescencia. La sexualidad nace y muere con nosotros, es una cualidad inherente a las personas, profundamente arraigada con su biología, con su forma de comunicarse, de dar cariño y placer. Con su personalidad.

De ahí que los pequeños nos dejen boquiabiertos con esas preguntas que nos incomodan y que para ellos resultan tan espontáneas. La educación en materia de sexo arranca mucho antes de cualquier sesión específica del cole o de que nos sentemos con nuestro hijo en el sofá en pos de una conversación *seria*. Cada día, desde muy temprana edad, el niño quiere corroborar lo que ve u oye y no acaba de entender. Y no sólo cuestiona, también disfruta mamando del pecho de su madre en los primeros meses de vida y explorando y observando su propio cuerpo desde los 2 o 3 años. Después aparecen las preguntas sobre las diferencias anatómicas entre hombres y mujeres y sobre la reproducción, y pasan por una fase de curiosidad sexual hacia otros niños. Estos juegos se dan entre los 5 y los 6 años. En la prepubertad y durante la adolescencia, los cambios corporales los empujan a informarse de forma más detallada sobre el sexo y el amor.

Ninguna clasificación es absoluta, y las edades de descubrimiento de la sexualidad oscilan: hay niños más precoces y otros que experimentan más tarde. De todos modos, no tenemos que alarmarnos ante sus preguntas y su interés por los genitales. Al tocarse, notan que esa parte tiene una sensibilidad distinta, pero su curiosidad no esconde ideas retorcidas. En esta línea, es natural que los padres tengamos un sentido de la moralidad y unos valores que definen nuestra visión del sexo. Naturalmente, educaremos a nuestro hijo en estos valores, pero tenemos que intentar no resultar negativos ni castrantes. Las caricias, tocar(se) y los besos no son *asquerosos* ni vergonzantes. Como hemos dicho, la sexualidad abarca aspectos que superan el cómo se hacen los niños, aspectos ligados a cómo nos relacionamos con personas del otro sexo —o del mismo, según nuestra orientación sexual— y cuál es nuestro rol en sociedad como hombres o mujeres. Los niños y las niñas reconocen su género a los 2 años, aproximadamente, porque asocian sus atributos físicos con una identidad sexual concreta. Sin embargo, aprenden qué significa ser hombre y ser mujer copiándonos. Si identificamos lo femenino a unas tareas, a la sensibilidad y a jugar con muñecas, y lo masculino a ser duro, a jugar con coches y a no colaborar en casa, nuestros hijos seguirán estos estereotipos en sus relaciones. Criarlos sin diferencias de género es la primera piedra para construir una sociedad más equitativa y de hombres y mujeres que puedan expresarse libremente.

El sexo tiene un componente emocional unido a la experiencia puramente física, y el niño necesita verlo en sus padres para comprenderlo. No hace falta que expliquemos con pelos y señales a un niño de 2 años las artes del amor, pero si está familiarizado con la imagen de dos personas que se abrazan y se besan porque se quieren y se gustan, su noción del contacto físico se desarrollará de una manera más saludable. Por descontado, es mejor no evidenciar actitudes más íntimas. Así nuestros hijos asumirán que hay aspectos de la vida que pertenecen al ámbito privado de una persona o una pareja. La idea también sirve para enseñarles que ciertas cosas corresponden a la intimidad y es preferible no hacerlas en público.

Del mismo modo, podemos introducir al niño en la educación sexual hablando de los genitales como algo normal. Por ejemplo, durante su baño, podemos enseñarle que «secamos bien la vulva» o «lavamos con delicadeza el pene». Cuantos menos eufemismos y diminutivos usemos para referirnos al cuerpo, más conciencia positiva de éste fomentaremos en los niños. Muchos padres también dudamos respecto a mostrarnos desnudos delante de los hijos. Para un pequeño la desnudez es algo corriente y agradable; el pudor proviene de la educación. Si nos ven saliendo de la ducha o cambiándonos de ropa, adquieren un concepto del cuerpo desnudo natural, sin connotaciones eróticas. Las restricciones o las actitudes cerradas de unos padres estrictos pueden desembocar en vergüenza, rechazo o culpabilidad hacia el cuerpo y el sexo.

En realidad, nuestras explicaciones sobre esta materia siempre deben partir de la normalidad. Al igual que no necesitan saber, como niños que son, que la vida tiene sus reveses, evitaremos temas como los abusos, la violación o la prostitución hasta que puedan asimilarlos. Nos guardaremos también las muecas raras y la vergüenza y usaremos un lenguaje adulto para asentar la confianza del niño y darle a entender que puede preguntar con tranquilidad lo que desee. Hay niños que nunca plantean cuestiones acerca de la reproducción, el cuerpo o un embarazo de su madre porque perciben que los padres se sienten incómodos cuando intentan responderles. Es esencial que niños y adolescentes asuman su sexualidad como una característica personal bonita y no como algo sucio o que deban esconder. Ocultarles un hecho tan vital no nos sirve de nada, pues saben mucho más de lo que podemos imaginar: lo intuyen, constrastan opiniones con otros niños y viven en una sociedad en la que el sexo fluye en todos los campos. Podemos ayudarles a madurar sin tabúes ni miedos. Podemos educarles en la diversidad de formas de amor y sexo, mostrarles que dos hombres y dos mujeres se pueden amar como pasa en una pareja de hombre y mujer, y definir las particularidades de las relaciones heterosexuales y homosexuales sin prejuicios ni tópicos. También es interesante explicarles que las personas que no tienen pareja no tienen ningún problema. En conclusión, que amor y sexo son placenteros si hay libertad de elección.

Contamos con el sentido del humor y el tacto para introducirles en los asuntos amorosos y sexuales. Sí, porque de lo que se trata es de ofrecerles una buena educación sentimental, dirigida a que aprovechen todas las sensaciones y placeres del enamoramiento y el deseo. Podemos comentar nuestros sentimientos como pareja y padres e intercambiar impresiones de manera respetuosa y amable sobre si le gusta alguien del cole, por ejemplo. Trabajar en la comunicación desde pequeños facilitará que nos cuenten sus emociones en una época complicada, la adolescencia. De hecho, los padres se suelen quejar de que sus hijos se encierran en sí mismos cuando empiezan a cambiar físicamente. Queremos que los chicos nos confíen sus temores. No obstante, esta confianza es fruto de una educación sexual y sentimental trazada desde la infancia; no podemos pretender que nos abran la puerta de pronto si antes no hemos construido ese vínculo.

Por si fuera poco, en la adolescencia se conjugan muchos elementos que confunden a nuestro hijo. Sus hormonas le juegan malas pasadas en los años en los que cambia su apariencia o la voz: se sienten inseguros e hipersensibles a todo lo que les rodea, además de vivir la constante contradicción de desear experimentar y ser independientes, y temer equivocarse o arrepentirse de sus actos. Pueden atravesar una etapa de negación en la que se preguntan para qué tener el período o por qué aún no se han desarrollado físicamente o, al contrario, lo han hecho tan pronto en comparación con sus amigos. Se sienten poderosos en su grupo, tienden a la burla o a destacar la diferencia, y sufren por los complejos y por que su imagen se adecúe a unos cánones estéticos de moda.

En este contexto, el sexo ocupa un lugar principal. Son los años en los que viven la respuesta sexual instintiva, en los que probablemente tendrán su primera experiencia con otra persona, en los que se enamorarán con tanta pasión como incertidumbre. Puede que su autoestima se resienta; nuestro trabajo desde niños en educarlos con valores y con una visión positiva de los cambios será una herramienta estupenda para que consigan relativizar sus miedos y confiar en los padres. Y con más motivo si son homosexuales y se plantean decírnoslo.

Por todas estas razones, a la larga nos agradecerán que les hayamos preparado para los cambios. A partir de los 9 o 10 años, podemos aprovechar situaciones como ir a la piscina o la visita de unos primos adolescentes para mencionar que a cierta edad las mujeres desarrollan el pecho o que los genitales de chicos y chicas maduran. Es fundamental que las niñas conozcan qué supone la menstruación y cómo funciona el ciclo. Lo tienen todas las mujeres y no pasa nada. Podemos contrarrestar su inseguridad resaltando que son como una obra de arte a medio hacer y que sus cuerpos y sus emociones evolucionarán con el tiempo: el acné mejorará, serán más altos y sus formas serán más armónicas. Una de las frases clave de esta etapa es, sin duda, «tranquilo, es normal porque...».

No pensemos que porque hablemos abiertamente de sexo con nuestro hijo fomentamos que tenga más ansias por practicarlo. La verdad es que su curiosidad y su miedo van en el mismo barco, y a veces desvelar los misterios del coito o del contacto entre dos personas incluso les cohíbe un poco más.

La educación sexual no consiste en avisos y advertencias. Informar a nuestro hijo de los peligros que implican las relaciones sexuales —enfermedades, embarazo no deseado— o entregarle un preservativo y salir corriendo (metafóricamente hablando) contradice lo que es educar: darle los recursos para defenderse y disfrutar de la vida. Confiemos en ellos y en cómo les hemos enseñado a respetarse y a respetar a los demás. Este bagaje les ayudará a decidir cuándo, con quién y cómo desean mantener relaciones sexuales; a protegerse de las enfermedades de transmisión sexual y del embarazo con los métodos anticonceptivos adecuados, y, sobre todo, a saberse queridos y seguros al compartir su intimidad con alguien que consideran especial.

TERCERA PARTE

MOLESTIA, DOLOR Y ENFERMEDAD: CÓMO CURAR EN CASA Y CUÁNDO ACUDIR AL MÉDICO

23

MI NIÑO ESTÁ ENFERMO, ¿QUÉ HAGO? ¿VAMOS A URGENCIAS? ¿PUEDO USAR MIS MEDICAMENTOS?

Que no cunda el pánico. Que los síntomas o las marcas escandalosas de algún incidente o una dolencia no os alarmen. Vuestro instinto de padres os pone, como quien no quiere la cosa, la improvisada bata de enfermeros. Enfermeros porque aprenderéis de forma natural a proporcionar todos los cuidados para que no sufra y se cure de sus heridas, de la fiebre o de una convalecencia con todas las garantías. Enfermeros sí, pero nunca médicos, que son los que deben atenderle cuando el niño presenta un cuadro que no entendemos o se sale de los primeros auxilios. De hecho, la mayoría de los problemas de salud infantiles son leves y se curan mejor en casa, donde los abrazos, los juguetes, el reposo, mucho líquido y alguna dosis de antitérmicos les devuelven la sonrisa.

En algunos casos, puede ser que nos preocupemos en exceso si nos damos cuenta de que nuestro hijo está agotado y en otros puede ser que ni siquiera percibamos ningún signo de anormalidad porque es un niño muy sufrido que sigue jugando, corriendo y cumpliendo con sus actividades a pesar de tener 39 °C de fiebre. La enfermedad no resulta siempre evidente, y detectar malestar en nuestro hijo demanda que estemos pendientes de su comportamiento. Eso sí, sin exagerar ni extremar las precauciones para que no se haga daño (no debemos restringir sus movimientos). Reconocer que nuestro hijo no se encuentra bien requiere sentido común. Si es una persona despierta y enérgica y lo vemos cansado, irritable, sin apetito y más pendiente de nuestra atención, nos está mandando señales de que algo no funciona. En este sentido, los niños no engañan. Es importante valorar dos cosas: los síntomas de enfermedad y el estado general (contento, juguetón...) de nuestro hijo; los dos aspectos son importantes.

Las irregularidades más frecuentes que constatan que está malito son la fiebre (un mecanismo de defensa natural del organismo que siempre debemos controlar pero no siempre debemos tratar), los vómitos, la diarrea, el dolor de oído y la tos. Con muchas probabilidades, estamos ante un caso de resfriado común que podemos aliviar con remedios caseros, como ayudar al niño a que se suene la nariz, procurar que tome líquidos y que descanse. Ahora bien, si los síntomas son agresivos o simplemente os preocupa la reacción de vuestro hijo, no dudéis en confiar en vuestra intuición y visitar al pediatra. En ciertas ocasiones, incluso, esta visita debe ser urgente, como, por ejemplo:

- Situaciones de asfixia, quemaduras, picaduras y heridas aparatosas.
- Golpes en la cabeza que le producen vómitos, somnolencia o cambios de carácter.
- Diarrea persistente o muy intensa con rechazo a beber.
- Convulsiones febriles.
- Fiebre alta persistente o que no cede, vómitos constantes, llanto potente, irritabilidad, aversión a la luz brillante, palidez, debilidad, marcas color violeta en la piel...
- Vómitos continuos y rechazo a la comida y a la bebida.
- Respiración rápida o entrecortada y labios amoratados.
- Desmayo o inconsciencia.
- Palidez y espuma en la boca.
- Letargia y pasividad.
- Dolor que no podemos calmar.

- No puede tragar.
- Tiene la barriga hinchada.
- Sangre en heces u orina.

Si hay algo que no debemos hacer es darle medicamentos cuyo efecto desconocemos en el cuerpo de un bebé, un niño o un adolescente. Los fármacos para adultos —los fármacos en general— no son inocuos, por eso mismo no deben estar al alcance de los niños ni ser manipulados con ligereza. Si estamos asustados, es mejor acudir al profesional que abrir una caja de píldoras o jarabe. Otro buen par de razones para no recurrir a medicación, a pesar de que nuestro hijo ya la haya tomado con receta médica, son que el niño puede desarrollar resistencia a ese principio activo o que el tratamiento no controlado puede tapar síntomas de una dolencia más grave. El primer caso queda muy claro en el uso de antibióticos; tras tomas seguidas e injustificadas, pueden no hacer efecto. El segundo sería obvio en el caso de una tos persistente para la que los padres han alargado, a espaldas del médico, el tratamiento con un jarabe. Un día, el niño está peor y el médico descubre entonces una neumonía difuminada o que no ha podido diagnosticar porque el medicamento la ha *retrasado*. El médico pediatra debe decidir qué prescribe y durante cuánto tiempo.

Otra cuestión delicada para padres e hijos es cuando el niño debe ser hospitalizado. Considerando que los más pequeños temen que los separen de sus padres, un niño que acaba en el hospital tras un accidente puede sentirse desorientado y angustiado. Mientras permanece ingresado, tenemos que turnarnos para no dejarle solo o, si no podemos, pedirles a los abuelos que colaboren en las visitas. Tenemos que mostrarle calma y confianza, e intentar que perciba lo que hay de agradable en el hospital, como sus juguetes, el cuarto de los juegos, las enfermeras y los médicos que le cuidan o incluso el poder ver la tele de vez en cuando. A partir de los 4 años, además, el niño tiene miedo a los procedimientos e intervenciones médicas. Teme que le duelan las inyecciones o cualquier rutina de reconocimiento. Para los niños que tienen programada una operación, esta idea es muy estresante. Si salimos de casa para una intervención menor —como la retirada de las amígdalas—, tenemos que hablar de sus miedos y tranquilizarle en los días previos. No mintamos ni le llevemos engañado o traicionaremos su confianza e incrementaremos su miedo. Si la operación requiere anestesia, os aconsejamos que os sentéis con vuestro hijo y le expliquéis que lo curarán mientras duerme, pero que después tendrá que seguir con el tratamiento y quizá le duela un poco.

Lo más conveniente es no ser ni tremendistas ni demasiado entusiastas. Nuestro hijo tiene que asumir que la enfermedad es un proceso serio, pero que la superará con calma y con el tratamiento correcto. En la actualidad, por fortuna, podemos prevenir muchas dolencias infantiles mediante vacunas (tétanos, polio, sarampión, paperas), buenos hábitos de higiene y una alimentación equilibrada. El niño queda así protegido de infecciones y carencias nutricionales que le conviertan en el blanco perfecto de bacterias y virus. Es necesario también confirmar su buen estado de salud con revisiones pediátricas cada cierto tiempo. Y recordemos que prevenir no significa sobreproteger: podemos enseñarles a no correr riesgos, pero cuanta menos responsabilidad tengan sobre su salud porque les prestamos demasiada atención, menos capaces serán de superar un problema en el futuro.

En las próximas páginas os echamos una mano en vuestra tarea de enfermeros puntuales.

24

FICHAS DE LOS PROBLEMAS DE SALUD MÁS HABITUALES Y SUS CUIDADOS BÁSICOS

Reunimos en este capítulo, por orden alfabético, las principales dolencias y los principales incidentes infantiles y juveniles. De un vistazo, sabréis con qué tratáis, con qué síntomas se manifiesta y cómo podéis aliviar a vuestro hijo en casa. Os aconsejamos, además, cuándo debéis acudir a la consulta médica. ¡Esperamos que toda esta información os sea útil!

A

ABRASIONES (o raspaduras en la piel)

SON... rozaduras producidas por una caída o fricción moderada o intensa, en las que la piel queda dañada y debe regenerarse.

LAS TRATAREMOS... en dos pasos fundamentales, la limpieza a conciencia y la cura:

Limpieza

- Tras lavarnos las manos, limpiamos la herida con agua y jabón durante 5 minutos o más. Debemos eliminar toda la suciedad acumulada, para ello utilizaremos una gasa mojada o incluso pinzas esterilizadas, si es que precisamos extraer partículas, como pueden ser pequeñas piedras, espinas, cristales, etc. El alquitrán se disuelve aplicando primero vaselina y luego con una limpieza con agua y jabón (mejor en gel —como el lavavajillas, que elimina la grasa— que en pastilla).

- Cortamos los restos de piel suelta con unas tijeras, también esterilizadas.
- Volvemos a enjuagar la herida y la secamos bien.

Cura

- Sólo cubriremos la raspadura con una gasa u otro material de cura antiadherente si la abrasión es grande. Al cabo de 24-48 horas se valora; si la herida presenta buen aspecto y no supura, dejaremos que sane al aire.
- Las pequeñas heridas no deben taparse.
- En general, no es necesario usar pomadas ni aerosoles antibióticos, a excepción de las abrasiones en codos y rodilla pues la piel se estira continuamente y la herida no logra cicatrizar. Al aplicar pomada antibiótica un par de veces al día evitaremos que la costra se rompa.

AL PEDIATRA SI... desconocemos si el niño está vacunado contra el tétanos, si la raspadura está infectada, no se ha curado después de 2 semanas o no conseguimos eliminar completamente la suciedad de la herida.

Con urgencia:
- Si la lesión es profunda o muy extensa.
- Si el niño se ha hecho daño con los radios de la rueda de una bicicleta, puesto que puede derivar en fractura de los huesos del tobillo, por ejemplo.

¡ATENCIÓN!

Si el niño se queja de dolor intenso, podemos suministrarle un analgésico con ibuprofeno o paracetamol.

ACCIDENTES DOMÉSTICOS Y FUERA DE CASA

SON... sucesos provocados por descuidos, falta de atención o falta de preparación ante ciertas circunstancias, tanto en el ámbito doméstico como en el exterior, en los que la salud y/o la seguridad del niño se ven afectadas.

LOS EVITAREMOS... mediante una serie de precauciones:
- Poned protectores en los enchufes y en las esquinas de los muebles. Los cajones deben tener un tope para que su contenido no se caiga sobre el niño.
- Colocad protectores de seguridad en escaleras, ventanas y balcones.
- Evitad las plantas de interior que puedan ser tóxicas.
- Mantened fuera del alcance de los niños los productos de limpieza, los medicamentos y los objetos punzantes.
- Colocad antideslizantes en la bañera y protectores en los grifos a partir del momento en que el niño ya puede ponerse de pie.
- Intentad tener los aparatos eléctricos desenchufados si no se están utilizando.

ACCIDENTES FUERA DE CASA

El corte de digestión o hidrocución

LO DETECTAREMOS... porque siempre viene precedido por un desmayo (ver la ficha correspondiente). Nuestro hijo se quejará de dolor de cabeza, calambres, fatiga, frío o zumbido en los oídos.

- Traumatismo: un impacto fuerte del agua contra el abdomen, la columna vertebral o los genitales.
- Síncope termodiferencial: es la causa más frecuente, y se debe a la diferencia de temperatura entre el agua y el cuerpo. Puede darse cuando el niño se introduce en el agua tras una exposición prolongada al sol o una comida copiosa.
- Síncope alérgico: el contacto con el agua fría y las plantas marinas puede producir una reacción alérgica que provoque un desmayo.

SE PUEDE PREVENIR... evitando el esfuerzo intenso en el agua y saliendo del mar o de la piscina en cuanto perciba algún síntoma.

La insolación

LA DETECTAREMOS... porque el niño se quejará de dolor de cabeza, dolor en los ojos e incluso vértigo. La cara se congestiona y pueden aparecer vómitos o calambres. La temperatura corporal puede subir a 40 °C.

LA CAUSA... una exposición prolongada al sol sin cubrir la cabeza o en una situación o un lugar donde haga un calor muy intenso.

LA TRATAREMOS... intentando refrescar e hidratar al niño.
- Ponedlo a la sombra; mojadle el rostro y el cuerpo con agua fresca; envolvedlo con una toalla húmeda.
- Administradle antitérmicos.
- Para evitar la deshidratación, ofrecedle soluciones de hidratación a demanda (si nos pide agua, zumo... se lo daremos).

Mal de altura en la montaña

LO DETECTAREMOS... porque el niño o adolescente tiene dolor de cabeza, náuseas, fatiga intensa, sensación de piernas cortadas, vértigo y somnolencia.

LO CAUSA... la bajada de presión del oxígeno en sangre al subir a más de 3.000 o 3.500 metros.

LO TRATAREMOS... bajando inmediatamente. Si eso no es posible, deberemos dar calor al niño.

Sabañones

LOS DETECTAREMOS... porque los dedos se hinchan tras estar expuestos prolongadamente al frío. A veces se forman pequeñas ampollas que se rompen y dejan grietas.

LOS TRATAREMOS...
- Si se trata de un sabañón simple, mediante fricciones de alcohol alcanforado y una pomada con vitamina C.
- Si se trata de un sabañón con grietas, debemos acudir al médico para que nos recete una pomada adecuada.

AL PEDIATRA SI...
- La fiebre alta causada por la insolación no remite al tratarla con antitérmico o permanece alta entre 24-48 horas.
- Las grietas de los sabañones están abiertas y si las heridas no mejoran.

¡ATENCIÓN!

1. Los niños menores de 10 años no deben superar los 2.000 metros de altitud, y los menores de 14 no deben superar los 2.500 metros.

2. Muchos de los accidentes de montaña son culpa de un calzado y una indumentaria inadecuados, así como del desconocimiento del terreno. Los niños son más sensibles que los adultos; es fundamental conocer el terreno e ir bien preparados.

ACETONA

ES... una sustancia producida por el hígado. Se produce cuando el organismo quema grasa en vez de glucosa para obtener energía. Es una consecuencia metabólica, no una enfermedad en sí misma. Ocasiona un olor peculiar del aliento a manzanas verdes.

LA DETECTAREMOS... porque el niño tiene somnolencia, está irritable e inapetente. Es posible que también aparezcan vómitos, diarrea, dolor abdominal, malestar general, lengua seca e incluso fiebre.

LA EVITAREMOS... siguiendo una dieta sana y regular.

LA TRATAREMOS... mediante una serie de pasos que consisten en «reazucarar al niño»:

- Preparadle una manzanilla con una cucharadita de azúcar o de miel (esta última sólo cuando ya ha cumplido 1 año) o un zumo, y que la tome a sorbitos.
- Si los síntomas son leves y no hay diarrea, ofrecedle bebidas azucaradas.

- Si ha habido vómitos es importante iniciar muy lenta y progresivamente una dieta rica en carbohidratos complejos (pan, arroz, pasta), fruta y verdura. Poco a poco podremos incorporar otros alimentos, como tostadas con mermelada o leche.

AL PEDIATRA SI... a pesar de establecer una dieta, el niño está decaído, con mal estado general...

EVITAR... bebidas refrescantes (colas, refrescos...) y bebidas de rehidratación para deportistas (las llamadas isotónicas).

¡ATENCIÓN!

1. Algunas situaciones favorecen la aparición de acetona en el niño: no comer durante muchas horas seguidas, procesos febriles, diabetes, comer demasiadas grasas o no ingerir alimento en cada ágape principal.
2. Si el niño vomita, debe beber para recuperar el líquido perdido.

ACNÉ

ES... consecuencia de la obturación de las glándulas sebáceas. Se manifiesta en forma de espinillas, puntos negros en la piel (comedones), puntos blancos (pústulas) o granitos rojos. Estos últimos pueden llegar a tener un tamaño considerable e incluso ser dolorosos. Aparecen en el rostro, el cuello, los hombros... Es algo normal o fisiológico. Sólo si es muy intenso debemos intentar mejorarlo.

FACTORES QUE LO AGRAVAN...
- La mala costumbre de reventar los granitos, ya que impide la curación del acné y lo puede extender.
- Utilizar productos grasos para la piel.

- Utilizar jabones agresivos, así como ciertos cosméticos que bloquean el conducto de las glándulas sebáceas.
- El estrés emocional y la tensión pueden estimular la producción hormonal y, por consiguiente, el acné.
- En las adolescentes, la menstruación puede empeorar el acné debido al cambio hormonal.

LO TRATAREMOS... mediante una correcta limpieza de la piel:
- Lavar la piel con un jabón suave dos veces al día.
- Es importante limpiar la zona antes de irse a dormir.
- Puede aplicarse una loción no grasa para hidratar (el médico nos aconsejará).

AL PEDIATRA SI... en la piel aparecen forúnculos (infecciones en los folículos pilosos que producen pus) o alguna estría roja o más de cinco granos rojos que duelen al tacto.
- Si el acné no mejora después de 2 o 3 meses de seguir una limpieza correcta.
- Si el acné acompleja al adolescente.

¡ATENCIÓN!

Existen muchos mitos sobre qué causa el acné; uno de ellos es el consumo de chocolate o de las comidas grasosas. En cambio, no producen acné, ni lo agravan, los alimentos (no hay evidencias de que chocolates o comidas grasas lo produzcan), la suciedad (los puntos negros son de pigmento, no de suciedad), ni los problemas sexuales como la masturbación.

ALERGIAS

SON... una reacción exagerada del niño ante una sustancia extraña (llamada alérgeno). Es una reacción de su sistema de defensas (sistema inmunitario) que sólo puede ser dañina por lo exagerada que es, pues el sistema inmunitario la trata como una amenaza y reacciona ante el alérgeno de la misma manera que lo haría ante un germen o un veneno. El sistema inmunitario responde produciendo anticuerpos (inmunoglobulina E...), que liberan la histamina y otras sustancias en la sangre. Generalmente la alergia es hereditaria o familiar.

SE MANIFIESTA DE DIFERENTES MANERAS

Alérgenos en el aire

LA DETECTAREMOS... porque el niño tiene rinitis alérgica (también conocida como fiebre del heno): le cuesta respirar, estornuda, le pica la nariz y/o la garganta, tiene congestión nasal, tose...

LA CAUSAN... diferentes sustancias que pueden encontrarse en el ambiente:

- Los ácaros del polvo: una de las alergias más comunes, causadas por los desechos de los ácaros y que se mueven por el aire.
- El polen: normalmente produce una reacción alérgica temporal que coincide con la época de fertilización de las plantas.
- El pelo de los perros, los gatos, etc., o los rastros de las cucarachas.

Alergias alimentarias

LA DETECTAREMOS... porque el niño se sentirá mal tras haber entrado en contacto con dicho alimento. Los síntomas habituales son picor en la boca y la garganta, urticaria, picor y goteo de nariz, retortijones de estómago, náuseas y vómito o diarrea.

LA CAUSAN... Los alimentos que más frecuentemente las producen son:

- Los cacahuetes y otros frutos secos: normalmente, si es alérgico a los cacahuetes puede ser alérgico también a algún otro fruto seco.
- Los huevos: a la proteína de la clara del huevo, pero también puede ser alergia a la yema y a la clara.
- El pescado y el marisco: pueden causar problemas gástricos.
- La leche de vaca y sus derivados: la proteína de la leche de vaca puede producir alergia y/o intolerancia —científicamente se denomina alergia a la proteína de vaca no mediada por IgE— (lo describimos en la ficha correspondiente sobre la intolerancia a la lactosa).
- La soja y sus productos derivados.
- El trigo: es más habitual una intolerancia o una sensibilidad al gluten que una alergia.

Otros alérgenos

- Las picaduras de insectos y algunos medicamentos pueden causar reacciones alérgicas inmediatamente después del contacto.

LAS TRATAREMOS... evitando la exposición o la ingesta de los elementos que producen al niño dicha alergia y siguiendo las indicaciones del especialista.

AL PEDIATRA SI... consideramos que la reacción del niño puede estar relacionada con una alergia que no podemos adivinar con facilidad o si la reacción persiste a pesar del tratamiento de urgencia aplicado.

Con urgencia:

- Ante un *shock* anafiláctico (reacción alérgica aguda que baja la tensión sanguínea). Esta reacción ocurre en casos de alergia aguda o ante ciertas picaduras de insectos o por algunos medicamentos, como la penicilina. Cuando nuestro hijo padece un *shock* anafiláctico, le cuesta respirar, se le hincha la cara, el cuello, la boca, la garganta, tiene vértigos, erupciones en la piel, siente una presión en la garganta, náuseas, mareos, dolor abdominal...

¡ATENCIÓN!

Hay que diferenciar la alergia alimentaria de la intolerancia alimentaria, que es más común y cuyos síntomas son menos agudos.

ALOPECIA

ES... la pérdida de cabello, que normalmente se produce en forma de clapas.

POSIBLES CAUSAS...

- Si se trata de un bebé, debemos tener en cuenta que es normal que pierda el cabello de nacimiento. Le volverá a crecer.
- Los bebés pueden perder pelo y presentar clapas a causa de la fricción con las sábanas, el cabezal de la cuna...
- La pérdida de pelo en los niños puede deberse a una infección de hongos en el cuero cabelludo, también conocida como tiña. (Lo veremos en otra ficha.)
- Otra causa de alopecia temporal es la alopecia areata, asociada al estrés, que se muestra en forma de clapas redondas en las que desaparece el pelo. Como el folículo no se destruye, el pelo se regenera.

- Un caso menos común es la alopecia causada por la tricotilomanía: un comportamiento compulsivo centrado en tirarse del pelo. No es habitual en niños menores de 9 o 10 años.

LA TRATAREMOS...

- Si es tiña, debemos acudir al pediatra.
- Si se trata de otro tipo de alopecia asociada al estrés, es importante intentar minimizar el problema, buscar la manera de evitar el contacto con las situaciones estresantes y no olvidar consultar con el profesional.
- Trabajando con el niño para reconducir los tics nerviosos (hablamos de ellos en el capítulo 21).

AL PEDIATRA SI... sospechamos que la caída del pelo tiene que ver con una infección por hongos en el cuero cabelludo (tiña) o si los tics nerviosos son preocupantes.

¡ATENCIÓN!

La alopecia areata no tiene tratamiento, pero sí lo tienen la mayoría de las causas que la producen, así pues, es cuestión de tiempo que el pelo vuelva a crecer. Es importante no darle demasiada importancia para no estresar más al niño.

AMIGDALITIS (ANGINAS) Y VEGETACIONES

SON... la inflamación/infección de las amígdalas por una infección vírica y/o bacteriana.

Las amígdalas están situadas a cada lado de la garganta y son la primera línea de defensa que tiene el cuerpo. Cuando atrapan y matan las bacterias, las anginas se inflaman porque están actuando.

Las vegetaciones (adenoides), compuestas de tejido linfático, están situadas en la parte superior del conducto nasal y también se pueden infectar. Forman parte asimismo de la primera línea defensiva del organismo.

COMPROBAREMOS... cuando el niño se queja de dolor de garganta y/o de dolor al tragar:

- Hay que examinar su garganta. Para ello, debe abrir la boca y bajar la lengua, así veremos si las amígdalas están inflamadas. Si están rojas y presentan puntos blancos o amarillentos, hay infección (vírica o bacteriana).
- Se puede palpar bajo la barbilla para ver si los ganglios están inflamados (notaremos pequeños bultos a modo de lenteja o garbanzos pequeños, desplazables a cada lado del cuello).
- Si tiene fiebre.
- Si se queja de dolor de oído.
- En el caso de las vegetaciones (adenoides), la inflamación puede provocar estornudos, moco amarillo o verdoso, tos (especialmente cuando el niño está acostado). El niño no respira bien, tiene voz nasal o incluso ronca, respira con la boca abierta.

LAS ALIVIAREMOS... dándole de beber mucho líquido, preparando comidas suaves que no le molesten al tragar.

AL PEDIATRA SI... los síntomas indican amigdalitis persistente con fiebre resistente a los antitérmicos y si la inflamación de las vegetaciones no disminuye de manera natural, ya que si persiste puede conllevar otros problemas. Si las anginas son muy frecuentes.

¡ATENCIÓN!

Es importante llevar al niño al médico si la fiebre es resistente al tratamiento con antitérmicos, el estado general se ve afectado, no toma líquidos, vomita de manera persistente, se queja de dolor de oídos o nos preocupa su estado general.

AMPOLLAS EN PIES Y MANOS

SON... vesículas llenas de líquido que aparecen en la planta del pie, el talón o en los dedos de los pies o en la palma de las manos debido a la fricción continua con calzado nuevo, después de una caminata o cuando se usa una herramienta de manera continua.

LAS CURAREMOS... Es esencial que NO abramos las vesículas para drenar el líquido, pues de ese modo aumentaremos la posibilidad de infección. Lo más recomendable es dejar que sigan su curso natural: en 1 o 2 semanas se secarán y la piel se renovará.

- Si la ampolla se rompe sin querer, retiraremos la piel suelta y lavaremos la superficie con jabón antibacteriano dos veces al día. También debemos cambiar de calcetines cada vez que limpiamos la zona.
- Si la vesícula se mantiene intacta, la cubriremos con una tirita en la que habremos abierto un pequeño orificio en el centro.

AL PEDIATRA SI... la ampolla se infecta, es decir, cuando duele, la zona adyacente está enrojecida y caliente y el líquido es más viscoso y varía de color.

¡ATENCIÓN!

Para prevenir las ampollas en pies y manos:
- Evita los zapatos apretados o demasiado flojos.
- Aplica vaselina en la zona donde suelen aparecer las vesículas para reducir la fricción.
- Usa un par extra de calcetines encima del habitual.

ES... la disminución del número de glóbulos rojos en sangre o, mejor dicho, la disminución de la hemoglobina, que es la encargada de trasladar el oxígeno por el cuerpo.

Su causa más frecuente es la falta de hierro o una dificultad para absorberlo. A veces, algunas enfermedades pueden provocar episodios de anemia.

LA DETECTAREMOS... porque el niño presenta un tono de piel pálido, se cansa fácilmente y le falta energía. Puede ser que tenga la boca o la lengua de un tono blanquecino.

LA TRATAREMOS... siguiendo las indicaciones del médico, quien seguramente recetará una dieta rica en hierro y quizá un suplemento de este mineral.

AL PEDIATRA SI... creemos que nuestro hijo muestra los síntomas descritos.

¡ATENCIÓN!
La anemia puede ser síntoma de otras enfermedades o problemas derivados de alguna dificultad para sintetizar elementos importantes de la sangre. Por eso recomendamos ir al médico.

ANIMALES MARINOS I (picadura de medusa)

ES... la reacción de la piel a la sustancia venenosa que la medusa lleva impregnada en sus tentáculos. Se muestra como líneas rojas que arden y duelen.

UNA OBSERVACIÓN... **Algunos niños son especialmente sensibles a** este veneno urticante y sufren una reacción alérgica que incluye síntomas como sudoración, espasmos musculares, debilidad, náuseas, palpitaciones o dificultad para respirar.

LA ALIVIAREMOS... Retiramos de la zona, con unos guantes gruesos y una toalla, los restos de los tentáculos urticantes (el veneno traspasa los tejidos finos). Aplicamos alcohol, directamente y sin frotar, durante 30 minutos para neutralizar el veneno, y tratamos la herida con una crema de hidrocortisona al 0,5 % cuatro veces al día y durante varios días seguidos. Si no tenemos alcohol, no lavaremos la zona afectada con agua dulce, ya que el cambio osmótico hace que se disparen más nematocistos, sino con agua salada. No debe secarse la piel con toallas ni utilizar arena. Hay que aplicar lo antes posible compresas frías durante 5-15 minutos. Si las molestias continúan, y en especial si generan temblores, náuseas, mareos o dolor intenso, se deberá administrar antihistamínicos, al igual que si hay urticaria.

AL PEDIATRA SI... detectamos que nuestro hijo sufre un episodio de alergia.

¡ATENCIÓN!
Los casos leves y moderados se pueden tratar en la misma playa y en casa.

ANIMALES MARINOS II (picadura o mordedura de peces venenosos)

SON... ronchas o heridas producidas por las espinas dorsales o los aguijones de la raya, el cabracho, la escórpora o los peces víbora. Al pisar uno de estos animales accidentalmente, inyectan su veneno, que provoca dolor y enrojecimiento localizados.

Por su parte, las mordeduras de peces no implican veneno, sólo dejan marca.

OBSERVAREMOS... En algunas ocasiones, el veneno causa sudoración, debilidad, fiebre, vómitos, calambres musculares o incluso un *shock*. Revisaremos la inmunidad antitetánica.

LAS ALIVIAREMOS... Bastará lavar *una mordedura* con agua de mar y después con agua dulce y jabón.

Las *picaduras* de peces venenosos responden muy bien al calor, pues destruye el veneno. Así, retiramos cualquier resto de aguijón o tegumentos de la herida y la enjuagamos con abundante agua de mar. Aplicamos con un algodón una solución de ablandador de carne durante 15 minutos (o, en su defecto, amoniaco) y, por último, sumergimos la zona en agua tan caliente como tolere el niño —nunca a una temperatura superior a 48,9 °C— entre 30 minutos y una hora y media, hasta que el dolor desaparezca.

AL PEDIATRA SI... necesitamos que extraiga el aguijón de la raya o si la herida es aparatosa. En caso de mordedura, si no cesa el sangrado tras 10 minutos de presión directa o si la piel está muy dañada.

Con urgencia:
- Si se produce una reacción generalizada con los síntomas antes descritos.

ANIMALES MARINOS III (otras picaduras: ortiga, erizo y coral)

ES... la inflamación dolorosa derivada del contacto con ortigas, erizos de mar y con ciertas especies de coral.

OBSERVAREMOS... El dolor dura entre 24 y 48 horas, además de la molestia que puede producir si una parte de una espina del erizo de mar se quede bajo la piel. Con el tiempo, ésta puede deshacerse por sí sola, pero también causar una reacción. Revisaremos la inmunidad antitetánica.

LAS ALIVIAREMOS...

- Si la picadura es de erizo, intentaremos sacar las espinas con una aguja y con pinzas esterilizadas, como haríamos con una astilla.
- Para todas las picaduras mencionadas, diluimos el veneno si aplicamos una solución fuerte de ablandador de carne en la zona (o amoniaco) durante 15 minutos. Luego lavamos el área con agua y jabón.

AL PEDIATRA SI... no podemos extraer completamente algún fragmento de la espina de un erizo de mar.

ANORMALIDADES EN LA ORINA Y LAS HECES

SON... cambios en el aspecto normal de la orina y/o las heces debido a diferentes factores.

Anormalidades en la orina

LAS DETECTAREMOS... si el color de la orina cambia o si se expulsa orina en mayor o menor medida de lo habitual. También se pueden apreciar porque el niño dice que le duele cuando hace pipí.

POSIBLES CAUSAS...

- Si el niño orina en exceso puede estar relacionado con algún medicamento que esté tomando. Podemos consultar al pediatra.
- Si el color de la orina es azulado o verdoso, se debe a los colorantes artificiales de alimentos, bebidas o medicamentos. Recobrará el color normal de manera natural. Si persiste, consultaremos con el pediatra.
- Si el color de la orina es amarillo oscuro, anaranjado o marronáceo, pero las heces son normales, puede ser que el niño no haya ingerido suficiente líquido, o que haya pasado un episodio de vómitos, fiebre o diarrea que hace que la orina se concentre. Debe beber mucho para hidratarse. Si persiste, consultaremos con el pediatra.

AL PEDIATRA SI... el niño se queja de dolor al orinar, ya que es probable que tenga una infección de orina (hay una ficha para definirla).

- Si el color de la orina es marrón oscuro o claro durante varios días o nuestro hijo está pálido.
- Si orina más de lo normal y cada vez en mayor cantidad, y además está cansado y pierde peso. (Ver la ficha sobre la diabetes.)

Con urgencia:

- Si el color de la orina es rosado, rojizo o tiene un aspecto ahumado. Podría ser una infección y/o una enfermedad renal.

Anormalidades en las heces

LAS DETECTAREMOS... por un cambio en el color, consistencia u olor de las heces del niño.

POSIBLES CAUSAS...
- En un bebé que se alimenta de leche materna, es normal que las heces tengan un color verdoso y un aspecto líquido.
- Si se trata de un niño algo mayor cuyas heces tienen un aspecto blando o líquido y un color verdoso, puede tratarse de una gastroenteritis (atención a su ficha).
- Si un niño mayor de 1 año presenta heces blanquecinas, puede ser que esté recuperándose de vómitos o diarrea.

AL PEDIATRA SI... consideramos que la gastroenteritis es seria y los síntomas no remiten a pesar de la dieta.
- Si las heces del niño son pálidas, la orina es oscura y la piel y el blanco de los ojos registran un color amarillento, porque puede suponer un problema hepático.
- Si las heces son pálidas, desligadas y hediondas, porque puede ser a causa de una mala absorción intestinal.

Con urgencia:
- Si un niño menor de 1 año presenta heces de color rojizo y gelatinosas.
- Si hay sangre en las heces podemos sospechar presencia de gastroenteritis aguda, fisuras anales o inflamaciones del intestino.

¡ATENCIÓN!
El cambio de aspecto en la orina y las heces puede ser algo normal por unos días. Si persiste y los síntomas no mejoran, hay que llevar al niño al médico.

ARRITMIA

ES... un cambio en el ritmo cardíaco habitual.

LA DETECTAREMOS... porque el niño puede tener palpitaciones, mareos, desmayos, aunque a veces los síntomas no son tan evidentes.

- Para detectar una arritmia es importante saber cuál es la frecuencia cardíaca normal del niño. La habitual está entre 60 y 100 latidos por segundo según complexión, edad...

AL PEDIATRA SI... sospechamos que el niño puede tener arritmias.

¡ATENCIÓN!
Es importante comprobar el origen y las causas de la arritmia, por lo que aconsejamos visitar al médico.

ASFIXIA POR ATRAGANTAMIENTO

ES... la situación en la que un cuerpo extraño se queda atrapado en la garganta, bloquea el paso del aire y/o produce espasmos musculares.

LA DETECTAREMOS... porque el niño tose con fuerza, jadea, parece que se quede sin aire y se pone rojo.

ACTUAREMOS... si hay paso de aire, ya que el niño puede expulsar el objeto, o si podemos ver el objeto que obstruye su garganta.

- Si se trata de un bebé, lo tumbaremos boca abajo sobre nuestro antebrazo, con la cabeza más baja que el pecho y con la barbilla entre nuestros dedos, y le daremos unas palmaditas en la espalda para ayudarle a expulsar el objeto.

- Si es un niño mayor realizaremos la llamada MANIOBRA DE HEIM-LICH: nos colocamos detrás del niño rodeándole el pecho con los brazos y colocando nuestro puño por debajo del esternón, en el centro del hueco de las costillas inferiores, cubrimos este puño con la otra mano y aplicamos una presión fuerte y vigorosa de abajo arriba. De este modo el niño espirará de forma brusca y expulsará el objeto. Mientras tanto, otra persona llamará al servicio de urgencia.
- ¡Ojo con intentar coger el objeto con los dedos! Podríamos *hundir más el objeto en la garganta.*

AL MÉDICO CON URGENCIA...

- Si la obstrucción imposibilita el paso del aire y el niño se está ahogando (se pondrá de un tono azulado y no podrá respirar), llamaremos a una ambulancia inmediatamente.

¡ATENCIÓN!

1. Si estamos esperando a la ambulancia, y no hay respuesta, debemos seguir reanimándolo.
2. Si el niño pierde el conocimiento, debemos colocarlo en posición lateral de seguridad. *El mejor remedio para estos casos es recibir una formación en primeros auxilios para poder realizar correctamente las maniobras y saber cómo tratar a un niño que se ha atragantado.*

ASMA

ES... una condición que causa frecuentes episodios de resuello y falta de aire. Se debe a la inflamación de las vías respiratorias (tráquea, bronquios y bronquiolos), que dificulta el paso de aire al disminuir el diámetro de los bronquios. Se caracteriza por crisis de dificultad respiratoria aguda (llamada disnea). Durante la espiración se pueden llegar a oír silbidos.

Es una de las enfermedades respiratorias crónicas más común entre los niños.

LO DETECTAREMOS... porque, al respirar, el pecho del niño parece emitir pitidos o silbidos. También puede presentar respiración rápida, irritabilidad inexplicable (en niños muy pequeños), sentirse fatigado y/o toser, sobre todo por la noche o al hacer ejercicio.

- Estos síntomas pueden darse a la vez o ir apareciendo con el tiempo. No obstante, el comienzo de la crisis asmática acostumbra a ser brusco.

LO ALIVIAREMOS... El asma no se puede curar, pero cuando está ocasionado por una alergia —asma extrínseco— se puede mejorar evitando la exposición del niño a alérgenos.

LO TRATAREMOS... siguiendo las indicaciones médicas:
- Dependiendo del tipo de asma, existen diferentes medicamentos. Normalmente se estipula un tratamiento de fondo y uno de rescate para las crisis. Estos medicamentos suelen ser broncodilatadores y/o corticoides, dependiendo del caso.
- Cuando el niño tiene una crisis, las vías respiratorias se hinchan, el paso del aire se estrecha y por eso surgen las molestias. En estos casos, hay que aplicar el tratamiento de rescate de la manera que nos habrá enseñado el pediatra.

AL PEDIATRA SI... creemos que el niño padece asma, pues deberá comprobar de qué tipo es y recetarle la medicación adecuada.

Con urgencia:

- Si la crisis de asma es grave o la respuesta al tratamiento de rescate no parece dar resultado.
- Siempre que haya una mala respuesta al tratamiento de rescate.

¡ATENCIÓN!

1. Si al niño se le ha indicado una medicación continuada (tratamiento de fondo), no debe interrumpirse salvo que el doctor lo diga.
2. Cuanto antes se trata la inflamación de las vías respiratorias, antes acaba la crisis.

ASTILLAS Y CUERPOS EXTRAÑOS EN LA PIEL

SON... objetos extraños (astillas de madera, metal, espinas o trozos de cristal) que se introducen en la piel.

LOS TRATAREMOS... mediante dos pasos, la limpieza y la extracción:

Limpieza

- Siempre que se proceda a extraer una astilla u otro cuerpo extraño incrustado en la piel, es necesario lavar con agua y jabón la piel que la rodea.

Extracción

- Hay que esterilizar tanto la aguja como las pinzas antes de proceder a la extracción.
- Podemos utilizar una aguja para dejar totalmente al descubierto el extremo de la astilla. Un niño pequeño agradecerá que le aplique-

mos un poco de hielo que insensibilice la piel para introducir la aguja.

- Es preciso sujetar con firmeza la astilla con unas pinzas y extraerla tirando hacia afuera en la misma dirección en la que ha penetrado.
- Una astilla horizontal superficial (que se ve con claridad) puede extraerse abriendo la piel a lo largo de ésta y haciéndola salir.
- Si se trata de numerosas astillas superficiales que no producen dolor, no es necesario extraerlas, la exfoliación natural de la piel las eliminará.

AL PEDIATRA SI... no podemos sacar la astilla o causa mucho dolor, o la zona de penetración de la astilla se infecta.

- Si el cuerpo extraño se ha clavado profundamente (una aguja en un pie), si sobresale (un anzuelo), si es la mina de un lápiz de color o algún trozo de vidrio, o si creemos que ha penetrado suciedad (arena, tierra del jardín...) en la herida.
- Si habéis extirpado el cuerpo extraño, pero hay una herida por punción y si no tenéis clara la situación vacunal del niño frente al tétanos.

B

BULTOS EN EL CUERPO

SON... inflamaciones en ciertas zonas del cuerpo del niño, de algún ganglio o músculo, así como protuberancias que aparecen en lugares que no son habituales.

- Una de las causas más típicas es la inflamación de ganglios (ver la ficha).
- La hernia (ver la ficha) puede ser otro de los motivos.
- Los golpes pueden provocar bultos en el cuerpo, acompañados de moratones o hematomas.
- Los quistes o bolsas subcutáneas.

UNA OBSERVACIÓN... Solemos encontrar estos bultos en la zona del cuello.

- La glándula salivar bajo la mandíbula puede agrandarse a causa de una infección.
- Una zona abultada en la zona lateral del cuello puede ser síntoma de una tortícolis.
- Los quistes pueden aparecer en la planta de los pies, pero también en el cuello, la cara...
- La glándula tiroides puede producir bultos o hinchazón en la parte anteroinferior del cuello como resultado de una enfermedad tiroidea.

AL PEDIATRA SI... el bulto persiste en el tiempo, crece o parece infectado, tiene coloración roja, está caliente o si duele al tacto o al presionarlo.

- Si puede ser una lesión cervical.

C

CASPA

ES... una exfoliación no contagiosa de la piel muerta, se da en todo el cuerpo de forma natural y durante toda la vida. Sin embargo, por la incomodidad estética y su acumulación, las escamas del cuero cabelludo son las más engorrosas.

LA TRATAREMOS... en casa, lavando el cabello a diario con nuestro champú de siempre y tras cepillarlo bien. Por temporadas, tal vez se puede reducir la frecuencia de lavado a días alternos, pero no es lo habitual.

Si el cuero cabelludo se presenta enrojecido o irritado o si la textura de la caspa es muy grasosa, es mejor recurrir a un champú que contenga azufre (retrasa el proceso de exfoliación de la piel) durante tres días consecutivos y después una vez a la semana. Será más eficaz si impregnamos de espuma todo el cabello, lo cubrimos con una toalla durante unos 20 minutos y después lo aclaramos con abundante agua corriente.

AL PEDIATRA SI... después de seguir un tratamiento sencillo y habitual en casa no logramos solucionar el exceso de caspa.

¡ATENCIÓN!

No es cierto que el cabello se engrase más si lo lavamos todos los días. Dependerá de la suavidad de los productos que utilicemos.

CELIAQUÍA

ES... la intolerancia total y permanente al gluten de trigo, cebada, centeno y avena. La ingesta de este producto provoca que el intestino delgado se atrofie y que la absorción de los nutrientes no sea la adecuada.

POSIBLES SÍNTOMAS...
- Pérdida de apetito, heces de color pálido y de un tamaño mayor del habitual (diarrea malabsortiva), estacionamiento del peso, retraso

del crecimiento, tripa hinchada, cambios de carácter, vómitos, distensión abdominal, anemia... Dependiendo de la persona, se manifiestan uno o varios síntomas.

LA NEUTRALIZAREMOS... mediante una dieta libre de gluten, previamente indicada por un especialista.

AL PEDIATRA SI... el bebé acaba de iniciar una dieta que incluye gluten y tiene alguno de los síntomas.

- Si el niño parece no ganar el peso que debería o si sus heces son frecuentes y pálidas y pensáis que tiene algún tipo de intolerancia alimentaria.

¡ATENCIÓN!

1. No hay que empezar una dieta sin gluten sin previa visita médica y si no ha sido prescrita.
2. Debemos tener en cuenta que esta intolerancia al gluten no se puede curar, sólo neutralizar.
3. Si la celiaquía no se diagnostica y trata, puede afectar al crecimiento del niño. Con el tiempo se puede complicar con otras enfermedades.

COLESTEROL

ES... un esterol o lípido (grasa) que se encuentra en los tejidos corporales y en el plasma sanguíneo y que participa en muchos procesos fisiológicos importantes. Es, por lo tanto, necesario para el funcionamiento normal del cuerpo.

DEBEMOS SABER... que no todo el colesterol proviene de los alimentos, nuestro cuerpo también genera colesterol. Y no todo el colesterol es malo. Sólo el exceso del no beneficioso (LDL) puede aumentar el riesgo de padecer problemas cardiovasculares.

CONTROLARLO... en los siguientes casos:

- Si uno de los padres del niño tiene un colesterol superior a 240 mg/dl.
- Si hay antecedentes familiares de enfermedades cardiovasculares.
- Si el adolescente tiene algún factor de riesgo: fumador, sobrepeso, sedentarismo.
- Si el niño tiene determinadas enfermedades crónicas, como diabetes, enfermedades de riñón o hipotiroidismo (baja producción de la hormona de la glándula tiroides).

LO MANTENDREMOS A RAYA... mediante una dieta equilibrada y promoviendo el ejercicio físico.

- Una dieta equilibrada elude las grasas saturadas y se basa en la variedad y la riqueza de frutas, verduras, hidratos de carbono, proteínas, etc.

AL PEDIATRA SI... necesitamos comprobar los niveles de colesterol mediante análisis.

¡ATENCIÓN!

1. No existe ningún estudio que demuestre que los niveles altos de colesterol en la infancia impliquen un colesterol alto en la edad adulta.
2. No es necesario que todos los niños —ni tampoco todos los adultos— traten el colesterol, pero niños y adultos se beneficiarán del control.

SON... crisis de llanto e intranquilidad bastante comunes desde las 4 semanas de vida y sin causa aparente, puesto que no tienen que ver con dolor de estómago, gases o hambre. Son especialmente intensos hacia el final del segundo mes y suelen desaparecer a los 3,5 meses.

Suelen iniciarse al atardecer, tras la toma de la tarde o de la noche, con llanto, agitación y movimientos bruscos (el bebé encoge las piernas sobre la barriga y se chupa los puños como si tuviera hambre). La crisis puede durar horas; sin embargo, varios estudios han demostrado, para la tranquilidad de los padres, que el bebé no sufre tanto como parece y que estos episodios no dejan secuelas.

UN CONSEJO... No existe un remedio eficaz ni único para calmar al bebé; cada niño responde a unos estímulos según su temperamento. Los padres deben armarse de paciencia y reservarse un tiempo sin la presencia del niño, como individuos y como pareja.

POSIBLES FORMAS DE CALMARLOS... Insistimos en que estas recomendaciones son paliativas y no necesariamente funcionan en todos los casos:

- Mecer al bebé en nuestros brazos, en una hamaquita o una mecedora para que se relaje.
- Colocarlo en la mochila canguro para que sienta el calor de nuestro cuerpo y se tranquilice.
- Seguir rutinas tranquilas a partir de media tarde con el fin de que el niño no se excite.
- Un paseo al aire libre sentará bien tanto al bebé como a los padres.
- Cambiar al niño de postura. Algunas que sirven: apoyar al niño so-

bre nuestro hombro o colocarlo boca abajo, o sobre nuestro brazo y con la cabeza mirando hacia nuestro codo.

- Un baño y un masaje circular sobre el abdomen o de movimientos circulares de las piernas sobre el abdomen resultan calmantes.
- Envolver al bebé en una sábana, como si fuese una momia.

AL PEDIATRA SI... queremos descartar que el llanto se deba a alguna dolencia, como el dolor de oídos o el reflujo de estómago.

¡ATENCIÓN!

1. El llanto no equivale sistemáticamente a hambre. El bebé necesita un par de horas para asimilar el alimento.
2. Los cólicos sólo desaparecen con el tiempo.

CONJUNTIVITIS

ES... la inflamación de la membrana que cubre la parte blanca del ojo y el interior del párpado, conocida como membrana conjuntiva.

LA PUEDEN CAUSAR... infecciones por bacterias, virus y otros gérmenes, enfermedades sistémicas... aunque también puede resultar de una reacción alérgica al polen o al polvo, así como a productos químicos o cosméticos.

LA DETECTAREMOS... porque la parte blanca del ojo está enrojecida. Hay un aumento del lagrimeo o secreción. Podemos conocer el origen de la conjuntivitis observando sus síntomas.

LA TRATAREMOS... mediante la limpieza y la aplicación del tratamiento que nos haya prescrito el pediatra:

	Vírica	Bacteriana	Alérgica	Clamidia
Secreción	Mínima Acuosa	Abundante Purulenta (amarilla) No deja abrir ojos	Mínima Acuosa	Mínima Acuosa
Picor	Mínimo	Mínimo	Intenso	Mínimo
Lagrimeo	Abundante	Moderado	Moderado	Moderado
Ganglios	Frecuentes	Raros	No	Frecuentes
Dolor de garganta	Ocasional	Raro	No	No

- Hay que limpiar la mucosidad o pus de los párpados con una gasa o un pañuelo de papel empapado en agua tibia.
- A continuación, hay que abrir los ojos, tirar con mucha suavidad del párpado inferior hacia abajo y poner una gota de colirio. Evitad tocar el ojo con el tubo o gotero.
- Hay que poner una gota en el ángulo interno de cada ojo y, a continuación, el niño, debe abrir y cerrar los ojos para que la gota penetre correctamente.

AL PEDIATRA SI... las conjuntivitis son recurrentes o el niño es muy pequeño.

- Si la conjuntivitis es bacteriana, el pediatra puede decidir recetar unas gotas o un antibiótico.
- Si tras el tratamiento aparece alguno de los siguientes síntomas:
  - Enrojecimiento, hinchazón o dolor que se extiende alrededor del ojo y el párpado.
  - Dolor intenso en el ojo, visión borrosa, visión doble o molestia por la luz.
  - Fiebre superior a 38 °C.

- Aparición de pequeñas ampollas cerca del ojo o tejido velado que cubre el ojo.

¡ATENCIÓN!

1. La higiene resulta esencial en estos casos, para no contagiar la conjuntivitis al otro ojo o a otras personas. Debemos lavarnos las manos a menudo y cambiar a diario las toallas y paños que use el niño, y que nadie más de la familia tocará.
2. Los niños con conjuntivitis bacteriana pueden volver al colegio tras un día completo de tratamiento. En el caso de conjuntivitis vírica hay que esperar una mejoría.

D

DALTONISMO

ES... un defecto genético que se traduce en que nuestro hijo no distingue los colores, habitualmente el rojo y el verde, aunque puede abarcar otros más.

Esta mutación genética es transmitida por las mujeres y afecta fundamentalmente a varones. El carácter de estas mutaciones es recesivo, por lo que una mujer necesita tener sus dos cromosomas X mutantes para presentar daltonismo, mientras que un hombre, al sólo tener un cromosoma X, será daltónico siempre que su único cromosoma X tenga la mutación.

LO DETECTAREMOS... porque el niño confunde los colores. Podemos darnos cuenta porque esto ocurre a menudo, al vestirse o en el cole, con las manualidades.

TRATAMIENTO... no existe tratamiento para el daltonismo; no obstante, en principio no interfiere demasiado en el día a día del niño.

AL MÉDICO... el oculista realizará las pruebas para ratificar o no nuestras sospechas.

¡ATENCIÓN!

En el único aspecto que puede afectar el daltonismo a la vida normal de una persona es a la hora de aprender las normas de seguridad vial (sobre todo con relación a los semáforos). Deberemos enseñar la posición, no el color.

DEFICIENCIA DE LA HORMONA DEL CRECIMIENTO

ES... la producción insuficiente de la hormona encargada de estimular el desarrollo de los huesos y la producción de las proteínas de las que están compuestos los tejidos corporales.

La glándula pituitaria, situada en la base del cerebro, es la productora de dicha hormona.

LO DETECTAREMOS... porque el niño crece a una velocidad menor a la señalada como normal. También se puede dar, en niños mayores, un retraso en el desarrollo de las características sexuales.

- Suele detectarse en los controles periódicos realizados por el médico de cabecera y/o el pediatra.

AL PEDIATRA SI...

- Nos parece que nuestro hijo no crece. Tras los exámenes, en caso de diagnóstico positivo, el tratamiento consistirá en inyecciones de hormona del crecimiento sintética que será prescrita por el endocrinólogo.

¡ATENCIÓN!

1. El tratamiento ayuda a que el niño mejore su crecimiento. Probablemente crezca a mayor velocidad de lo esperado, pues el cuerpo querrá recuperar el tiempo perdido.

2. Si comenzamos el tratamiento hacia los 6 años, el niño puede alcanzar la altura que se le supone por genética (por familia).

DENTICIÓN

ES... la aparición de los primeros dientes de un bebé.

SE INICIA... normalmente entre los 6 y 7 meses de edad. Normalmente, la dentadura está casi completa alrededor de los 18 meses de edad, aunque existen muchas variaciones personales y familiares.

LO DETECTAREMOS... porque, antes de que los dientes aparezcan, el bebé produce más saliva de lo normal y babea. También llora, está inquieto, le cuesta dormir y, a veces, no quiere comer. Se mete los dedos y otros objetos en la boca y los aprieta con las encías.

CÓMO COMPROBARLO... tanteando con un dedo las encías del bebé. Si hay un bulto duro en las encías y esa zona está algo hinchada y roja, es que le están saliendo los dientes.

LO PODEMOS ALIVIAR...
- Mediante mordedores o frotando la zona de la encía inflamada.
- Si rechaza el alimento, hay que probar con algo frío que ayude a bajar la hinchazón.

AL PEDIATRA SI... presenta otros síntomas que no citamos en esta ficha.

- Si hay una fractura o si el diente ha caído antes de tiempo, aconsejamos que el dentista evalúe la situación.

¡ATENCIÓN!

1. Los síntomas de la dentición no incluyen bronquitis, vómitos, diarrea o reacción cutánea a los pañales. Estos síntomas apuntan hacia otra enfermedad que se deberá consultar con el pediatra.
2. La aparición de los primeros dientes no implica que dejemos la lactancia.
3. No hay que darle analgésicos si no es por prescripción médica.
4. Desde la salida de los dientes es conveniente limpiarlos sólo con agua.
5. Si el niño tiene el hábito de chuparse el dedo o no se separa del chupete, es mejor que lo retiremos para evitar deformidades de maxilares y arcadas dentarias.

DERMATITIS ATÓPICA Y DERMATITIS SEBORREICA

ES... la inflamación de las capas superficiales de la piel.

La dermatitis atópica suele aparecer en los primeros años de edad, cursa en brotes y desaparece al cabo del tiempo, aunque puede volver a aparecer en la pubertad o más adelante.

La dermatitis seborreica es una inflamación cutánea en forma de escamas, que van de blancas a amarillentas, en áreas predispuestas a la concentración de grasa y que enrojecen la piel.

LA DETECTAREMOS...

- En el caso de la *dermatitis atópica*, las lesiones de la piel suelen ser placas simétricas de eczema que presenta escamas y pueden segregar líquido, sobre todo en el cuero cabelludo y en la cara, aunque también puede aparecer en la zona del pañal, así como en las extremidades, zonas de flexión de brazos y piernas. Normalmente, las zonas inflamadas pican y se pueden producir lesiones por el rascado.

- En el caso de la *dermatitis seborreica*, la irritación es gradual y va descamando la piel, sobre todo en el cuero cabelludo (en ese caso hablaríamos de caspa; ver la ficha). Cuando es severa, la irritación se manifiesta como pápulas amarillentas o rojizas en la raya del pelo.

- En los bebés, la irritación de la piel suele aparecer en las mejillas y el cuero cabelludo como una costra amarillenta y gruesa, además de descamación, y se conoce como *costra del lactante*. También puede aparecer en el resto de la cara, el tronco y las extremidades.

LA TRATAREMOS... siguiendo unos pasos de limpieza y cuidado de la piel:

- Evitar los baños (mejor ducha con agua templada) y, en lo posible, el uso del jabón. Es preferible la ducha y poco jabón o un sucedáneo de jabón que no irrite y que sea específico para esta dermatitis.

- Secar muy bien, sin rascar, a golpecitos, con la toalla.

- Tras 5 o 10 minutos, aplicar la crema específica.

- Evitar la sequedad de la piel así como el contacto con sustancias que puedan irritar o provocar una respuesta alérgica.

- Aplicar algún tipo de emoliente (recomendado por un especialista o su pediatra) mediante un masaje de amplios movimientos.

- Llevar prendas de algodón; evitar el contacto de la lana con la piel.

- Evitar el uso de suavizantes en la ropa, pueden producir irritaciones en la piel.

- En el caso de la *costra del lactante*, si está muy extendida, se puede utilizar un champú o una loción especial.

AL PEDIATRA SI... la erupción se extiende o parece infectada, si el cuero cabelludo está inflamado o si aparecen otros síntomas no asociados.

¡ATENCIÓN!

Los niños que han tenido dermatitis pueden volver a padecerla en la pubertad.

DERMATITIS DEL PAÑAL

ES... la irritación de la piel del niño en la zona del contacto con el pañal.

LA DETECTAREMOS... porque la piel de la zona del pañal estará de color rojo. Puede estar tirante e hinchada y presentar pequeños puntos de pus. A veces la zona también desprende olor a amoniaco.
- Observaremos zonas rojizas en los genitales, así como en el ano, que se extenderán por las nalgas y los muslos.

POSIBLES CAUSAS...
- Por un contacto prolongado tanto de la orina como de las cacas con la piel. De ahí, el olor a amoniaco.
- Por no secar correctamente la zona de los pliegues de la piel del bebé.
- Por una alergia al material de los pañales.
- Por una sobreinfección por hongos o bacteriana.

LA TRATAREMOS... mediante unos pasos de higiene y cuidado de la piel:
- Limpiad con agua tibia y secar muy bien la zona, sin frotar. Aplicad una crema-barrera (poned poca cantidad y extendedla sin dejar restos) para prevenir el contacto de la piel con las deposiciones.

386

- Cambiad al niño a menudo y utilizad pañales absorbentes, para que la orina y las heces no toquen la piel.
- NO utilicéis polvos de talco, el bebé puede aspirar el polvo a los pulmones.

AL PEDIATRA SI... la dermatitis no se cura en unos 2 o 3 días siguiendo las pautas señaladas, si presenta otro tipo de inflamaciones o irritaciones o si el niño también tiene aftas en la boca.

¡ATENCIÓN!

1. A veces, una infección de afta puede provocar que el bebé tenga una dermatitis de pañal. Normalmente, esta clase de dermatitis aparecerá en el ano y las nalgas.
2. Si la dermatitis es recurrente y se utilizan pañales desechables, es aconsejable cambiar de marca, por si se trata de una alergia. Normalmente, en estos casos la dermatitis aparecería en toda la zona del pañal, ya que es consecuencia del roce.

DESMAYO

ES... el episodio de pérdida de conocimiento y/o caída, también conocido como síncope.

UNA OBSERVACIÓN... Esta clase de episodios de pérdida de conciencia suelen ser breves y la recuperación completa es rápida.

EL MÁS COMÚN... entre niños y adolescentes es el síncope Vasovagal, cuando no han comido durante demasiadas horas, o están en lugares cerrados o han pasado mucho rato de pie. El estrés o el miedo también son factores que pueden provocar que el niño se desmaye.

LO DETECTAREMOS... porque, previo al desmayo, el niño puede sentirse mal, estar inquieto, irritable. Puede tener dolor de cabeza, náuseas, manos y pies fríos... La palidez también es un síntoma.

LO TRATAREMOS... mediante prevención y actuando en el momento del síncope.

Prevención:

- Evitando largas horas de ayuno, tiempo prolongado de pie... Detectando los factores desencadenantes y ayudando a que el niño sea consciente de ellos.

Al ver síntomas:

- Lo primero: comprobar que sus funciones vitales siguen en marcha (respiración, pulso). Si no están presentes: respiración boca a boca y masaje cardíaco. Si están presentes:

  - Es importante que el niño se siente o se tumbe con las piernas elevadas para mejorar la circulación sanguínea.
  - Dependiendo de las causas de los episodios de desmayo es posible que se requiera una medicación específica, pero eso debe decidirlo el médico de urgencias o el pediatra.

AL PEDIATRA SI...

- El niño se desmaya a menudo o si después de sufrir un desmayo se encuentra mal. Hay que descartar anemia o alteraciones de glucosa.

¡ATENCIÓN!

Es frecuente que existan antecedentes familiares en personas que padecen desmayos. A pesar de que el niño tenga antecedentes, es importante que se haga una revisión y un diagnóstico para descartar otro tipo de enfermedades.

ES... cuando el páncreas deja de producir insulina y la falta de ésta provoca un aumento de la glucosa en sangre y altera el proceso químico normal del cuerpo.

LA DETECTAREMOS... porque el organismo, al no poder quemar azúcares para conseguir energía, tiene que quemar proteínas y grasas, lo que deriva en los siguientes síntomas:

- Mucho pipí, con lo que el niño pierde mucho líquido y, por lo tanto, siempre tiene sed.
- Cansancio y falta de energía.
- Falta de apetito y pérdida de peso.
- En casos más severos pueden darse vómitos, dolor abdominal, respiración muy acelerada, confusión, modorra...

LA TRATAREMOS... según indicaciones médicas (el tratamiento habitual son las inyecciones de insulina), mediante un control de la glucosa en sangre del niño y siguiendo una dieta equilibrada.

CUIDADO... si el niño tiene una bajada de glucosa en sangre (a causa de una dosis excesiva de insulina, porque se ha saltado una comida o porque ha hecho demasiado ejercicio), ya que puede entrar en estado de *shock* insulínico (hipoglucemia).

Ante una bajada de glucosa o hipoglucemia:

- El niño tendrá dolor abdominal, sudor, vahídos y/o confusión. Hay que darle azúcar, pero si no puede comer y se adormece, le inyectaremos una sustancia llamada glucagón que nos habrá prescrito el médico para estas situaciones.

AL PEDIATRA SI... creemos que nuestro hijo puede tener diabetes o si, siendo diabético, tiene una infección o un ataque de gastroenteritis. Pueden complicar el control de glucosa en sangre.

¡ATENCIÓN!

Es importante ir al pediatra para saber si el niño padece diabetes y aclarar si se trata de diabetes mellitus o de diabetes insípida. Ambas tienen síntomas similares, pero la diabetes insípida se debe a la dificultad de la glándula pituitaria para producir la hormona antidiurética. El tratamiento es diferente.

DIARREA

ES... el aumento del número de veces que un niño depone habitualmente, así como la disminución de su consistencia. Se produce porque el intestino está irritado. Esta irritación hace que la comida circule deprisa y que no se pueda absorber bien el agua de los alimentos. Por eso, las heces tienen ese aspecto y hay riesgo de deshidratación.

LA DETECTAREMOS... porque las cacas del niño son blandas, semilíquidas o líquidas. (Para mayor información, leed la ficha sobre anormalidades en heces.)

POSIBLES CAUSAS...
- En un bebé, la diarrea puede aparecer por la introducción de nuevos alimentos en su dieta, alguna medicina o por gastroenteritis.

Síntomas	Posibles causas
Fiebre (38 °C o superior), vómitos	Gastroenteritis
Diarrea intermitente, sin fiebre, pero prolongada en el tiempo	Infección vírica u otras causas, como alergia o intolerancia
Heces blandas en las que se distinguen alimentos	Diarrea infantil que afecta a niños de entre 1 y 3 años

- En los niños, la diarrea puede asociarse a la alimentación, al estrés, a una ingesta excesiva de fibra, a ciertas medicinas o a una gastroenteritis.

Síntomas	Posibles causas
Diarrea durante varios días, fiebre, vómitos y/o dolor abdominal	Gastroenteritis
Estreñimiento y a la vez diarrea	Un estreñimiento prolongado
Diarrea de manera uniforme	Reacción alimentaria

EVITAR... alimentos que contengan azúcares, grasas o que sean flatulentos.

AL PEDIATRA SI... hay dolor abdominal durante más de 3 horas, si hay vómitos durante 12 horas (6 horas en bebés), si la diarrea es prolongada en el tiempo, o si orina a menudo.

- Si entrevemos una posible infección o una gastroenteritis que no se cura con una dieta.
- Si consideramos que puede ser una reacción a algún alimento, una alergia o intolerancia.
- Para tratamiento con rehidratación oral si lo necesitara.

DISLEXIA

ES... un desorden de aprendizaje relacionado con la lectura y la escritura que se traduce en una dificultad para interpretar símbolos. Afecta más a los chicos que a las chicas.

LA DETECTAREMOS... porque, aunque el oído y la vista del niño son normales y tiene habilidades para escribir, tiene dificultades para percibir correctamente letras y palabras.

- Es habitual que confunda letras como la «b» y la «d».
- Puede ser que lea incorrectamente o que al escribir no interprete correctamente la ortografía. El sonido de la palabra es similar, pero está mal escrita.
- Escriben palabras con las letras cambiadas.

LA TRATAREMOS... llevando al niño a un especialista que pueda ayudarle a trabajar el problema de dicción e interpretación y hablando con los profesores para que lo tengan en cuenta.

- Hay que animar al niño, potenciar sus virtudes y habilidades para que no se sienta inseguro.

¡ATENCIÓN!

Si atajamos el problema, la lectura y la escritura mejorarán y nuestro hijo estará en el nivel que corresponde a su edad.

DISTROFIA MUSCULAR

ES... el nombre con el que se conocen ciertos desórdenes o trastornos que conllevan un gasto y una debilitación gradual de la musculatura.

La debilidad muscular y la pérdida de tejido y fibras musculares son progresivas y empeoran con el tiempo.

UN DATO... En niños, la distrofia más habitual es la distrofia muscular de Duchenne. Sólo afecta a varones, y un 25% de ellos puede presentar algún tipo de discapacidad mental.

LA DETECTAREMOS... porque la fuerza muscular del niño se desarrolla lentamente.

El proceso gradual puede llevar a:
- Un retraso en su capacidad de sentarse, caminar o subir escaleras.
- Balanceo al caminar.
- Músculos hiperdesarrollados en las pantorrillas.
- Deformación en la columna.

AL PEDIATRA SI... creemos que nuestro hijo puede padecer distrofia muscular, para que lo evalúe y la diagnostique o la descarte, y para saber qué pasos hay que seguir.

¡ATENCIÓN!
1. No hay cura. Es importante mantener al niño activo, sin forzarle, pero fomentando el movimiento.
2. Algunos niños que padecen esta distrofia pueden perder la capacidad de caminar hacia los 12 años, aunque actualmente existen nuevos tratamientos y esto está cambiando.

DOLOR ABDOMINAL

ES... el nombre para englobar los diferentes tipos de dolores de estómago, retortijones o cólicos. La queja de dolor en el abdomen es muy frecuente durante la infancia. La mayoría de las veces no es importante, pero también puede ser un síntoma de enfermedad que requiera evaluación y tratamiento.

POSIBLES CAUSAS...

- Una ingesta excesiva de comida o de bebidas gaseosas u otro tipo de indigestión.
- Una gastroenteritis (como decimos en su ficha).
- El estreñimiento.
- La apendicitis (o inflamación del apéndice).
- Problemas psicogénicos (fobia escolar, problemas de adaptación, etcétera).

LO DETECTAREMOS... porque el niño dirá que le duele el estómago, aunque se debe tener en cuenta que el dolor puede proceder de otra parte del abdomen o incluso de zonas alejadas del abdomen (tórax, cabeza...).

Síntomas	Causas
El niño tiene una zona hinchada en la ingle o el escroto	Puede ser una hernia o algún problema de testículos (ver la ficha)
El niño se queja de dolor y si se le presiona la zona derecha del abdomen el dolor aumenta	Apendicitis
El vómito del niño es verdoso o amarillento	Obstrucción intestinal
El dolor abdominal viene acompañado de vómitos y diarrea	Gastroenteritis
El niño tiene brotes de dolor abdominal sin estar mal	Puede ser ansiedad o intolerancia a algún alimento

LO TRATAREMOS... en muchos de los casos de dolor abdominal en el que éste se produce por un exceso de comida, una leve indigestión o demasiado gas, el dolor disminuye o desaparece por sí solo en unas horas.

AL PEDIATRA SI... el dolor es muy intenso o empeora, así como si el niño camina doblado por el dolor o se sujeta el abdomen con las manos.

- Si ha habido un traumatismo en el abdomen o hay sangre en las cacas.
- Si el dolor abdominal es frecuente.

Con urgencia:
- Si el vómito es amarillo-verdoso.
- Si el dolor dura más de 6 horas y no remite.
- Si creemos que puede ser una apendicitis, una hernia (ver la ficha) o una obstrucción intestinal.

¡ATENCIÓN!

No hay que administrarle ningún tipo de medicamento —enemas, laxantes, analgésicos—, a no ser que el médico lo haya indicado.

DOLOR DE CABEZA

ES... el nombre con el que conocemos las molestias en la sien, en la frente o en la cabeza en general.

LO PUEDEN CAUSAR... algunas infecciones, entre cuyos síntomas podemos encontrar el dolor de cabeza. A veces el hambre o la deshidratación también pueden provocar molestias y dolor de cabeza. Si es ocasional, no hay otros síntomas y el estado general del niño es bueno, podemos administrarle analgésicos a las dosis adecuadas; en la mayoría de las ocasiones el dolor desaparecerá y no volverá, lo que nos indica su carácter benigno y transitorio.

Sin embargo, puede tener otras causas que nos obligan a consultar con el pediatra de manera más o menos urgente:

Síntomas	Causas
El dolor de cabeza no viene acompañado de otros síntomas, pero el niño está ansioso	Puede ser un dolor de cabeza tensional
El dolor de cabeza es recurrente y se da sobre todo por la noche o temprano por la mañana	Puede ser un aumento de tensión arterial
El dolor de cabeza se produce tras haber leído o escrito	Puede ser debido a algún problema ocular o de vista
El dolor de cabeza viene acompañado de dolor abdominal, náuseas, *flashes* de luz...	Puede ser migraña

LO TRATAREMOS...

- Si se trata de un dolor de cabeza normal, con paracetamol o ibuprofeno líquido a la dosis adecuada según su peso o edad, sin excedernos nunca en la dosis máxima permitida.
- Si se trata de un dolor de cabeza causado por algún otro problema o una infección, seguiremos las instrucciones del médico.
- Si se trata de un dolor de cabeza tensional, hay que enseñar al niño a respirar y a relajarse.
- Si la cefalea (dolor de cabeza) es aguda y hay fiebre, es importante bajar la temperatura para que el dolor disminuya, como explicamos en la ficha de la fiebre.

AL PEDIATRA SI... el dolor es agudo o si aparece en episodios recurrentes o prolongados en el tiempo.

- El dolor va acompañado de otros síntomas que puedan indicar infección u otro tipo de problemas.
- El dolor puede deberse a tensión o a un aumento de tensión arterial y es frecuente.

Con urgencia:

- Si el dolor es parte de un gran malestar generalizado y hay vómitos, si tiene el cuello tenso, está adormecido, tiene fiebre y/o manchas rojas que no se difuminan bajo presión.

¡ATENCIÓN!

1. Si el niño ha sufrido algún golpe en la cabeza y se queja de dolor o notamos algún bulto, es importante llevarlo a urgencias para que lo examinen.
2. Consultad al oculista si el dolor de cabeza se da tras la lectura o tras ver la televisión.

DOLOR DE ESPALDA

ES... la molestia intermitente en la zona cervical, dorsal o lumbar de la espalda, así como en la zona de los hombros.

LO DETECTAREMOS... porque el niño aprecia un dolor de cuello, de hombros, espalda, o porque lo notamos tenso.

LAS CAUSAS... pueden ser malos hábitos posturales que pueden derivar en contracturas o inflamaciones musculares.

- También puede tratarse de una malformación de la columna, agravada por malas posturas.

LO TRATAREMOS... mediante antiinflamatorios para el dolor puntual y enseñando buenos hábitos posturales.

ALGUNOS TRUCOS...
- La elección de un buen colchón y de una buena almohada ayuda a aliviar la espalda por las noches y evita muchos dolores posturales.
- Aprender a sentarse en ángulo recto, con los pies apoyados para descansar el peso (si nuestro hijo no alcanza el suelo, podemos conseguirle un reposapiés), también ayuda a prevenir dolores o lesiones de espalda.
- Cuando estudian, es importante que los brazos estén bien apoyados en la mesa para evitar la tensión en los hombros.
- Deben llevar la mochila colgada de ambos hombros y no tan baja que golpee las nalgas.

AL PEDIATRA SI... el dolor de espalda es recurrente o si creemos que puede ser por una malformación de la columna vertebral.

DOLOR DE PECHO

ES... la molestia localizada en el tórax, que puede tener un origen indefinido.

UNA OBSERVACIÓN... El dolor en el pecho suele afectar mayoritariamente a niños/as mayores de 10 años y suele ser benigno.

- Tensión muscular, golpes indirectos o directos en el tórax, evidenciados por algún morado.
- La tos intensa puede provocar dolor torácico por la fatiga de los músculos respiratorios.
- La inflamación de las costillas del esternón, un dolor torácico que aumenta con el movimiento.
- Un ataque de asma puede causar también dolor torácico.
- La neumonía o la gastroenteritis.
- También se asocian causas menos conocidas, como las emocionales.
- Los problemas cardíacos suelen producir dolor torácico, pero *normalmente sólo los niños con una enfermedad congénita de corazón manifiestan dolor por este motivo.*

LO TRATAREMOS...

- Si el dolor se debe a tensión muscular, golpes indirectos, directos o inflamación de las costillas del esternón, recomendamos reposo, aplicación de frío o calor, vendaje compresivo y administración de antiinflamatorios y analgésicos.
- Si es consecuencia de otro tipo de dolencia o enfermedad, aconsejamos seguir las instrucciones médicas.
- Si el dolor se debe a causas emocionales, es necesario tranquilizar al niño.

AL PEDIATRA SI... no estamos completamente seguros de las causas. Es preferible consultar siempre al médico en estos casos, a pesar que la mayoría son dolores inocuos.

Con relativa urgencia:
- Si el dolor es fuerte y aparece bruscamente.
- Si el dolor despierta al niño.

- Si hay fiebre o/y síntomas de otra enfermedad.
- Si hay mareos o pérdida de conciencia.

¡ATENCIÓN!

1. En los casos de dolor torácico, también es importante que la familia se tranquilice para no poner más nervioso al niño. Es habitual pensar que se trata de alguna dolencia de corazón, pero en la mayoría de los casos NO lo es. Id al médico y descartad complicaciones.
2. Muchas veces se desconoce la causa del dolor torácico y éste desaparece a los pocos días.

DOLOR MENSTRUAL

ES... la molestia localizada en la parte media inferior del abdomen que suele aparece los primeros días de la menstruación.

Se debe a la contracción intensa, que puede llegar a ser un espasmo, de los músculos de la matriz cuando el útero expulsa la sangre menstrual.

UNA OBSERVACIÓN... En principio los dolores menstruales no son muy dolorosos los primeros años de la regla.

LO TRATAREMOS...

- Con antiinflamatorios, preferentemente el primer día de menstruación o incluso el previo, ya que disminuyen el dolor y reducen las contracciones del útero.
- Aplicando calor en la zona inferior del abdomen y/o en las lumbares.
- Es mejor no tumbarse cuando aparece dolor menstrual. En actividad resulta más llevadero.

AL PEDIATRA SI... el dolor incapacita para llevar una vida normal día a día; si el dolor dura más de tres días o procede únicamente de uno de los lados; o si el dolor persiste después del ciclo menstrual.

- Si el antiinflamatorio no hace efecto o si hay fiebre sin motivo aparente.
- Si hay una secreción vaginal antes de empezar el período.
- Si hay aumento de peso o hinchazón premenstrual.
- Si hay otros síntomas que no están asociados a la menstruación.

Con urgencia:
- Si el dolor es tan intenso que impide a la chica caminar con normalidad.
- Si presenta fiebre por encima de 38 °C.
- Si hay malestar general.

DOLOR POR CRECIMIENTO

ES... la molestia intermitente que suelen tener los niños en los músculos de las piernas. Suele localizarse, sobre todo, detrás de las rodillas, en los muslos... y puede afectar tanto a niñas como a niños.

UNA OBSERVACIÓN... Algunos expertos opinan que el dolor por crecimiento no es un concepto correcto, pues el crecimiento es un proceso lento y fisiológicamente imperceptible.

LO DETECTAREMOS... porque el niño indica que tiene dolor (leve o intenso, no hay un único patrón) en las extremidades inferiores. Normalmente se da por las tardes o por las noches. A veces el niño se despierta en plena noche a causa del dolor.

- El dolor suele ser bilateral, cambiante y no aparece a diario.

LO TRATAREMOS...
- En muchos de los casos no es necesario tratamiento analgésico o antiinflamatorio porque el dolor desaparece por la mañana.
- A largo plazo el dolor desaparece al cesar el crecimiento.

LO ALIVIAREMOS... mediante masajes, aplicación de calor o si, realmente es necesario, antiinflamatorios o analgésicos (consultadlo antes con el médico).

AL PEDIATRA SI... le duele con frecuencia y/o si el dolor es agudo.

¡ATENCIÓN!
Los dolores conocidos como «del crecimiento» no implican cojera o limitaciones de movilidad. No están relacionados con traumatismos o infecciones, ni tampoco con inflamaciones.

E

ECCEMA

ES... una erupción cutánea con inflamación, picor y zonas escamosas. Suele aparecer por primera vez antes de los 18 meses de vida y puede surgir de manera intermitente durante la infancia.

LO DETECTAREMOS... porque aparecerán zonas de piel inflamadas que están enrojecidas, pueden presentar vesículas, exudación y suelen acompañarse de picor.
- En niños menores de 4 años, la erupción suele aparecer con peor aspecto en el cuero cabelludo, las mejillas, el antebrazo, el pecho o las piernas.
- En niños entre 4 y 10 años, la piel puede parecer escamosa y seca, e

incluso agrietada, y suele ser peor en la cara, el cuello, los codos, las muñecas y detrás de las rodillas y los tobillos.

LO TRATAREMOS... siguiendo las indicaciones del médico, que recetará una pomada.

QUÉ PODEMOS HACER... en casa:

- Si el picor no deja dormir al niño, podemos darle un antihistamínico indicado para su edad y aconsejado por su pediatra o dermatólogo.
- Bañarlo o ducharlo preferiblemente con agua templada.
- Evitar que la piel esté seca usando jabones no agresivos e hidratándola correctamente.
- Aplicar la pomada, crema o loción si aparece una leve inflamación que indica que habrá un brote o erupción; se trata de intentar prevenir el eccema.
- Es importante aplicar la pomada sólo en la zona afectada e interrumpir su uso cuando la erupción desaparezca.
- Utilizar ropa de algodón, evitar prendas de lana en contacto con el cuerpo.
- Evitar suavizantes que producen irritación de la piel.

AL PEDIATRA SI... el niño no ha tenido ninguna erupción antes, para que pueda diagnosticar si se trata de eccema y tratarlo.

- Si ya se le ha diagnosticado eccema pero el tratamiento no actúa como debería o incluso empeora la situación, ya que podría suponer que hay una infección.

¡ATENCIÓN!

1. Es importante evitar que el niño se rasque el eccema, podría infectarse.

2. Puede aparecer una infección de herpes asociada al eccema, con ampollas, fiebre, erupción extendida y ganglios inflamados. Acudid al médico.

ENCOPRESIS (caca involuntaria)

ES... el traspaso de materia fecal a la ropa de forma voluntaria o involuntaria que se produce en niños mayores de 4-5 años sin que existan síntomas de una enfermedad que lo provoque.

UNA OBSERVACIÓN... Es más habitual en niños que en niñas y suele darse entre los 7 y los 8 años.

POSIBLES CAUSAS...
- Un estreñimiento crónico forma un tapón de heces duras que dilatan los esfínteres y permiten que las heces más blandas se escapen.
- Problemas emocionales, situaciones psicológicamente estresantes para el niño.
- Miedo a defecar por accidente (a causa de castigos previos).
- Un entrenamiento demasiado avanzado y extremadamente exigente a la hora de aprender a controlar los esfínteres.
- Algún tipo de retraso en el desarrollo neurológico; no tiene porqué implicar un problema ni grave ni definitivo.
- Un uso excesivo de laxantes o enemas para liberarle del estreñimiento.

ALGUNOS CONSEJOS...
- Hay que tener en cuenta que la encopresis puede durar entre 6 y 12 semanas. Durante ese período, enseñaremos con paciencia al niño a controlar de nuevo los esfínteres:

- Podemos comprobar periódicamente la ropa interior del niño.
- Si no hay deposiciones, le mostraremos una actitud positiva para que asuma que eso es bueno.
- Si las hay, hay que demostrar descontento, pero nunca enfado o amenaza de castigo. Debe ser el mismo niño el que se asee y limpie su ropa.
- Es recomendable que el niño siga una dieta rica en fibra y que aprenda a ir al lavabo solo.
- Si el médico lo recomienda, podemos llevar un diario sobre la regularidad de las cacas, para comprobar el progreso.

AL PEDIATRA SI... creemos que el niño tiene estreñimiento crónico.
- Si no sabemos cuál puede ser la causa de la encopresis, el médico puede ayudar a diagnosticarla y a llevar un correcto seguimiento hasta que finalice el proceso.

ENFERMEDADES INFECCIOSAS: DIFTERIA, TÉTANOS, TOS FERINA, POLIO...

SON... enfermedades producidas por una infección causada por virus o bacterias. Las bacterias y los virus son agentes patógenos, aunque algunos son benignos.

Difteria
Infección bacteriana aguda y contagiosa que, normalmente, afecta al área de la nariz y de la garganta. Existe vacuna.

Tétanos
Infección bacteriana del sistema nervioso. La bacteria entra en el cuerpo a través de las heridas abiertas y sucias. Existe vacuna.

Tos ferina

Infección bacteriana que afecta al sistema respiratorio. Existe vacuna.

Polio

Enfermedad infecciosa viral que tiene diferentes grados de manifestación. Afecta principalmente al sistema nervioso, que se contagia a través de la ingesta de sustancias contaminadas por dicho virus. Existe
vacuna.

Gracias a la alta cobertura de vacunación alcanzada en nuestro país,
hoy al contrario que en años atrás, no representan un problema de
salud pública.

CÓMO CURSA LA INFECCIÓN...

Difteria

El período de incubación es de entre 2 y 4 días.

- En su primera fase, nuestro hijo muestra síntomas de un catarro,
  gripe u otras enfermedades de garganta, como dolor de cabeza, fiebre e inflamación de los ganglios linfáticos del cuello.
- Cuando la bacteria va avanzando, su toxina produce una capa que
  recubre la superficie interna de la nariz y la garganta. Es una capa
  grisácea que dificulta la respiración y el tragar.
- Otros síntomas son la visión doble, que al niño le cueste hablar e
  incluso síntomas de *shock* inminente.

Tétanos

El período de incubación es de 3 a 21 días.

- La bacteria del tétanos provoca que el niño no pueda abrir la boca
  a causa de las contracciones en los músculos de la mandíbula, así

como en otra musculatura de la cara. Hay espasmos en los músculos del cuello, espalda, abdomen, que pueden ser dolorosos y dificultar la respiración.

Tos ferina

El período de incubación es de 6 días, aproximadamente.

- En el primer estadio de la infección, el niño tiene tos seca y abrupta, que aparece sobre todo por la noche. Tiene fiebre y le gotea la nariz.
- En el segundo estadio, que puede durar entre 8 y 12 semanas, las rachas de tos seca aparecen durante todo el día. Además, tiene ataques de tos con una entrada de aire cortante y un soplido. El niño puede vomitar a causa de la tos y respirar con mucha dificultad.

Polio

Se manifiesta de tres posibles maneras:

- La polio abortiva, que es leve y que tiene los mismos síntomas que una gripe.
- La polio no paralítica, que se asocia a la meningitis aséptica y presenta síntomas neurológicos, como la sensibilidad a la luz.
- La polio paralítica, que sólo afecta entre el 1-2% de los casos, y que produce parálisis muscular.

CÓMO HAY QUE TRATARLAS... se puede administrar paracetamol para el dolor de cabeza o de garganta y mucho líquido. Sin embargo, *hay que seguir las indicaciones médicas*:

Difteria

Es importante mantener al niño aislado para evitar el contagio y administrar los fármacos (antitoxina y/o antibiótico) que prescriba el médico.

Tétanos

Tratamiento bajo control médico. El mejor tratamiento es la prevención con la vacunación. El haber padecido la enfermedad no da inmunidad permanente.

Tos ferina

El médico habrá recetado antibióticos. Probablemente prescribirá que los hermanitos también los tomen para preservarse del contagio.

Polio

Al ser poco común actualmente, es necesario ir al médico para que la diagnostique y la trate.

AL PEDIATRA SI... el niño muestra alguno de los síntomas de dichas enfermedades, pues es necesario el correcto diagnóstico y la medicación adecuada. En muchos casos, una detección precoz facilita el tratamiento y la curación.

Con urgencia:

Tos ferina: si el niño es menor de 6 meses y vomita al toser o la tos dura más de una semana; si el niño tiene la lengua o los labios azules en los ataques de tos.

¡ATENCIÓN!

Es importantísimo vacunar al niño para evitar infecciones y complicaciones a nivel individual y poblacional.

ENFERMEDADES INFECCIOSAS CON VACUNA PREVENTIVA: SARAMPIÓN, PAPERAS, RUBEOLA, VARICELA

SON... enfermedades producidas por una infección causada por virus.

Sarampión

Enfermedad infecciosa producida por un virus (mixovirus). Existe vacuna.

Paperas

Infección vírica suave con fiebre e hinchazón de una o ambas glándulas salivares (glándulas parótidas). Existe vacuna.

Rubeola

Enfermedad infecciosa causada por un virus que se contagia a través de las secreciones nasales de las personas que la padecen. Existe vacuna.

La vacuna para estas tres enfermedades se conoce como la *triple vírica*. Podéis consultar el plan de vacunas en los apéndices (en concreto, en el capítulo 28).

Varicela

Enfermedad infecciosa producida por un herpesvirus (varicela zóster). Se caracteriza por la aparición de ampollas que cursan con mucho picor. Existe vacuna.

Gracias a la alta cobertura de vacunación alcanzada en nuestro país, en la actualidad no representan un problema de salud pública como años atrás.

Sarampión

El período de incubación es de entre 10 y 14 días.

- Al principio, el niño tiene fiebre, ojos llorosos, tos seca y le gotea la nariz.
- A medida que la infección avanza, aparecen manchas blancas en el interior de la mejilla.
- 3 o 4 días después de iniciarse el proceso, brota una erupción de manchas rojas, planas y redondas en la cara y detrás de las orejas. Esta erupción puede extenderse.

Paperas

El período de incubación es de entre 14 a 24 días.

- En los primeros días, el niño tiene fiebre, sensibilidad e hinchazón en uno o ambos lados de la cara (glándulas parotideas). El proceso de hinchazón puede durar entre 4 y 8 días, hace que las glándulas se endurezcan y le cueste tragar.
- También puede presentar dolor de mandíbula, causado por la inflamación, así como quejarse de dolores de oído y abdominales. Otras glándulas pueden inflamarse.

Rubeola

El período de incubación es de entre 2 y 3 semanas.

- Los primeros días, el niño tiene fiebre y los nódulos linfáticos detrás del cuello y de las orejas se hinchan.
- Tras 2 o 3 días puede surgir una erupción cutánea de color rosado o rojo pálido, de diferente tamaño y que no suele unificarse. No produce picor y suele aparecer en la cara y detrás de las orejas. Desaparece sola.

Varicela

El período de incubación es de 14 a 21 días. Período de contagio desde 1-2 días antes de la aparición del brote y mientras estén presentes las ampollas sin costras.

- 1 o 2 días antes de brotar las ampollas, el niño puede tener fiebre, inapetencia, dolor de cabeza, dolor de estómago; estos síntomas pueden durar varios días.
- A los 2 días aparecen ampollas por todo el cuerpo, incluido el cuero cabelludo.

CÓMO HAY QUE TRATARLAS... estas enfermedades tienen vacuna, así que el primer paso es la prevención. Sin embargo, si se da el caso de infección:

Sarampión

Al ser una infección vírica, no se deben administrar antibióticos, así que no queda más remedio que pasarlo. Paracetamol para el dolor y reposo. En unos 10 días el niño estará mejor.

- Es importante recordar que el sarampión es contagioso desde que se inicia el proceso catarral hasta 5 días después de que hayan desaparecido las lesiones cutáneas.

Paperas

Como es una infección vírica, hay que dejar que la enfermedad siga su curso. Podemos administrar paracetamol para el dolor.

- No es necesario hacer reposo absoluto, pero el niño no debe ir a la escuela hasta que no haya acabado la fase contagiosa.

Rubeola

Tampoco tiene un tratamiento específico, así que al niño sólo le queda pasarla, como en los dos casos anteriores. Se le puede dar paracetamol para aliviar el dolor.

- Es contagiosa desde 1 semana antes de la erupción hasta 4 días después de que desaparezca, por lo que se recomienda no mezclarse con otros niños y con mujeres embarazadas.

Varicela

El tratamiento de los síntomas se hace con paracetamol si hay fiebre, antihistamínicos, antisépticos en las ampollas o vesículas. Si se complica, el pediatra puede tratarla con antivirales.

AL PEDIATRA SI... el niño presenta alguno de los síntomas de estas enfermedades, para que el médico realice un diagnóstico correcto.

Con urgencia:

- En el caso de las *paperas*, si el niño tiene mucha fiebre, vómitos o dolor abdominal persistente. También es importante acudir a un pediatra o a urgencias si el dolor de cabeza es muy fuerte a pesar del paracetamol o si hay dolor o hinchazón testicular.
- En el caso de la *rubeola*, si el niño tiene una erupción con puntos rojos que no palidece al presionarla, o si tiene dolor de cabeza agudo y/o vómitos.
- En el caso de la *varicela*, si la fiebre persiste muchos días, las lesiones tienen mal aspecto, presenta mal estado general.

¡ATENCIÓN!

1. Los adolescentes con paperas pueden tener inflamación de testículos, por eso es importante que un médico supervise el proceso infeccioso.
2. La rubeola puede ser peligrosa para las embarazadas que no están inmunizadas porque puede afectar al feto.
3. En la varicela NUNCA se puede administrar ácido acetilsalicílico porque podría producir una enfermedad muy grave (Síndrome de Reye).

ES... la salida de orina de forma involuntaria, cuando el niño está durmiendo, a una edad a la que ya debería controlar sus esfínteres (alrededor de los 6 años).

UNA OBSERVACIÓN... Los niños aprenden a controlar la orina por la noche a diferentes edades. No hay una edad concreta para hacerlo. Pocos niños lo controlan antes de los 3 años, y puede ser normal que el pipí se les escape hasta los 5 años. Pero si a partir de esa edad sigue haciéndolo y para el niño representa un problema, o vuelve a hacerlo cuando ya había aprendido a controlarlo, es necesario consultar.

POSIBLES CAUSAS...

- El niño no controla todavía la vejiga (porque la parte del sistema nervioso responsable no ha madurado lo suficiente).
- Una infección urinaria (en pocas ocasiones), el estreñimiento, la ansiedad o el estrés emocional.

LO TRATAREMOS...

- Si detectamos un motivo (sobre todo, infección del tracto urinario), el médico podrá establecer la profilaxis o el tratamiento.
- Si no encontramos un motivo fisiológico, podemos seguir algunas pautas:
  - Crear un hábito: acostumbrad al niño a orinar de manera regular y a no beber mucho por las noches.
  - No lo castiguéis ni os enfadéis porque moje la cama. Eso sí, cuando no lo haga, demostradle satisfacción y decidle que es positivo que no moje la cama.
  - Animad al niño y explicadle que es un problema normal, que otros niños pueden padecerlo y que depende de él solucionarlo.

- El niño tiene más de 5 años y moja la cama, o si vuelve a mojarla tras haber aprendido a controlar la orina por la noche y a ser consciente de ello y para él es un problema.
- Si el niño se queja de dolor al orinar; puede ser una infección del tracto urinario.

EPILEPSIA

ES... una enfermedad crónica que se caracteriza porque el niño tiene crisis convulsivas y/o de otro tipo, como, por ejemplo, crisis de ausencia.

UNA OBSERVACIÓN... En muchas ocasiones no se conoce la causa exacta.

SE MANIFIESTA... mediante ataques y crisis. Las más típicas son las crisis convulsivas y las de ausencia.

Crisis convulsivas

- Antes de que se produzca la crisis, el niño puede estar algo irritable y tener cambios de humor y de comportamiento.
- Los espasmos convulsivos hacen que el cuerpo se ponga rígido, tenso y que el niño se caiga al suelo.
- La respiración es irregular y tanto el rostro como las extremidades se mueven de forma irregular. El niño pierde la conciencia.
- Durante el ataque, puede morderse la lengua o no controlar los esfínteres.
- El ataque puede durar unos minutos o alargarse.
- Cuando el ataque acaba, el niño puede seguir inconsciente.

- Al recuperarse, puede estar confuso, tener dolor de cabeza y ganas de dormir.

Ataques de ausencia

- El niño deja de hacer lo que estaba haciendo y se queda mirando al vacío durante unos segundos.
- En ese lapsus, el niño no sabe lo que hace.
- Al recuperarse del ataque o crisis, no lo recuerda.

AL PEDIATRA SI... el niño tiene otro tipo de ataques que no sean convulsivos.

Con urgencia:

- Si el niño nunca había tenido un ataque convulsivo antes.
- Si el niño sigue inconsciente después de 10 minutos, sea o no el primer ataque.

¡ATENCIÓN!

1. Tener una crisis convulsiva, espasmos u otro tipo de ataques no supone tener epilepsia. Este tipo de ataques individuales pueden estar producidos por desencadenantes externos, como luces intermitentes.
2. Más de tres cuartas partes de los niños que tienen epilepsia no vuelven a sufrir ataques si durante 2 años no han tenido ninguno.

ESCARLATINA

ES... una enfermedad contagiosa producida por la bacteria estreptococo del grupo A.

UNA OBSERVACIÓN... Fue muy común hace un tiempo, pero con la aparición de antibióticos específicos ahora es una enfermedad controlable.

El período de incubación va de los 2 a los 4 días.

LA DETECTAREMOS... porque sus mejillas tienen un tono rosado o rojizo y hay una zona más pálida alrededor de la boca; aparece una erupción en la piel y se vuelve rasposa.

OBSERVAREMOS QUE...
- La erupción cutánea de puntitos rojos se extiende por el pecho, la nuca y puede verse en otras partes del cuerpo.
- Otros síntomas son fiebre, vómitos, dolor de cabeza y de garganta, e incluso dolor de estómago.
- Los primeros días de la infección la lengua presenta una capa blanquecina con manchas rojas que se irá descamando.

AL PEDIATRA... en cuanto aparecen los primeros síntomas, para que diagnostique si es o no escarlatina y así poder contrarrestarla con antibióticos.

Con urgencia:
- Si el pipí es rosado, rojo o ahumado, o si la fiebre le dura más de 4 días.

¡ATENCIÓN!
1. Es muy importante que el niño tome el antibiótico todos los días.
2. Durante los tres primeros días del tratamiento es recomendable que no esté con otros niños.
3. Únicamente el estado del niño determina si puede ir al colegio o no,

pues una vez que la enfermedad se trata con antibióticos desaparece el riesgo de contagio.

ESCOLIOSIS

ES... una condición que provoca que la columna vertebral se curve.

Suele estar causada por una anormalidad en la estructura de una o más vértebras o por alguna debilidad de la musculatura de la espalda.

También puede aparecer como consecuencia de una desigualdad en la longitud de las piernas que hace que la pelvis vaya hacia un lado y el hombro opuesto suba, lo que deriva en que la columna intenta equilibrar la desigualdad y se curva.

UNA OBSERVACIÓN... Es más común en las chicas y suele aparecer durante el crecimiento adolescente.

LA DETECTAREMOS... porque la columna parecerá arqueada, porque la pelvis se inclina hacia un lado, porque uno de los hombros está más elevado que el otro y el pecho es más prominente en un lado del cuerpo que en el otro.
- El niño caminará doblado y, si se agacha, la curvatura se acentuará.

AL PEDIATRA SI... observáis arqueo, para que realice las pruebas y disponga el tratamiento.

¡ATENCIÓN!
Si la escoliosis se trata a tiempo, la controlaremos. Pero si no se trata, la torsión puede afectar al tórax, a la columna en general, y causar dificul-

tades respiratorias y/o infecciones. El especialista decidirá si el grado de desviación que presenta necesita tratamiento.

ESTRABISMO

ES... una anormalidad en la dirección del enfoque de uno de los ojos del niño. Este defecto del paralelismo de los ojos ocasiona alteración de la visión binocular.

UNA OBSERVACIÓN... Muchos bebés mueven de manera independiente cada ojo en las primeras semanas de vida. No pasa nada, pero es algo que debería corregirse por sí solo a partir de los 4-6 meses.

LO DETECTAREMOS... porque uno de los ojos del niño enfocará hacia la derecha o hacia la izquierda, hacia arriba o hacia abajo, según el tipo de estrabismo.
- Nuestro hijo no ve bien; su visión es borrosa o doble.

LO COMPROBAREMOS... poniéndole un objeto en su campo de visión, para ver si enfoca con los dos ojos o uno de ellos se desvía.

LO TRATAREMOS... siguiendo las indicaciones del oculista.
- Es posible que sea necesario llevar un parche en el ojo normal para que obligue al ojo afectado a esforzarse. Tomaos lo del parche con sentido del humor y fantasía, para que el niño lo viva con naturalidad.
- Si proviene de algún tipo de problema de visión, será necesario que lleve gafas.

AL PEDIATRA SI... el niño desarrolla un estrabismo después de los 4 meses de vida o si el estrabismo no desaparece.

¡ATENCIÓN!

Es importante tratar el estrabismo, en caso contrario podría provocar la pérdida de visión del ojo.

ESTREÑIMIENTO

ES... la evacuación infrecuente y/o difícil de heces duras y secas.

UNA OBSERVACIÓN... El hecho de que el niño haga caca de manera poco frecuente no significa que tenga estreñimiento. Hay que tener en cuenta que la frecuencia normal varía entre cuatro veces al día a una vez cada 4 días. Como norma general, el niño estreñido menor de 1 año defeca menos de una vez al día; si tiene entre 1 y 4 años debe hacerlo al menos cada 2 días, y después de los 4 años, al menos tres veces a la semana. Sin embargo, hay muchas variaciones interindividuales.

LO DETECTAREMOS... porque el niño evacuará pocas veces, las heces serán duras y secas, y quizá le resulte doloroso ir al baño.

- Si se trata de un estreñimiento crónico, es posible que el tapón de heces duras haga que las heces blandas salgan involuntariamente (ver la ficha de la diarrea). Puede ser que veamos sangre en las cacas.

POSIBLES CAUSAS...

- En niños pequeños, los cambios en la dieta o la introducción de nuevos alimentos.
- En los mayores, una dieta pobre en fibra y un bajo aporte de líquidos.
- Haber pasado una enfermedad con vómitos y fiebre puede pro-

vocar deshidratación, algo que también puede conllevar estreñimiento.

LO TRATAREMOS...

- Siguiendo las indicaciones del médico si el estreñimiento ya es crónico.
- Potenciando una dieta equilibrada y rica en fibra, para ablandar las heces y así evitar el dolor al ir al baño y permitir que las fisuras anales se cierren.
- Haciendo que el niño beba líquido suficiente para que no se deshidrate.

AL PEDIATRA SI... el estreñimiento dura más de una semana o hay mucho dolor al evacuar o si hay sangre en las heces (a causa de una fisura anal).

- Si sospechamos que es estreñimiento crónico.

F

FARINGITIS

ES... la inflamación de la mucosa que envuelve la faringe y produce dolor, irritación de la garganta y fiebre, además de hinchazón de las amígdalas (las populares anginas). De hecho, la infección de la faringe suele conllevar amigdalitis, aunque no debemos preocuparnos.

En un 90% de los casos, el responsable de la infección es UN VIRUS, y la faringitis forma parte de un resfriado común. El 10% restante de los casos se deben a los estreptococos, que son BACTERIAS. Para saber si hablamos de virus o bacterias, en ocasiones el médico decidirá hacer un análisis de una muestra de cultivo faríngeo.

LA DETECTAREMOS... porque el bebé se niega a comer o llora cuando lo alimentamos; el niño que ya puede expresarse se queja de que le escuece la garganta. Si la observamos a la luz, veremos que está enrojecida y brillante.

LA CURAREMOS... En el caso de la *faringitis viral*, con paracetamol o ibuprofeno (antiinflamatorios, antipiréticos y analgésicos) durante los 3 o 4 días de fiebre ocasional (más de 38,9 °C), decaimiento y dolor de garganta. La inflamación mejora si el niño, a partir de 6 años, hace gárgaras con agua salada tibia seis veces al día. La proporción es de una cucharadita pequeña de sal en un vaso de agua. Y, para la inconveniencia a la hora de tragar provocada por la amigdalitis, lo alimentaremos con una dieta blanda.

La faringitis bacteriana o estreptocócica se aplaca con penicilina o el medicamento que el pediatra decida recetar. A las 48 horas, ya no habrá riesgo de contagio y el niño se encontrará mejor. Incluso podrá volver a la guardería o al colegio.

AL PEDIATRA SI... la fiebre (ver ficha) no baja de 38,3 °C y el dolor de garganta se intensifica durante más de 48 horas, asociado con dolor abdominal (ver ficha), erupción cutánea (como una quemadura solar) y/o manchas amarillas o blancas en las amígdalas. También acudiremos al médico si el niño ha estado en contacto con alguna persona afectada de faringitis bacteriana o de impétigo.

Con urgencia:
- Si el niño no puede abrir la boca, babea o no puede tragar (y no tiene que ver con la congestión nasal).
- Si el niño está muy decaído y pasivo, tiene la boca y la piel secas y con manchas, tiene fiebre constante pese a los medicamentos, vomita...

¡ATENCIÓN!

1. *No todos los dolores de garganta se asocian a la faringitis:*

   - Si el niño duerme con la boca abierta, se puede despertar con la boca seca y áspera, molestias que desaparecen después de beber un poco de agua o algo tibio.

   - Cuando se drenan los senos paranasales (espacio dentro del hueso maxilar relleno habitualmente de aire y que a veces se llena de mucosidad, que hay que eliminar para evitar sinusopatías), el moco restante puede alojarse en la garganta. Los intentos de aclararse la garganta pueden irritarla.

2. Debemos evitar usar antibióticos por nuestra cuenta:

   - Sólo resultan eficaces ante una faringitis causada por estreptococos. Perjudican al niño hasta tal punto que, si empeora, al médico puede resultarle difícil definir el diagnóstico porque los síntomas son difusos.

   - Cualquier antibiótico recetado a otra persona debe desecharse.

FIEBRE

ES... un aumento de la temperatura corporal que evidencia una reacción de nuestro organismo ante las infecciones. Es decir, nuestro cuerpo activa sus defensas contra los gérmenes. La fiebre no es un enemigo, sino nuestro aliado. Lo más importante no es reducirla, sino determinar qué la causa: observar con atención los síntomas que presenta el niño. En general, la fiebre aparece por dolencias leves, como la faringitis, el resfriado común, la gripe, la deshidratación... Cuando la temperatura supera los 40 °C o hay un cambio brusco de la temperatura, pueden sufrirse **convulsiones** (ver la ficha siguiente).

LA DETECTAREMOS... mediante un termómetro mejor que por el tacto. El niño está febril si la temperatura corporal en la axila supera los

37,5 ºC o los 38 ºC en el recto. Hasta los 39 ºC se trata de una fiebre moderada; si pasa de 39 ºC, hablamos de fiebre alta. La baja temperatura no tiene importancia, salvo en los recién nacidos. Sabremos que se trata de un episodio febril debido a una enfermedad leve con este sencillo *test*:

Cuestiones de los padres	Respuestas y actitud del niño
Cuando le hablo o le pregunto algo...	Me mira a los ojos e intenta responder. Está activo.
¿Muestra interés por las personas o cosas a su alrededor?	Sí, presta atención a lo que le rodea.
¿Mueve con facilidad la cabeza de un lado a otro y hacia delante y hacia atrás?	Sí, puede moverla con facilidad.
¿Le cuesta respirar?	No.
Observe el color de la cara del niño.	Normal, más o menos sonrosado.
Observe al niño sin ropa y con buena luz.	No se observan manchas extrañas en la piel.

LA REBAJAREMOS... según este baremo:

1. **Menos de 38 ºC.** El tratamiento no está recomendado. Es necesario usar los medicamentos antitérmicos con moderación; si el niño se encuentra bien pese a la fiebre, podemos prescindir de ellos, incluso puede salir a la calle. En casa le quitaremos la ropa de abrigo excesiva y le ofreceremos con frecuencia sorbos de líquidos azucarados, agua o caldo. En el caso de *malestar*, puede tomar paracetamol cada 4 o 6 horas (empieza a actuar en 30 o 45 minutos).

2. **Cuando sube por encima de 38 ºC.** Continuaremos con la administración de líquidos, administraremos paracetamol o ibuprofeno y bañaremos al niño en agua templada (1/3 de la bañera), frotándole todo el cuerpo con una esponja suave y empapada durante unos 30 o 60 minutos, hasta que la temperatura sea inferior a 38,9 ºC.

3. **Es útil bajar la fiebre** cuando existe cefalea acusada (ver la ficha sobre el dolor de cabeza), artralgia (dolor en las articulaciones) o molestias fuertes.
4. **En niños menores de 7 años con antecedentes neurológicos,** la profilaxis está normalmente indicada.
5. **A 40 °C (39-39,5 °C en los lactantes),** el tratamiento es obligatorio.
6. **A 41 °C en general (40 °C en menores de 3 meses),** es urgente reducir la temperatura.

AL PEDIATRA SI... la fiebre es alta (cuatro últimos casos del baremo anterior) y precisa de prescripción facultativa.

Con urgencia:
- Si el niño tiene menos de 3 meses.
- Si el niño está muy decaído y adormilado o muy irritable. Respira con dificultad, ha tenido alguna convulsión porque la fiebre es superior a 40,5 °C o tiene manchas en la piel.

¡ATENCIÓN!
1. Es preferible usar un único medicamento vía oral —mejor que rectal— en las dosis correctas que alternar dos medicamentos distintos. Los medicamentos alivian, pero no curan ni acortan la infección.
2. Cuando la fiebre es alta, las compresas de agua a temperatura ambiente (NUNCA poner hielo), los baños templados y desabrigar al niño completan el efecto de los medicamentos.

SON... el resultado de una descarga de energía de las células cerebrales propiciada por una temperatura corporal (fiebre) de más de 40 ºC o por el cambio brusco de ésta. Eso sí, cada niño presenta un grado de tolerancia propio frente al calor del organismo; mientras que la mayoría soportan hasta los 41,1-41,7 ºC sin sufrir ningún tipo de convulsión febril, alrededor del 4 % las padecen en los primeros años de vida (el 20-30 % de estos casos presentan antecedentes familiares). En general las convulsiones se manifiestan entre los 6 meses y los 5-6 años, con un pico de mayor frecuencia a los 2 años. Suelen desaparecer a los 5-6 años. Las convulsiones febriles NO causan daño cerebral en el 90 % de los casos.

LAS DETECTAREMOS... cuando veamos que el niño tiene una serie de contracciones musculares que se muestran como sacudidas o con agarrotamiento de todo el cuerpo o sólo una parte. También se considera convulsión cuando el niño «parece» que se ha desmayado, no responde a estímulos, tiene los ojos en blanco, etc. Ambas situaciones son aparatosas y conllevan la pérdida de conciencia. Sin embargo, no hay que alarmarse si se trata de *convulsiones típicas*, las cuales siguen este patrón:

- Duran menos de 15 minutos, a razón de una única crisis por episodio de fiebre.
- Afectan a todo el cuerpo y la recuperación es rápida.

LAS ALIVIAREMOS... ante todo, con TRANQUILIDAD.

- Procederemos a reducir la fiebre para acabar con las convulsiones:
  - Desnudaremos al niño y le aplicaremos toallitas de baño frías en la cara y el cuello. Frotaremos suavemente con una esponja mojada en agua fresca el resto del cuerpo. La fiebre remitirá según se evapore el agua.

- Tras el ataque, cuando el niño esté despierto, le daremos una dosis de antipirético:
  - Vía oral cada 4 horas durante las siguientes 48 horas o más si no baja la fiebre, también por la noche.
  - Vía rectal (supositorios para las convulsiones). Tendremos a mano supositorios antitérmicos (paracetamol...) y enemas de diacepam por si aparece otro ataque o si la fiebre no se mantiene por debajo de los 38,3 °C.
- Dejaremos que el niño duerma a placer, acostado de lado por si vomita. Si su respiración es ruidosa, tiraremos de la mandíbula y el mentón hacia delante. Esta maniobra frente-mentón es una técnica básica de reanimación para evitar el paro respiratorio.

AL PEDIATRA SI... se repite otro ataque convulsivo típico, el cuello se mantiene rígido, el niño delira, está confuso y tarda en reanimarse.

Con urgencia:

Si la *convulsión es atípica o compleja*:
- Incluye múltiples crisis parciales, de una parte del cuerpo, durante más de 15 minutos.
- La recuperación es muy lenta y el niño sigue amodorrado y pasivo.

Para el diagnóstico, el médico querrá saber cómo y cuándo empezó la fiebre y qué temperatura tenía el niño antes de que empezaran las convulsiones; duración y número de convulsiones; si la crisis ha sido general o parcial; cómo ha sido la recuperación y qué infección padece el niño. Con todos estos detalles podrá definir si estamos ante una convulsión típica, sin importancia, o atípica, que tal vez precise pruebas y estudios posteriores.

¡ATENCIÓN!

1. Si vuestro hijo tiene menos de 6 meses o es mayor de 6 años, la pre-

sencia de convulsiones febriles requiere un estudio y control por parte del médico.

2. ¿Se repetirá la convulsión cada vez que el niño esté febril? En el 35% de los casos, sí, sobre todo en el primer año tras la crisis inicial. A medida que pasa el tiempo desde la convulsión las probabilidades de repetición disminuyen.

FIMOSIS

ES... cuando el prepucio (repliegue de piel que recubre el glande) no es flexible, con lo que no se puede retraer y descubrir el glande.

UNA OBSERVACIÓN... Durante los primeros años de vida es normal que el prepucio no pueda retraerse. No debemos intentarlo. A partir de los 2 años debería ser más fácil, pero hay niños que tienen el prepucio poco flexible hasta los 4 años. Pasados los 4 años, no poder retirarlo NO es normal.

POSIBLES CAUSAS...

- Una obertura demasiado pequeña en el prepucio puede mantenerlo tenso.
- Inflamaciones frecuentes, como, por ejemplo, la balanitis (inflamación del glande, que puede ir acompañada de infección). Muchas de estas inflamaciones derivan de una mala higiene y de un exceso de humedad en el glande y el prepucio por no secarlo correctamente. Así, pueden proliferar hongos y bacterias en los genitales.

LA DETECTAREMOS... porque el prepucio no se mueve con comodidad.

- Si el niño tiene fimosis, es probable que la pequeña obertura del prepucio produzca hinchazón y dolor cuando hace pipí.

- La orina no sale de manera uniforme, en un chorrito fijo.
- Un niño con fimosis tiene más posibilidades de sufrir infecciones de orina.

AL PEDIATRA SI... el niño es mayor de 4 años y su prepucio no puede retraerse y/o tiene problemas al orinar.

El pediatra puede recomendar operar al niño para retirar el prepucio (intervención sencilla que se llama circuncisión).

Si la causa de la fimosis es que los tejidos están adheridos, pero el orificio es normal, probablemente el médico prepare la cirugía para separar dicho tejido.

¡ATENCIÓN!

1. Las intervenciones de fimosis se llevan a cabo siempre con anestesia general en la primera infancia.
2. La higiene del pene es fundamental. Debemos ser minuciosos, cuidadosos y secar a conciencia los genitales.
3. El prepucio puede no retraerse de manera natural hasta los 4 años. *No hay que forzarlo, eso podría causar infecciones y problemas más graves.*

FORÚNCULO (o absceso)

ES... una infección de la piel que se manifiesta como una protuberancia rojiza y dolorosa de tamaño considerable (entre 1,2 y 2,5 centímetros). Afecta a todo un folículo piloso —la raíz de un pelo— o a varios poros y a la zona adyacente.

En general la causa una bacteria, llamada estafilococo, que vive en la superficie de nuestra piel, aunque a veces la responsable puede ser otra bacteria distinta.

LO DETECTAREMOS... porque la hinchazón resulta llamativa y duele mucho, la toquemos o no. Además, al cabo de una semana veremos que el centro del forúnculo está más blando y blanquecino, y que la piel de la zona es más fina y clara. Es así porque el forúnculo está lleno de pus.

LO CURAREMOS... El forúnculo maduro se suele drenar por sí solo en 3 o 4 días. En caso de que esto no ocurra, lo más indicado es no abrirlo en casa, pues resultaría muy doloroso para el niño y no contamos con el material adecuado. De todos modos, si hubiera que hacerlo, seguiremos estas pautas:

- Aplicaremos compresas tibias durante unos 20 minutos y tres veces al día para aliviar la hinchazón y ablandar el forúnculo.
- Cuando esté maduro, practicaremos un orificio bastante grande en el centro con una aguja estéril y *dejaremos que salga* el pus. No debemos presionar la protuberancia con fuerza; primero, porque duele, y segundo porque corremos el riesgo de que las bacterias entren en la sangre y la infección se extienda.
- El pus se libera durante 2 o 3 días y, después, el forúnculo desaparece. Eso sí, para evitar que el pus, muy contagioso, toque otras zonas, lavaremos la zona con jabón desinfectante tres veces al día y la cubriremos con una gasa grande (10 × 10 centímetros) que fijaremos con una cinta adhesiva microporosa.

AL PEDIATRA SI... un forúnculo que no consigue drenarse por sí mismo deriva en un absceso, es decir, en un grano cerrado en el que la infección empeora y se prolonga. Si el niño sufre infecciones recurrentes, es mejor que lo trate el especialista. En el caso de forúnculos en la cara, el doctor es el único que debe intervenir.

Con urgencia:

- Si aparece fiebre de más de 38 ºC sin una causa lógica.
- Si el niño está muy decaído y pasivo, tiene la boca seca y fiebre que no remite con medicación, manchas cutáneas, vómitos...
- Si se distingue una estría roja que parte del furúnculo hacia fuera.

¡ATENCIÓN!

1. Al drenar un furúnculo, lo máximo que podemos presionarlo es con un suave toque para dirigir el pus hacia el exterior. Nunca apretaremos los que aparecen en la cara.
2. Los forúnculos se contagian con facilidad. De ahí que:
   - Si son un problema recurrente: una ducha con jabón antibacteriano controla el nivel de estafilococos. En el baño, las bacterias simplemente se mueven de una parte a otra.
   - Otras personas de la familia no deben tener contacto con las toallas, prendas y ropa de cama del niño afectado, mucho menos si el forúnculo está drenándose. Lavaremos las prendas con lejía o con detergente antibacterias.

G

GANGLIOS INFLAMADOS

ES... una inflamación o agrandamiento de uno o más ganglios linfáticos.

Los ganglios son tejido linfático del organismo cuya misión es crear defensas contra las infecciones. Están distribuidos por todo el cuerpo, pero los que podemos detectar con mayor facilidad son los que se encuentran bajo la barbilla, en el cuello, en las axilas y en las ingles.

CÓMO DETECTARLOS...

- El tamaño normal de los ganglios es el de un guisante. Se agrandan cuando están luchando contra una infección, porque están produciendo defensas.
- El hecho de que unos ganglios se inflamen significa que hay una infección.
- Si el ganglio no es capaz de contener la infección, es posible que aparezca el pus.

Tipo de ganglio inflamado	Posible causa
Ganglios de la ingle	Heridas en los pies
Ganglios de las axilas	Heridas en los brazos
Ganglios laterales del cuello	Faringitis de repetición
Ganglios de la parte posterior del cuello	Heridas en la parte posterior de la cabeza; también la rubeola o la varicela

LOS TRATAREMOS...

- En muchos casos los ganglios vuelven a su tamaño normal (pueden tardar de 4 a 6 semanas, pero normalmente se desinflaman antes).
- La inflamación de ganglios no se trata, lo que debemos controlar es la causa de la inflamación.

AL PEDIATRA SI... el ganglio es muy grande, está duro y tenso o hay pus. También si el tamaño del ganglio impide la movilidad normal del cuello o dificulta el tragar.

- Si la piel que cubre el ganglio o su entorno está roja o caliente, y si la inflamación dura más de 6 semanas.
- Hay un único ganglio encima de la clavícula.
- El niño tiene mucha fiebre o cada vez se encuentra peor.

¡ATENCIÓN!

1. Los ganglios no son malos en sí mismos. Si hubiera una infección y no se inflamaran sí tendríamos que preocuparnos.

2. En general, la inflamación de un ganglio aislado puede ser síntoma de algo más complejo que la hinchazón de un grupo de ganglios.

GASTROENTERITIS

ES... una inflamación, irritación o infección del tracto digestivo, normalmente el estómago o el intestino delgado, debido a un virus, una bacteria o a algún parásito.

La causa más habitual suele ser un virus que se transmite por el aire. Por eso se habla de *pasadas* de gastroenteritis, ya que su procedencia, en ese caso, es viral.

Las bacterias en la comida o en la bebida también pueden provocar gastroenteritis.

CÓMO DETECTARLA...

- El niño con gastroenteritis normalmente tiene diarrea y/o vómitos.
- También es posible que, tras 5 días a partir de la infección, el niño tenga dolor abdominal, pérdida de apetito, poca energía y/o fiebre.

CÓMO PREVENIRLA...

- No se puede impedir que un niño se infecte con el virus que provoca la gastroenteritis; no obstante, tras la infección el niño puede quedar inmunizado a ese virus en concreto.
- En el caso de una gastroenteritis bacteriana, debemos tomar algunas precauciones:
  - Limpiar y esterilizar los utensilios para alimentar al bebé.
  - Lavarnos las manos antes de tocar la comida y después de haber manipulado carne cruda.

LA TRATAREMOS... siguiendo una dieta según los siguientes parámetros:

- En el caso de un niño alimentado con biberón:
  - Primer día: si presenta vómitos durante 4 a 6 horas, no le daremos leche, sino soluciones rehidratantes a intervalos regulares, y posteriormente reintroduciremos su leche artificial habitual. Si presenta diarrea, continuaremos con su alimentación habitual y, si lo precisa, entre tomas, le ofreceremos solución rehidratante.
- En el caso del bebé alimentado con lactancia materna:
  - Continuará con lactancia materna a demanda. Entre las tomas le ofreceremos solución rehidratante.
- En el caso de un niño ya destetado con alimentación complementaria ya introducida:
  - Papilla de cereales con arroz hecha con su leche habitual.
  - Patata cocida con pollo sin piel y zanahoria.
  - Una papilla de plátano, manzana y zumo de limón, o manzana rallada, o plátano solo chafado.
  - Sémola de arroz, pescado, yogur natural (si ya lo tiene introducido en su alimentación habitual).
- Los mayores:
  - No es necesario ayuno ni dieta si sólo presenta diarrea.
  - Lo que mejor tolera son cereales (arroz, trigo), yogur, pollo, pescado, plátano, manzana.
  - Evitar comidas con grasas, azúcares y que sean flatulentas.

AL PEDIATRA SI... el brote de gastroenteritis no mejora en 24 horas, si presenta síntomas de deshidratación o si el niño es menor de 2 meses.

¡ATENCIÓN!

Normalmente las gastroenteritis no son graves, pero pueden serlo, sobre todo en los niños pequeños, por el peligro de la dishidratación.

SON...

Golpes: contusiones e hinchazones como resultado por haber tropezado con algún objeto.

Fracturas: pérdida o rotura de la masa ósea después de un golpe fuerte, un accidente...

Dislocación: cuando las articulaciones que unen dos huesos se tuercen o se desgarran y el hueso se desplaza.

Rampas o calambres: cuando un músculo se contrae con fuerza y no acertamos a relajarlo.

LOS DETECTAREMOS...

- El *calambre* se nota porque el niño se queja de dolor repentino y tiene un músculo tenso.
- Las *fracturas y dislocaciones* se adivinan porque la zona está hinchada, la piel blanquecina y duele. Al presionar la zona, el dolor es más agudo.
- En las *dislocaciones* observamos algún bulto o deformación.

LOS TRATAREMOS... Nosotros sólo podemos tratar los calambres. *NO podemos tratar fracturas o dislocaciones. Debe hacerlo un especialista.*

Rampas o calambres:

- La reacción del niño es gritar de dolor. Lo primero que haremos es calmarlo.
- Después, masajearemos la zona (normalmente se trata de los gemelos, aunque pueden darse en otras zonas de las extremidades), y trabajaremos para que el músculo se relaje.

- También podemos hacer que estire y relaje el músculo hasta la distensión.

MIENTRAS ESPERAMOS...
- En el caso de una fractura o dislocación, llamaremos a una ambulancia. Hasta que llegue, inmovilizaremos la parte afectada:
  - Si tenemos una herida abierta, en la que hay sangre, intentaremos detener la hemorragia mediante una gasa o compresa esterilizada y presionando. NO lo haremos si el hueso sobresale.
  - Si se trata de una herida cerrada, hay que pedir al niño que no se mueva, inmovilizar esa parte contra el cuerpo (si es un brazo) y confortarlo.
  - Si es una fractura en la pierna, podemos colocar mantas apiladas entre las piernas y a ambos lados de éstas para que no las mueva.
  - Si la fractura es en cuello o la cabeza, no hay que mover al niño bajo ningún concepto y hay que llamar con urgencia a una ambulancia.

EVITAR ERRORES...
- Aunque parezca menos grave, no manipularemos huesos dislocados. *No hay que intentar recolocar el hueso de nuevo en su lugar.* Sólo hay que inmovilizar esa parte.

AL PEDIATRA SI... las rampas son continuas, pues en ese caso será necesario averiguar el origen.

GRIPE Y RESFRIADO

SON... la manifestación de una infección viral de la parte superior del aparato respiratorio; el número de virus que pueden causar resfriados es mayor que el número de virus causantes de la gripe.

Los síntomas de un resfriado son más leves que los de la gripe y aparecen de una forma más gradual.

En el caso de la *gripe*, el virus se transmite por el aire, a través de los estornudos o por contacto directo. Es habitual que haya una epidemia de gripe cada año.

LOS DETECTAREMOS...

- En la gripe, los síntomas aparecen tras 1 o 2 días después de la infección:
  - Fiebre (más de 38 °C).
  - Tos seca, nariz tapada.
  - Dolor muscular, dolor de garganta, de cabeza y cansancio.
- En el caso de los resfriados, los síntomas aparecen tras la infección:
  - Cosquilleo, picor y dolor de garganta.
  - Tos, nariz tapada, goteo, estornudos y ojos llorosos.
  - En ocasiones fiebre y el cuerpo dolorido.

LOS TRATAREMOS...

- Normalmente, tanto la gripe como el resfriado se curan con el tiempo.
- El niño griposo se encuentra peor durante los primeros días. Para aliviar el dolor de garganta, de cabeza y la fiebre, le suministraremos paracetamol líquido según su edad y su peso.
- Su habitación tiene que estar ventilada y lo suficientemente cálida y humidificada para facilitar la respiración.
- Podemos aliviar las molestias de garganta haciendo que beba líquido y coma alimentos blandos.

AL PEDIATRA SI... tiene una tos fuerte durante 5 días o si alguno de los otros síntomas no mejora en 10 días.

Con urgencia:

- Si el niño es menor de 2 años y tiene síntomas de gripe.
- Si el niño tiene fiebre superior a 39 °C, la respiración está acelerada, está amodorrado o carece de apetito.
- Si el bebé es menor de 2 meses, si no come o tiene mucha fiebre.

¡ATENCIÓN!

En la *gripe* NUNCA administrar ácido acetilsalicílico porque puede provocar una enfermedad muy grave (Síndrome de Reye).

H

HERIDAS Y CONTUSIONES EN DEDOS

SON... impactos, golpes, aplastamientos, cortaduras en dedos y uñas de manos y pies, en los que es necesario que la piel o la uña se regeneren.

LAS TRATAREMOS... mediante limpieza y un tratamiento que variará según el tipo de herida o contusión:

- Tras la contusión, se recomienda poner el dedo del niño en agua muy fría (retirándolo de vez en cuando para evitar que se congele).
- Si duele mucho, para calmar al niño, podemos darle paracetamol o ibuprofeno según su edad y peso.

Punta del dedo aplastada:

- Mientras el dedo está en remojo, lo lavaremos con suavidad.
- Recortaremos los pedazos de piel desgarrada con unas tijeras esterilizadas.
- Si la herida presenta un corte y se puede ensuciar, es recomendable cubrirla con una tirita durante 24 horas. Luego dejaremos la herida descubierta para que se cure.

Uñas rotas:
- Si la uña está agrietada pero no hay bordes ásperos, no hay que hacer nada.
- Si la uña está arrancada casi por completo, cortaremos a lo largo de la línea del desgarramiento con unas tijeras o un cortaúñas, ambos esterilizados.
- Aplicaremos un ungüento antibiótico y cubriremos la parte afectada con una gasa que no se adhiera. La gasa debe cambiarse todos los días. Cada vez que la renovemos remojaremos el dedo en una solución salina tibia. A los 7 días, el lecho de la uña debería estar cubierto de piel nueva.

Cortes superficiales:
- Limpiar con agua y jabón.
- Presionar la herida con una gasa esterilizada, para evitar el sangrado. Hay que dejar que la herida se seque al aire.

Nudillos despellejados:
- Limpiar con agua y jabón.
- Retirar toda la suciedad con una gasa esterilizada.
- Cortar los restos de piel (sobre todo si están sucios) con unas tijeras esterilizadas.
- Si hay sangrado, presionar con una gasa esterilizada para detener la hemorragia.
- Cubrir la herida con una gasa no adherente.

OBSERVAREMOS... durante unos días si mueve el dedo con normalidad. Si en una semana no se ha recuperado, es recomendable consultar a un profesional.

AL PEDIATRA SI...
- La piel de la herida está abierta.
- La herida no cesa de sangrar a pesar de la presión directa.

- Se acumula sangre bajo la uña y la herida produce mucho dolor.
- La herida está sucia y no podemos limpiarla.
- La contusión no le deja mover la articulación del dedo.
- El dedo está muy hinchado.

¡ATENCIÓN!

Es importante no entablillar el dedo para protegerlo si no lo decide el médico.

HERNIA

ES... cuando una parte del intestino sobresale a través de la pared abdominal. Se produce por la debilitación de las capas internas del músculo abdominal, lo que provoca su abultamiento o desgarro. Las más comunes en los niños son la hernia umbilical y la inguinal.

En la *hernia umbilical*, el intestino sobresale cerca del ombligo.

En la *hernia inguinal*, el canal inguinal, que suele cerrarse cuando los testículos han bajado tras el nacimiento del niño, sigue abierto. El intestino sale a través de este conducto. Es más frecuente en los varones.

LA DETECTAREMOS...

- El niño con hernia umbilical tiene una protuberancia no dolorosa cerca del ombligo.
- El niño que tiene hernia inguinal presenta una zona hinchada en el pliegue de la ingle o en el escroto.
- En algunos casos, la hernia es menor por la mañana pero crece a lo largo del día. Puede aumentar de tamaño cuando el niño tensa la musculatura del abdomen.

- El tamaño de la hernia umbilical es muy grande o si no desaparece cuando el niño cumple los 5 años.
- En el momento en que notamos una protuberancia o hinchazón en la ingle o el escroto del niño.

Con urgencia:

- Si la hernia inguinal es dolorosa, está dura o tiene un color «diferente», ya que es posible que sea necesaria una intervención inmediata.

¡ATENCIÓN!

1. La hernia umbilical suele desaparecer antes de que el niño cumpla 2 años, aunque puede persistir hasta la edad de 5 años. En algunas ocasiones si es excesivamente grande, es necesaria una intervención quirúrgica.
2. La hernia inguinal necesita una pequeña intervención, ya que no desaparece por ella misma.
3. *La hernia inguinal puede estrangularse. Eso ocurre cuando un trozo de intestino queda atrapado en el canal inguinal y la sangre no fluye. La hinchazón o protuberancia se endurece y duele. Hay que ir con urgencia al médico de cabecera o al hospital.*

HERPES LABIAL

ES… una infección cutánea en un lado de la boca en forma de inflamación o vesículas dolorosas de 1 a 3 milímetros de diámetro. Las ampollas evolucionan de un color rojizo al amarillo y pueden rebrotar, lo que produce quemazón.

El causante es el virus del herpes simple, normalmente el de Tipo 1, que se transmite por contacto y se instala en los nervios sensoriales. Tras el contagio, el virus se activa por una quemadura solar, fiebre, fricción y agotamiento físico de forma crónica.

CÓMO CURSA LA INFECCIÓN... En un proceso que dura entre 10 y 14 días, las ampollas maduran, se rompen, se secan y quedan en costras, que se desprenden sin dejar marcas ni cicatrices. Un tratamiento acorta la duración del brote, pero el virus persiste.

LO MEJORAREMOS... Cuando nuestro hijo ya ha tenido algún episodio de herpes y se queja de picor o dolor alrededor de los labios, podemos deducir que el virus está a punto de aparecer. Aplicar un cubito de hielo o una bolsa llena de cubitos sobre la zona durante una hora y media ayudará a frenar la infección. Contra las vesículas:

- Las frotaremos suavemente con un algodón empapado en alcohol cuatro veces al día hasta que comprobemos que empiezan a secarse.
- Las dejaremos expuestas al aire para que se curen, sin usar pomadas. Sin embargo, una vez hayan desaparecido las ampollas, podemos prevenir un rebrote u otra infección con una crema con protección solar.

AL PEDIATRA SI... el herpes se extiende, las vesículas persisten más de 2 semanas a pesar del tratamiento o si las ampollas están cerca del ojo. Es muy importante que el virus no alcance la zona ocular.

¡ATENCIÓN!

Para que la infección no se propague, el niño...

- Debe lavarse las manos con frecuencia y no tocar las vesículas.
- No debe besar a otras personas cuando surgen las ampollas.
- No debe compartir los juguetes que se haya llevado a la boca.

ES... una infección cutánea en forma de erupción que se presenta en forma de anillo, como una ampolla, y dolorosa. La produce el virus varicela-zóster, el responsable de la varicela.

El virus, tras haber contagiado la varicela, puede quedarse en las células de los ganglios nerviosos sensitivos y reactivarse ante situaciones de estrés, una bajada de defensas, fiebre, exposición al sol o la menstruación en las adolescentes.

UNA OBSERVACIÓN... Es más frecuente en adultos que en niños.

CÓMO CURSA LA INFECCIÓN... Para padecer herpes zóster es necesario haber estado en contacto con el virus, es decir, haber pasado antes la varicela.

- El primer estadio es la aparición de picor, hormigueo, ardor y/o dolor en la piel, sobre todo en el tronco (tórax o abdomen).
- 4 o 5 días después, la zona se enrojece y brotan unas ampollas agrupadas. Durante esta fase, las ampollas son contagiosas, pues el virus está en su interior. Estas ampollas pueden romperse y transformarse en úlceras.
- Al cabo de 1 semana o 2 (dependiendo de la extensión y severidad de la erupción), las lesiones se secan y forman una costra amarillenta que se cae por sí misma. A veces deja una cicatriz residual.
- Aunque no es habitual, la erupción puede llegar a la cara, la boca, los ojos y los oídos.

OTROS SÍNTOMAS... que puede conllevar la infección por herpes zóster es dolor abdominal, fiebre y escalofríos, dolor de cabeza e incluso dolor articular.

LO TRATAREMOS... siguiendo las indicaciones del pediatra. Con fármacos antivirales y manteniendo una higiene estricta para evitar el contagio.

- Desaparece a las 2 o 3 semanas de haberse iniciado la infección y no suele aparecer de nuevo.

AL PEDIATRA SI... el niño presenta algunos de los síntomas del herpes zóster.

¡ATENCIÓN!

1. El tratamiento debe iniciarse 24 horas (máximo 48 horas) después de sentir el dolor y siempre antes de que aparezcan las ampollas.
2. Mientras las heridas supuran, es preferible que el niño no esté con otras personas que no hayan estado expuestas al virus.

HIDROCELE (líquido en los testículos/escroto inflamado)

ES... una inflamación indolora del escroto producida por la acumulación de fluidos en torno a los testículos.

UNA OBSERVACIÓN... El hidrocele es más común en los niños recién nacidos y suele desaparecer sin necesidad de tratamiento antes de que el bebé tenga 6 meses.

LO DETECTAREMOS... porque el niño tendrá inflamado el escroto o el área de la ingle, aunque no se quejará de dolor.

AL PEDIATRA SI...

- La inflamación del escroto persiste tras los 6 meses o si aparece por primera vez a esta edad, ya que en este caso puede estar asociada a una hernia inguinal.

- Si el escroto se hincha a una edad más avanzada por heridas o golpes.

HIPOTERMIA

ES... la bajada de la temperatura del cuerpo a menos de 35 °C. Si la temperatura desciende a 30 °C o menos, puede llegar a ser peligrosa.

POSIBLES CAUSAS...
- En el caso de los bebés, una exposición prolongada al frío, aunque también puede suceder en lugares cálidos porque los bebés no son capaces de regular su propia temperatura.
- En el caso de los niños, una exposición prolongada al frío externo, al agua o a un viento gélidos.

LA DETECTAREMOS...
- Los bebés aún no han desarrollado la autorregulación térmica corporal. Aunque su piel parece no denotarlo, el niño tiene frío. Estará débil, muy callado y no querrá comer.
- Cuando les baja la temperatura, la piel de los niños se torna pálida, seca y fría. A medida que disminuye el calor corporal, el temblor aparece y puede ser incontrolable.
- Otros síntomas pueden ser confusión, letargia, somnolencia, frecuencia cardíaca y respiratoria lenta.

LA TRATAREMOS...
- Mientras esperamos la asistencia médica para el bebé, hay que hacerle entrar en calor poco a poco, nunca de forma radical. La habitación debe estar caldeada, lo cubriremos progresivamente con mantas, le taparemos la cabeza y lo acunaremos para que sienta el calor corporal.

- En el caso de un niño, mientras esperamos al doctor, podemos llenar una bañera de agua caliente e introducirlo en ella con cuidado. En cuanto la piel recupere su tersura y color, lo secaremos y lo abrigaremos con mantas.
- Hay que acostarlo en la cama, abrigado y en una habitación calentita.
- Puede beber algún líquido caliente para que su cuerpo vaya recuperando temperatura.

AL MÉDICO CON URGENCIA... si el bebé o el niño presentan síntomas de hipotermia.

¡ATENCIÓN!
Hay que evitar calentar al niño demasiado rápido. No debe estar cerca de cualquier tipo de fuente de calor directa.

I

INFECCIONES DEL TRACTO URINARIO

SON... cuando una bacteria altera las vías urinarias: la vejiga, los riñones, la uretra (el conducto que conduce la orina desde la vejiga al exterior), o los uréteres (los conductos que transportan la orina de los riñones a la vejiga).

La infección de la vejiga se conoce como cistitis, la infección de la uretra es uretritis, y la de riñón se llama pielonefritis.

UNA OBSERVACIÓN... Normalmente las niñas son más propensas a tener infecciones del tracto urinario, pero en el caso de los recién nacidos son más susceptibles a las infecciones los varones.

- Los niños menores de 2 años suelen tener fiebre, diarrea, vómitos e incluso se muestran irritables, faltos de energía y rechazan el alimento.
- En niños mayores, los síntomas son más específicos: dolor o escozor al hacer pipí, orinar continuamente (por lo que pueden mojar la cama aunque ya controlen el impulso) y dolor en la parte baja del abdomen y en las lumbares.

LAS TRATAREMOS... bajo dirección médica, según el tipo de infección y el lugar en el que se localiza.

EN CASA... El niño debe beber mucha agua para fluidificar la orina y que sea menos doloroso hacer pipí.

AL PEDIATRA SI... vemos síntomas.

Con urgencia:
- Si hay sangre en la orina.
- Si la fiebre no cede al antitérmico o perdura más de 24 o 36 horas.
- Si el niño es menor de 1 año.

INGESTA DE OBJETOS O LÍQUIDOS TÓXICOS

ES... la irrupción en el organismo de alguna sustancia tóxica, sea porque el niño ha tragado algún producto químico por accidente, ha inhalado humo o vapores de productos químicos, o por contacto con la piel (envenenamiento tras la picadura o mordedura de animales o tras haber rozado plantas venenosas).

- Apartando todos los productos tóxicos del alcance de los niños.
- Lavando bien los alimentos.
- Enseñando a los niños a no coger cosas del suelo, tampoco plantas o flores, pues pueden tener veneno.

LA TRATAREMOS... Mientras esperamos a los servicios de emergencia, intentaremos eliminar el tóxico del cuerpo.

- Si ha tocado la piel, la limpiaremos enseguida *protegiéndonos con guantes*.
- Si afecta a los ojos, los lavaremos con abundante agua para diluir e intentar eliminar el veneno.
- *Si la intoxicación es con cal, no debemos mojarla, sino retirarla con un paño seco.*
- Si es por inhalación, hay que sacar al niño del lugar, para que el aire puro entre en sus pulmones. Lo cambiaremos de ropa con el fin de que no aspire más tóxicos que podrían haberse impregnado en su indumentaria.
- La ingesta de sustancias tóxicas cáusticas o corrosivas precisan que el niño beba agua o leche. Es muy importante que no tome demasiado líquido, porque el tóxico llegaría antes al intestino.
- Si ha tragado otro tipo de sustancia, podemos forzar el vómito.

LLAMAREMOS A LA AMBULANCIA O IREMOS A URGENCIAS... si el niño ha ingerido o se ha expuesto a algún elemento o sustancia tóxica.

¡ATENCIÓN!

Todas las pautas que hemos enumerado se deben realizar después de haber avisado a la ambulancia.

ES... la incapacidad para digerir correctamente este componente de la leche de vaca. La provoca un déficit de la enzima encargada de asimilarla. Puede afectar a los lactantes cuando toman leche de vaca o tras alguna infección intestinal, como la gastroenteritis.

LA DETECTAREMOS... porque el niño tiene diarrea, vómitos o dolor abdominal tras haber bebido leche de vaca.

LA TRATAREMOS... retirando la lactosa de la alimentación del niño. El especialista diseñará una dieta equilibrada. Esta intolerancia suele ser temporal; tras un tiempo sin lactosa, podremos reintroducirla para comprobar si le sienta bien.

AL PEDIATRA SI... creemos que la lactosa le hace daño.

¡ATENCIÓN!
1. Es posible que el niño presente una intolerancia a la lactosa de la leche pero tolere la leche fermentada (el yogur o el queso).
2. Es importante diferenciar la intolerancia a la lactosa de la alergia a alguna proteína de la leche de vaca (como la caseína), ya que los síntomas son muy parecidos.

INTOXICACIONES (aditivos alimentarios)

ES... la reacción adversa ante productos que contienen aditivos.

Los aditivos alimentarios son sustancias que no constituyen en sí mismas un alimento ni tienen valor nutritivo; se agregan a ciertos alimentos y bebidas para modificar algún aspecto, conservarlos mejor o facilitar su proceso de elaboración.

UNA OBSERVACIÓN... Una concentración excesiva de aditivos o ingerir demasiados alimentos con aditivos en poco tiempo es perjudicial para el organismo.

- En ocasiones, los niños pueden tener reacciones adversas a alguno o varios aditivos.

QUIÉNES PUEDEN SUFRIRLAS... Normalmente las personas con alguna alergia son más propensas a rechazar los aditivos.

LAS DETECTAREMOS... porque al niño le duele el estómago, vomita, tiene diarrea y fiebre.

LAS PREVENIMOS... Si nos han diagnosticado intolerancia, deberíamos leer la composición de los alimentos preparados que compramos.

- Si no sabemos qué produce la reacción, desecharemos cualquier producto que tenga un alto contenido en aditivos, como los alimentos congelados, las conservas, la bollería industrial, las bebidas enlatadas...

AL PEDIATRA SI... nuestro hijo sufre una reacción adversa grave o continua.

L

LABIOS DE LA VULVA PEGADOS (sinequia vulvar)

ES... una alteración en los genitales de la niña: las células epiteliales se multiplican y forman un puente entre los labios menores de la vulva, que dan la impresión de estar unidos.

UNA OBSERVACIÓN... No es común en recién nacidas, pero puede darse en niñas de entre 4 meses y 2 años. Puede aparecer hasta los 6 años.

POSIBLES CAUSAS...

Es frecuente a esta edad porque la tasa de estrógenos (hormonas femeninas) es baja. Hay que tener en cuenta que no afecta por igual a todas las niñas.

- Las inflamaciones o irritaciones en la zona del pañal o en el área genital favorecen su presencia.

LA DETECTAREMOS... porque, al bañar a la niña, observamos que la vulva tiene una forma irregular: los bordes se juntan y parece más pequeña. Así, el pipí puede tener dificultad para salir, pues el orificio por donde sale la orina se estrecha.

LA TRATAREMOS... El pediatra recomienda:
- Cuidar la higiene genital usando jabones neutros y secando la zona correctamente y sin fricciones.
- Aplicar bajo prescripción una crema con estrógenos, masajeando la vulva en dirección lateral (sólo bajo prescripción del pediatra).
- En algunos casos el médico recomendará untar vaselina en los labios separados.
- Hacer controles periódicos para ver la evolución.

AL PEDIATRA... siempre, pero no de manera urgente. Podemos esperar al control de salud si no observamos ningún otro síntoma.

¡ATENCIÓN!

Generalmente la adherencia es mínima, el nivel de hormonas aumenta sin necesidad de tratamiento, y los labios de la vulva se separan solos.

ES... una pausa en la respiración del niño en medio de una rabieta con llanto incluido. Los sollozos son los espasmos del cuerpo y la respiración ruidosa que acompañan al llanto del bebé. Se presentan en niños a partir de los 2 meses y remite hacia los 3 años. Se da en el 4-5 % de los niños.

UNA OBSERVACIÓN... Pueden ser de dos formas:

- Cianótico: es el más frecuente, se produce tras una reacción de frustración, dolor e ira, y consiste en un acceso de llanto brusco con espiración alargada y apnea brusca al final de la espiración.
- Pálido: ocurre en niños más mayores; tras un susto o traumatismo leve, emiten un grito y se desencadena una reacción vagal con bradicardia y disminución del flujo sanguíneo cerebral, pérdida de conciencia, hipotonía y palidez intensa.

  Hacia los 5 años, éstos desaparecen, aunque pueden repetirse durante algunos años más sin que debamos darles importancia.

CÓMO OCURREN... Llora y solloza por un sentimiento de frustración, rabia o miedo, y en un momento dado deja de respirar. Pese a ser breve, la piel puede volverse azul o violeta y el bebé puede perder la conciencia o moverse compulsivamente. Recuperará espontáneamente la respiración, sin necesidad de que actuemos.

CÓMO ACTUAR... Lo más importante es mantener la calma. Acunaremos al bebé para que deje de llorar. Es mejor que lo tumbemos boca arriba para que el flujo sanguíneo y la respiración se normalicen.

AL PEDIATRA SI... los episodios se repiten o nuestro hijo los sufre antes de los 6 meses o después de los 7 años.

¡ATENCIÓN!

1. Estos episodios son involuntarios, pero a cierta edad el niño puede usarlos para llamar la atención. La situación no es grave; haremos ver que no nos afecta.

2. Los espasmos del sollozo son muy escandalosos, pero no están asociados a ninguna enfermedad. Por ello, no debemos sobreproteger a los niños porque tengan espasmo del sollozo.

M

MAREO

ES... un estado en el que sentimos vértigo, perdemos el equilibrio y todo da vueltas, como si perdiéramos el control y estuviésemos a punto de caernos al suelo.

Se produce cuando no llega suficiente sangre al cerebro.

QUÉ PUEDE CAUSARLO... La sensación de mareo puede aparecer en diferentes cuadros sintomáticos:

- Una bajada de tensión arterial o de azúcar en sangre porque el niño no ha comido cuando era necesario o porque está sometido a estrés o a problemas emocionales.
- Una laberintitis, que es una infección viral del oído interno que hace que el niño sienta que todo a su alrededor se está moviendo.
- Puede ser consecuencia de la gripe o el resfriado.
- Puede ser un síntoma de alguna otra enfermedad o de episodios de crisis de ausencia o ataques epilépticos (ver la ficha).
- También pueden darse mareos en ataques de vértigo postural benigno, tras un cambio de postura brusco, en especial de la cabeza; los mareos son muy frecuentes en los viajes.

- Evitad los cambios bruscos de postura.
- Si es un ataque de vértigo, el niño debe quedarse quieto y relajarse.

AL PEDIATRA SI... el niño se marea o se desmaya habitualmente o si los mareos duran más de 10 minutos.

Con urgencia:

- Si el niño pierde la conciencia y no la recupera en unos 3 minutos o si la respiración está alterada.
- Si hay dolor abdominal, vómitos, convulsiones o palpitaciones cardíacas.
- Si el niño está siendo tratado de diabetes y se marea, ya que puede ser un síntoma de una bajada de azúcar aguda que debe controlarse de inmediato.
- Si el niño se marea y ha sufrido un traumatismo en la cabeza.
- Si el mareo está asociado a un episodio de epilepsia.

MIOPÍA Y ASTIGMATISMO

SON... problemas de enfoque de la vista.

En la *miopía*, la luz que entra en el ojo no se enfoca sobre la retina, sino delante, e impide ver de lejos.

En el *astigmatismo*, la córnea, que es el tejido transparente que cubre la parte frontal del ojo, y el cristalino están curvados de manera anormal, por lo que la visión es borrosa.

LOS DETECTAREMOS...

- Porque el niño se sienta demasiado cerca de la televisión.

- Porque se marea o le duele la cabeza en clase y porque se queja al profesor de que no ve bien lo que pone en la pizarra de la escuela.
- Porque se queja de ver borroso, sobre todo los objetos lejanos.

LOS TRATAREMOS... mediante la corrección de la visión por medio de gafas.

AL MÉDICO... Visitaremos al oculista para diagnosticar el problema y tratarlo.

MUGUET (hongos en la boca o candidiasis)

ES... una infección causada por un hongo, llamado *Candida albicans*, que crece con facilidad en el área bucal una vez se ha iniciado la infección. La reacción cutánea se manifiesta dentro y alrededor de la boca.

Este hongo suele localizarse en el intestino y en la vagina de la madre. El muguet o la candidiasis también aparecen por la irritación de la boca tras una succión prolongada.

LO PUEDEN PADECER... tanto los bebés alimentados al pecho como los que se alimentan con biberón.

LO DETECTAREMOS... porque el niño tendrá placas blancas irregulares en el interior de la boca e incluso en la lengua.
- Puede ser que, a causa de la infección, el niño se niegue a comer o le cueste mucho tragar.

LO TRATAREMOS... siguiendo las indicaciones médicas:
- El pediatra recetará una pomada que aplicaremos dentro de la boca, con una gasa, después de alimentar al bebé.

- Si lo amamantamos, también es importante aplicar la pomada en las zonas irritadas del pezón.
- Hay que esterilizar bien el biberón y los utensilios que utilicemos para prepararlo.
- Retiraremos el chupete para evitar que succione durante mucho rato.

AL PEDIATRA SI... el niño tiene fiebre elevada (más de 38 °C) sin causa aparente o si la infección no mejora (o incluso empeora) a pesar del tratamiento.

¡ATENCIÓN!

1. No es contagioso.
2. Los niños que tienen infección por esta clase de hongos pueden presentar dermatitis en la zona del pañal. En estos casos se recomienda aplicar en la zona afectada la misma pomada que se aplica en la boca.

MURMULLOS DEL CORAZÓN (soplos)

SON... ruidos anómalos que percibe el médico al auscultar el corazón. Un soplo en el corazón no es sinónimo de enfermedad. En los niños son muy frecuentes los llamados soplos inocentes o funcionales, que no tienen por qué revelar un problema cardíaco. Es el sonido de la sangre al pasar por el corazón.

UNA OBSERVACIÓN... Aunque nos estrese pensar que nuestro niño tiene una malformación o algún problema de corazón, se dan en muchos niños y no son peligrosos.

LOS TRATAREMOS... Los soplos funcionales no son una enfermedad, así que no hay que curarlos. En caso de una enfermedad del corazón, se tratará la enfermedad, no el soplo.

¡ATENCIÓN!

1. Como estos soplos o murmullos se detectan al auscultar al niño, si el médico captara alguna anomalía, haría las pruebas pertinentes.
2. Los soplos funcionales no tienen por qué estar presentes al nacer, pueden aparecer después y desaparecer espontáneamente.

N

NEUMONÍA

ES... una inflamación de los pulmones causada por una infección vírica o bacteriana.

En ocasiones aparece como una complicación derivada de infecciones del aparato respiratorio superior, como la gripe o los resfriados comunes. La infección por neumococo también puede producir neumonías.

LA DETECTAREMOS... Los síntomas al principio son los de un resfriado normal. El niño tiene tos, que en el caso de los mayores puede producir flemas amarillentas, verdosas o rojizas. Respira con dificultad y a veces se oyen pitidos; tiene fiebre, dolor de cabeza y dolor en el pecho, vómitos y diarrea. Cuando la neumonía es aguda, los labios y la lengua pueden estar amoratados, el niño no come y tiene mucho sueño.

LA TRATAREMOS... Dependiendo de la gravedad y de su origen, el médico nos prescribirá:

- Si es bacteriana, la neumonía se puede tratar con antibióticos.
- Si no es grave, el niño puede pasar el proceso de curación en casa. Además de seguir las instrucciones del médico, lo aliviaremos dándole de beber mucho líquido y cosas calientes, manteniéndolo en habitaciones cálidas y bien ventiladas, y administrándole paracetamol si tiene mucha fiebre o se queja de dolor de cabeza.
- Si es grave, se hospitalizará al niño durante unos días para asegurarle el tratamiento adecuado.

AL PEDIATRA SI... el niño tiene una enfermedad o infección respiratoria que no mejora o empeora o si tiene dificultades para respirar.

Con urgencia:

- Si al tumbarse en la cama respira de forma acelerada.
- Si la tos y la fiebre duran muchos días.
- Si tiene los labios y la lengua de un tono azulado, está amodorrado y no quiere comer.

¡ATENCIÓN!

1. Los niños con fibrosis quística (enfermedad pulmonar que hace que se acumule mucosidad en los pulmones y el tubo digestivo) tienen mayor tendencia a desarrollar una neumonía.
2. Los antitusivos pueden impedir que la mucosidad se expulse al toser. La tos, generalmente y sobre todo si es productiva, no es nuestro enemigo; ayuda a movilizar el moco, por lo que es más difícil que se sobreinfecte. Los medicamentos contra la tos sólo deben administrarse si los prescribe el médico.

O

ES... la inflamación del oído externo o medio, a causa, la mayoría de las veces, de infecciones de la parte superior del aparato respiratorio, como un resfriado común, faringitis, anginas y otras.

El oído medio está conectado con la garganta por la trompa de Eustaquio. Por eso las infecciones bacterianas alcanzan en muchas ocasiones el oído.

LA DETECTAREMOS...

- Porque el niño se queja de dolor de oído, tiene fiebre y se toca mucho la oreja. Es posible que se despierte de noche llorando a causa del dolor. A veces estos síntomas vienen acompañados de vómitos.
- Dependiendo del grado de infección, el niño puede tener secreciones.

LA TRATAREMOS...

- El médico puede creer necesario recetar antibióticos para erradicar la infección bacteriana. *Si la infección es vírica, los antibióticos no son útiles.*
- El paracetamol o el ibuprofeno aliviarán la fiebre y el dolor de oído.
- Se recomienda recostar al niño con la oreja afectada hacia abajo, para facilitar el drenaje.

AL PEDIATRA SI... el dolor y la fiebre no amainan en unos días a pesar del tratamiento.

Con urgencia:

- Si el niño es pequeño y el dolor es agudo.

¡ATENCIÓN!

1. Hay niños que no se quejan del dolor de oído hasta que la inflamación está avanzada. Por eso, si el niño se toca mucho la oreja, aconsejamos que reviséis el oído.
2. La secreción puede seguir tras curar la infección.

P

PARÁSITOS INTESTINALES

SON... organismos vivos que viven a expensas de nosotros, por lo que también se les conoce como *huéspedes*. Los más habituales son los *oxiuros*, pequeñas lombrices de menos de 1 centímetro que ponen sus huevos alrededor del ano. También es común la *giardia lamblia*, un protozoo que habita en el intestino. La giardiasis es una dolencia producida por ingerir comida o agua contaminadas por la bacteria. Los *áscaris* son gusanos cilíndricos que se instalan en el aparato digestivo.

SE MANIFIESTAN...

- Si el niño tiene *oxiuros*, le picará el culito, sobre todo durante la noche. Si se rasca, puede generarse una dermatitis en la zona perianal. A veces podemos detectar estas lombrices en las heces del niño o en los márgenes del ano; veríamos como unos hilos de coser blancos que se mueven.
- El niño que tiene *ascaridiasis* no presenta síntomas visibles, aunque es posible que tenga dolor abdominal, tos, un poco de fiebre o alguna erupción leve en la piel.

- Los niños con *giardiasis* pueden tener dolor abdominal y ataques de diarrea. Sus heces pueden ser pálidas y despedir un olor desagradable. También es posible que el niño no presente síntomas.

LOS TRATAREMOS... mediante los fármacos específicos que recete el médico.

- Existen antiparasitarios y otra clase de medicamentos específicos para su erradicación. Deben administrarse SIEMPRE según indicaciones médicas.
- En el caso de los oxiuros, el tratamiento deberá seguirlo toda la familia.
- Es importante desinfectar bien las manos y las uñas, la ropa y las sábanas, y los utensilios de baño del niño.

AL PEDIATRA SI... el niño tiene picor en la zona perianal o sufre diarrea intensa durante más de 2 días.

PICADURA DE ABEJA

ES... la protuberancia roja y dolorosa que resulta de que la abeja clave su aguijón, al que lleva adherido una bolsita de veneno. La picadura suele levantar la piel en forma de granito rojo con un punto blanco en el centro.

OBSERVAREMOS... La zona, hinchada, puede doler durante un par de horas, pero es importante prestar atención a la evolución de la picadura en las 24 horas siguientes, ya que puede aparecer *una reacción alérgica* al veneno. Esta reacción puede presentarse incluso en una segunda picadura. Reconoceremos la alergia porque el niño se encuentra mal, tiene la piel plagada de ronchas rojas e inflamadas, no respira ni traga bien y tiene palpitaciones.

LA ALIVIAREMOS... Si distinguimos un punto negro en el centro de la picadura, es que el aguijón ha quedado incrustado. Tras extraerlo con unas pinzas o una aguja esterilizada, limpiaremos la picadura cada 15 minutos con un trozo de algodón impregnado con una solución de ablandador de carne de cocina, con bicarbonato o, si no contamos con nada por el estilo en casa, con un cubito de hielo.

AL PEDIATRA SI... no podemos sacar el aguijón de la picadura, la hinchazón aumenta transcurridas 24 horas o si la inflamación por una picadura en la mano o en el pie se extiende a otras zonas del cuerpo.

Con urgencia:
- Si hay sensibilidad extrema al veneno de una o varias picaduras: el niño se ahoga o no puede tragar, tiene picores y ronchas en la piel.
- Si sabemos que nuestro hijo es alérgico a las picaduras de insectos.
- Si le han picado más de diez abejas.

¡ATENCIÓN!
1. La picadura de una avispa no implica extracción, pues ésta se vale de un aguijón retráctil.
2. Resulta especialmente importante que inculquemos a nuestros hijos el respeto hacia los animales. Tocar o espantar a un insecto asustadizo puede provocar que éste se defienda. Donde más pican las abejas y las avispas es en las manos y los pies, por lo que los niños deben aprender a no apresar ciertos animales ni a pisar descalzos las áreas de acción de insectos y otros seres vivos.

PIE DE ATLETA

ES... cuando los hongos infectan las zonas entre los dedos y las plantas de los pies. Estos hongos se alojan en la humedad, por eso los pies son ideales para ellos. Se contagian por contacto directo con otra piel que los tiene o con superficies húmedas.

LO DETECTAREMOS... porque aparece una erupción rojiza y escamosa, normalmente entre los dedos de los pies, aunque puede extenderse también a la planta. Pica, duele y huele mal.

LO TRATAREMOS... insistiendo en la higiene. Después de lavar los pies, hay que secarlos cuidadosamente, sobre todo entre los dedos. Durante un tiempo extenderemos una capa de pomada que nos haya recetado el doctor. Es mejor que el pie se airee a menudo.

AL PEDIATRA SI... la erupción se extiende más allá de los dedos y las plantas de los pies, si se inflama y exuda pus o si no mejora al cabo de una semana de tratamiento.

¡ATENCIÓN!
1. El calzado cerrado o un calzado con el que los pies suden mucho es un caldo de cultivo perfecto para estos hongos.
2. Hay que usar sandalias en las piscinas y las duchas públicas.
3. No es una infección muy contagiosa, así que el niño puede hacer vida normal. Simplemente debe conservar los pies secos.

PIES PLANOS Y PIES CAVOS

SON... anomalías en la forma del puente del pie. En el pie normal, el puente o empeine sirve para que sólo ciertas partes se apoyen en el suelo.

462

En los *pies planos*, el puente es muy leve o inexistente y casi toda o toda la planta del pie reposa en el suelo. A menudo existe una alteración en la alineación del talón.

Los *pies cavos* presentan un puente o arco del pie exagerado; el aumento de la concavidad es tal que el apoyo del pie en el suelo se realiza en menos zonas de las que debería. A veces los dedos tienen forma de garra.

UNA OBSERVACIÓN... El arco del pie del niño se desarrolla durante los primeros 10 años de vida. Todos los niños durante sus primeros años tienen los pies planos; es normal. Si a partir de los 6 años el pie sigue sin tener arco, podemos afirmar que el niño tiene el pie plano.

QUÉ IMPLICACIONES TIENE...

- Los niños con *pies planos laxos* normalmente no tienen dolor, aunque después de una actividad física o el uso de calzado inadecuado pueden sentir molestias.
- Los *pies planos rígidos* pueden conllevar deformidades o disminución de movilidad y/o dolor en el pie.
- Los *pies cavos* no producen dolor, aunque con el tiempo pueden aparecer callosidades en alguna zona de la planta que toca siempre el suelo.

LOS TRATAREMOS... según la gravedad de la anomalía y siguiendo las indicaciones del especialista.

- Si no hay síntomas graves, hay que prevenir el dolor evitando el sobrepeso y utilizando un calzado adecuado. Si hay dolor, se recomienda el uso de plantillas.
- Hay que cuidar la colocación del pie al andar, así como no estar mucho de pie ni caminar por terrenos irregulares.

- Si la anomalía es fruto de algún otro tipo de enfermedad, el doctor nos explicará qué medidas debemos considerar.

AL MÉDICO... Si el pediatra, durante las revisiones periódicas, nota que el niño presenta una malformación en el pie, lo remitirá a un especialista.

- Si el dolor del pie es persistente o la mala colocación del pie provoca dolores en rodillas o espalda.
- Si hay callosidades.

¡ATENCIÓN!

Es importante escoger bien el calzado en estos casos; unos zapatos inadecuados pueden provocar deformidades dolorosas. Las suelas deben ser de cuero y flexibles; la punta debe ser ancha y alta, y no tienen que ser rígidos en los tobillos.

PIOJOS

SON... pequeños insectos, de apariencia plana y sin alas. Pueden infestar el cuero cabelludo humano y alimentarse de su sangre. Los adultos ponen los huevos (liendres) en la raíz del pelo, a la que se adhieren para madurar.

LOS DETECTAREMOS... porque el niño se rasca la cabeza.

- Al examinar el cuero cabelludo del niño es posible que encontremos pequeños puntos rojos (picaduras) y pequeños huevos blancos (liendres) en la base del pelo y pegados a él.

LOS TRATAREMOS... aplicando el champú y la loción antipiojos que nos recomiende el médico.

- Hay que seguir las instrucciones indicadas en el prospecto.
- Utilizar un peine especial para liendres ayuda a desprenderlas.
- Es importante limpiar los cepillos y peines con agua caliente para eliminar cualquier liendre que pueda haber quedado pegada.
- Hay que avisar a los profesores para que los otros padres estén prevenidos.

AL PEDIATRA SI... el niño es menor de 2 años o tiene alguna alergia o asma; si el tratamiento no funciona en el período indicado, ya que quizá necesitemos otra profilaxis.

¡ATENCIÓN!
1. Tener piojos no tiene que ver con la falta de higiene; en realidad, los piojos prefieren las cabelleras limpias.
2. Los niños se contagian en el cole, con sus peluches...

PUBERTAD PRECOZ Y PUBERTAD TARDÍA

SON... La *pubertad precoz* es el inicio del desarrollo sexual a una edad más temprana de la considerada normal. En el caso de los niños se consideraría precoz a los 9 años, y en las niñas, antes de los 8 años.

La *pubertad tardía* es un retraso del desarrollo sexual. Se consideraría un retraso a partir de los 13 años en las niñas y, en los niños, a partir de los 14 años.

UNA OBSERVACIÓN... La pubertad precoz es más común en niñas que en niños.

Pubertad precoz

- En el caso de las niñas, porque el pecho y el vello púbico aparecen antes de los 8 años.
- En el caso de los niños, porque el tamaño de los testículos y/o el pene aumenta y aparece vello púbico antes de los 9 años.
- Porque dan el *estirón* antes que el resto de los niños.

Pubertad tardía

- En el caso de las niñas cuando a los 13 años no tienen pecho ni vello púbico.
- En el caso de los niños cuando a los 14 años no muestran ningún signo de desarrollo sexual.

LAS TRATAREMOS... siguiendo las indicaciones médicas, teniendo en cuenta cuáles son las causas del adelanto o el retraso en el desarrollo.

- En casos de *pubertad precoz*, se pueden administrar tratamientos específicos para frenar la producción excesiva de hormonas.
- En la *pubertad tardía*, se pueden administrar hormonas para acelerar el proceso de desarrollo.

AL PEDIATRA SI... la chica no tiene el período 5 años después de que le haya crecido el pecho o si no ha aparecido cuando ha cumplido 16 años.

¡ATENCIÓN!

En sí, el desfase de la pubertad no es grave, pero debemos tener en cuenta que puede implicar un rechazo por parte de los compañeros de clase y provocar un malestar emocional y psicológico en el niño y la niña.

Q

QUEMADURAS SOLARES

SON... inflamaciones (ronchas o ampollas que escuecen y pican) de la piel causadas por una exposición al sol prolongada o a horas en las que los rayos ultravioleta son más agresivos.

UNA OBSERVACIÓN... Los bebés y los niños pequeños se queman antes porque su piel es más delicada.

ACTUAREMOS... Llevaremos al niño a un lugar con sombra y fresco, en el que le daremos sorbitos de alguna no muy fría. El cambio de temperatura corporal no debe ser abrupto. Cubriremos la quemadura con loción o crema calmante y evitaremos vestir al niño, para que la piel respire.

- Si el niño se queja de dolor de cabeza y está muy cansado, es posible que, además de las quemaduras en la piel, esté sufriendo un golpe de calor. Hay que bajarle la temperatura del cuerpo con toallas húmedas y proporcionándole aire.

MÁS VALE PREVENIR... **con fotoprotectores.**
Hay fotoprotectores de dos tipos:

a) Filtros químicos, que absorben la radiación UV, responsable del eritema.
b) Sustancias pantalla, que, al ser opacas e inertes, reflejan o distorsionan la totalidad de la radiación e impiden su absorción en la piel.

Hay 5 categorías de fotoprotección con los filtros químicos:

- FPS de 2 a 4: Mínima
- FPS de 4 a 6: Moderada
- FPS de 6 a 8: Extra
- FPS de 8 a 15: Máxima
- FPS mayor de 15: Ultra

La mayoría de los fotoprotectores llevan de 2 a 6 sustancias químicas de solubilidad variable para lograr una concentración de 20 mg/ml sin que precipite, y para proteger con un FPS entre 15-30 o más alto.

Mucha gente cree que un producto resistente al agua o al sudor lo será durante todo el día. Realmente no es así, y debemos seguir una serie de normas para su empleo:

a) Aplicar, al menos, cada 2 horas.
b) Volver a aplicar inmediatamente al salir del agua.

Siempre habrá que aplicarlo uniformemente en toda la superficie que exponemos al sol, y 15-30 minutos antes de la exposición. Por mucha cantidad que se aplique, o por muchas veces que se haga, nunca alcanzará mayor fotoprotección de la que tiene.

Los fotoprotectores de menos de 12 FPS son parcialmente protectores; si bien disminuyen el grado y las molestias de la quemadura solar, no evitan otras reacciones, como el daño del ADN y el daño proteico, por lo que tampoco se evita la carcinogénesis y el fotoenvejecimiento.

Actualmente, la FDA considera óptimo y recomienda usar un FPS de 30. Los FPS mayores no tienen un beneficio importante, además de que son más caros. Un FPS de 30 bloquea el 96,7 % de la energía UV, y un FPS de 40, el 97,5 %, por ejemplo.

AL PEDIATRA SI... la inflamación es dolorosa, tiene un aspecto virulento, hay fiebre o aparecen ampollas.

Con urgencia:

- Si el niño sufre un golpe de calor que no mejora al bajarle la temperatura.

¡ATENCIÓN!

1. La mejor manera de tratar las quemaduras solares es *evitándolas* mediante una exposición prudente al sol, la aplicación de cremas protectoras y la colocación de un gorrito para impedir la insolación.
2. *Una vez el niño se ha quemado, conviene que no le toque el sol al menos durante 2 días.*

R

RESPIRAR POR LA BOCA

ES... la dificultad o incapacidad del niño para respirar por la nariz.

Las *causas constitucionales* más habituales son: hipertrofia de las amígdalas o las vegetaciones (amígdalas o vegetaciones grandes), un paladar que le impide cerrar correctamente la boca, la desviación del tabique nasal, una estructura craneofacial que conlleva una dificultad del paso del aire por la nariz...

Las *causas de hábito* más frecuentes son una succión prolongada (sea al alimentarse o por usar chupete o chuparse el dedo).

UNA OBSERVACIÓN... El hecho de que el aire pase por la boca y no se filtre correctamente puede crear una mayor tendencia a sufrir amigdalitis u otras infecciones del aparato respiratorio alto, así como sinusitis u otitis.

- Un niño que a los 5 o 6 años sigue respirando exclusivamente por la boca, también puede tener dificultades para dormir, un desarrollo diferente de la voz, problemas de audición, problemas posturales al no dormir correctamente...

LO DETECTAREMOS... porque el niño duerme con la boca abierta y respira únicamente por la boca.

LO EVITAREMOS... si acostumbramos al niño a respirar por la nariz mediante unos ejercicios dirigidos por un especialista.

AL PEDIATRA SI... creemos que el niño puede tener dificultades para respirar por la nariz. Quizá sea necesaria alguna intervención quirúrgica sencilla.

¡ATENCIÓN!
Una respiración bucal muy prolongada puede llevar a problemas más graves tanto a nivel cardíaco como digestivo.

S

SANGRAR POR LA NARIZ (epistaxis)

ES... cuando alguna venita o capilar del interior de las fosas nasales se rompe y deja fluir un poco de sangre. Puede deberse a que el niño se suena la nariz constantemente y de forma abrupta, por un resfriado u otras enfermedades respiratorias. También puede ocurrir tras un golpe, porque el niño se hurga la nariz o porque algún elemento externo la ha rascado por dentro. De todas formas, en la primera infancia se da con frecuencia sin que exista una causa aparente. Generalmente es muy aparatoso pero poco importante.

- Hay que sentar al niño con la cabeza inclinada hacia delante, si puede ser con algún recipiente debajo, por si se derrama un poco de sangre. Presionaremos la parte blanda de la nariz (hasta el punto en el que empieza el hueso) con los dedos, hasta que la hemorragia cese. Durante ese período, el niño debe respirar por la boca.
- NO se debe introducir nada en las fosas nasales para detener la hemorragia.
- NO debe echar la cabeza hacia atrás.
- Tras haber sangrado, no hay que dejar que el niño se suene la nariz por lo menos durante 3 horas.

AL PEDIATRA SI...

- La hemorragia no cesa en 30 minutos y el niño está pálido.
- Se considera que puede haber un elemento externo dentro de la nariz del niño.
- El niño sangra habitualmente por la nariz y es un sangrado que no se detiene rápidamente o si el niño sangra por la nariz sin motivo aparente.

SÍNDROME DE MUERTE SÚBITA INFANTIL

ES... el fallecimiento de un niño menor de 1 año, con historia, examen físico y evaluación post mórtem que no revele una causa conocida. Si bien su incidencia es variable, series estadounidenses describen una frecuencia aproximada de 0,5/1.000 nacidos vivos.

UNA OBSERVACIÓN... El riesgo de muerte súbita es mayor entre los 2 y 4 meses de vida del bebé y de la medianoche a las 9 de la mañana.

- Se dice que la mayoría de los casos ocurren cuando el niño duerme, sobre todo si está acostado boca abajo.
- Los bebés prematuros que necesitan respiración asistida o pesaron poco al nacer parecen ser más susceptibles.

RECOMENDAMOS...

- Acostar al bebé de lado o boca arriba, a no ser que el médico prescriba lo contrario. El bebé debe dormir solo en su cuna.
- Ofrecerle el chupete al irse a dormir (cuando la lactancia materna está instaurada). No hay que forzar al bebé al uso del chupete.
- Evitar la calefacción o el aire acondicionado altos, ya que una temperatura extrema en ambos casos puede provocar dificultades en la respiración del bebé y en su regulación de la temperatura, que todavía no es completa.
- Evitar sábanas y mantitas para la cuna en las que el niño se pueda quedar atrapado.
- No utilizar almohadas.
- Evitar el tabaco durante el embarazo, así como fumar cerca del bebé.
- Vigilar la condición física del bebé tras cualquier enfermedad hasta que esté completamente recuperado.

AL MÉDICO... siempre que veáis que el bebé no está bien. No existen unos síntomas claros que puedan indicar que el niño vaya a padecer un síndrome de muerte súbita; visitad AL PEDIATRA SI dudáis.

SINUSITIS

ES... la infección de los senos paranasales (cavidades aéreas alrededor de los ojos y la nariz que se comunican con las fosas nasales e influyen en la respiración, la fonación y el olfato).

LA DETECTAREMOS... porque el niño secretará una mucosidad espesa y de un color amarillento o verdoso, cuando antes era clara y fluida.

- El niño también se puede quejar de dolor en las mejillas, al mover la cabeza o de dificultad para respirar, pues tiene la nariz taponada. Es posible que tenga fiebre.

OBSERVAREMOS...

- El color de la mucosidad del niño, por si varía.
- El interior de las fosas nasales, por si detectamos algún objeto extraño.

LA TRATAREMOS... siguiendo las instrucciones del médico, que probablemente recetará antibióticos y/o descongestionantes para la infección, si es bacteriana.

- Si la nariz no está tapada por un objeto que podamos extraer, se puede aliviar la congestión tomando vahos de vapor tres veces al día.
- Si le duele la cabeza, podemos darle paracetamol según su edad y peso.

AL PEDIATRA SI... la mucosidad verdosa-amarillenta dura más de 2 días o si la sinusitis es recurrente, ya que puede ser necesario un diagnóstico completo del especialista.

¡ATENCIÓN!

1. Hay que tener en cuenta que la sinusitis puede acompañar a un resfriado o a un dolor de garganta. Los tejidos de los senos están conectados con la nariz y la parte superior de la garganta, por lo que las infecciones nasales y de garganta pueden extenderse a los senos.

2. La sinusitis no suele afectar a los bebés porque no tienen los senos paranasales completamente desarrollados.

TARTAMUDEO

ES... un desorden del habla en el que un flujo de palabras se ve interrumpido y el niño se queda trabado al pronunciar la siguiente palabra.

UNA OBSERVACIÓN... El tartamudeo es algo normal en los niños que están aprendiendo a hablar porque el flujo de palabras e ideas es rápido y confuso y les cuesta encontrar la palabra adecuada.

- Cuando el tartamudeo perdura, es posible que esté relacionado con ansiedad, miedo o nervios.

CÓMO AYUDAR...
- Evitad repetir la palabra que está buscando el niño, para no crearle más ansiedad.
- Evitad ridiculizar al niño.
- Si el niño es lo suficientemente mayor, se puede hablar con él acerca de una posible terapia.

AL PEDIATRA SI... nuestro hijo sufre o está acomplejado.

TIÑA

ES... una infección producida por hongos; según su localización hablamos de tiña crural o de eccema marginado de hebra.

LA DETECTAREMOS... porque el niño se rasca. Debemos observar si tiene una erupción rojiza o grisácea, escamosa y que le produce picor.

- Normalmente aparece en la parte interna de los muslos, la ingle y el escroto.
- También puede aparecer en la zona del cuero cabelludo.
- Cuando la infección va aumentando, la zona externa de la erupción se escama más y la zona interna parece normalizarse.

LA TRATAREMOS... siguiendo las indicaciones médicas.
- Aplicaremos la pomada antimicótica y la medicación que nos han recetado.
- El niño NO debe ir al cole mientras dure la infección.
- Tenemos que lavarnos bien las manos cuando tratemos la zona, así como la ropa, las sábanas y las toallas, para eliminar cualquier posibilidad de contagio.
- NO debemos utilizar jabones agresivos en la zona infectada.
- NO debemos permitir que el niño se rasque.
- Mantener la zona infectada limpia y seca puede mejorar la erupción y acelerar el proceso de curación.

AL PEDIATRA SI... creemos que el niño tiene tiña, ya que se trata de una enfermedad contagiosa y requiere un tratamiento inmediato.
- Si la erupción no mejora al cabo de una semana de tratamiento o si no se ha curado del todo en un mes.

¡ATENCIÓN!

La tiña no es grave en sí misma, pero al ser contagiosa, es importante tratarla enseguida y avisar a las personas que han estado en contacto con el niño, para que estén atentos a posibles síntomas.

ES... una pequeña glándula situada en el cuello, detrás de la nuez de Adán, encargada de segregar las hormonas tiroides, que regulan algunas de las funciones químicas del cuerpo, sobre todo las relacionadas con el metabolismo.

Un mal funcionamiento de la glándula tiroidea puede provocar que se segregue mayor o menor cantidad de esta hormona, lo que afecta al consumo de energía por parte del cuerpo. Cuando produce menos hormonas de las que el cuerpo necesita, tenemos *hipotiroidismo*, y cuando está demasiado activa, *hipertiroidismo*.

LO DETECTAREMOS...

Hipotiroidismo:
- El niño crece lentamente y está muy decaído. Pierde la capacidad de concentración, tiene poca energía, es lento, tiene más frío de lo habitual, poco apetito y estreñimiento; también aumenta de peso. En general, el tamaño de la glándula tiroides es mayor.

Hipertiroidismo:
- Las funciones del cuerpo del niño se aceleran. Sus latidos son más rápidos y puede llegar a tener palpitaciones; es más sensible al calor (siente calor cuando hace frío); suda más, está más cansado, puede tener episodios de diarrea habituales y pérdida de peso.

LO TRATAREMOS... siguiendo las indicaciones médicas.
- El hipertiroidismo puede tratarse farmacológicamente. Dependiendo de la gravedad, puede ser necesaria alguna intervención o un tratamiento de yodo radiactivo.

- Si se diagnostica hipotiroidismo, se le recetará un medicamento que deberá tomar toda su vida para poder regular el correcto funcionamiento de la tiroides.

AL PEDIATRA SI... el niño presenta alguno de los síntomas de anomalías en la tiroides.

- *Hay que llevar al niño AL PEDIATRA si pensamos que puede tener algún problema de hormonas.*

¡ATENCIÓN!

1. A todos los bebés se les hacen pruebas de hipotiroidismo en las primeras 24-48 horas después de su nacimiento antes de abandonar la clínica.
2. Si el niño parece tener una actividad menor de la normal en la tiroides, se le tratará antes de que aparezcan síntomas.
3. Sin tratamiento, tanto el hipotiroidismo como el hipertiroidismo pueden conllevar complicaciones.

TOS

ES... la contracción o el movimiento convulsivo de la cavidad torácica que hace que el aire salga de forma ruidosa del aparato respiratorio.

Es una de las maneras que tiene el cuerpo de tener las vías respiratorias libres. Sin embargo, puede ser un síntoma de alguna enfermedad.

POSIBLES CAUSAS...

Síntomas	Causas
El niño tose de vez en cuando y tiene fiebre y mocos	Puede ser un resfriado, una infección de garganta o una gripe (ver la ficha gripe y resfriado)
El niño tose sobre todo de noche y/o la tos viene acompañada de un pequeño quejido o el niño vomita	Puede ser tos convulsa
El niño, además de toser, tiene fiebre y una erupción	Puede tratarse de sarampión (ver ficha sobre las enfermedades infecciosas)
El niño tiene ataques de tos sin motivo aparente	Puede ser un resfriado, pero si es asmático, puede estar teniendo un episodio de asma

LA TRATAREMOS... dependiendo de la causa de la tos.

- Si la tos es síntoma de alguna infección bacteriana, el médico recetará un antibiótico.
- Si es una tos provocada por un episodio de asma, se deberá tratar siguiendo los pasos indicados por el especialista.
- Si la tos es síntoma de otro tipo de enfermedades, tomaremos las indicaciones del médico para cada caso concreto.

EN CASA...

- NO debemos darle un antitusivo si tiene tos con flema. Los antitusivos los receta el médico, no la amiga ni la vecina...
- Si el niño tose mucho por la noche, podemos elevarlo un poco con almohadas, para que respire mejor (si es un lactante, poner las almohadas debajo del colchón para evitar el peligro de asfixia).
- Que beba mucho líquido para suavizar la garganta y aliviar la irritación.

AL PEDIATRA SI... sospechamos que la tos es un síntoma de otro tipo de enfermedad.

- Si la tos no mejora en 3 o 4 días o si ésta es tan persistente que el niño no puede dormir por las noches.

Con urgencia:

- Si la tos es muy áspera o hace que le cueste respirar o provoca una respiración acelerada que le agota.
- Si tiene la lengua y los labios de color violeta.
- Si parece que se ahogue al toser o produce sonidos extraños.
- Si la tos tiene su origen en un atragantamiento y no somos capaces de extraer el elemento que obstruye el paso del aire.

¡ATENCIÓN!

A veces la tos seca es un tic.

TRASTORNOS DEL SUEÑO: INSOMNIO, NARCOLEPSIA, RONQUIDO, APNEA, PARASOMNIAS

SON... las alteraciones reales, no sólo variaciones, de la función fisiológica que controla el sueño. Pueden aparecer en el proceso de sueño, tanto durante el período en el que el niño duerme, como en los procesos de conciliación del sueño o despertar.

Insomnio

Problemas para conciliar el sueño o para permanecer dormido.

Narcolepsia

Trastorno del sueño que provoca ataques de sueño durante el día, así como una somnolencia excesiva.

Ronquido

Ruido respiratorio fuerte en medio del sueño; puede tener que ver con la obstrucción de la vía respiratoria o con otras causas no establecidas todavía.

Apnea del sueño

Afección que presenta episodios de pausas en la respiración durante el sueño debido a un bloqueo de las vías respiratorias.

Parasomnias

Trastorno del sueño asociado a breves episodios de despertar en medio del ciclo de sueño.

CÓMO SE MANIFIESTAN

Insomnio

- El insomnio infantil más frecuente se presenta en la dificultad de conciliar el sueño. Muchos niños no se duermen o no quieren irse a la cama. Tal vez no hemos establecido unos buenos hábitos con relación al dormir (no hay un ritual ni un horario marcado), pero también es posible que el niño tenga alguna fobia o ansiedad.

Narcolepsia

- El niño presenta una gran somnolencia durante el día, se duerme cuando no es normal.

Ronquido

- Es una respiración fuerte y ruidosa a lo largo de la noche. Puede ser puntual o frecuente. A no ser que sea un ruido muy fuerte, el niño no suele despertarse. Si es consecuencia de una alergia, un resfriado o una congestión, desaparecerá cuando el niño se alivie. Que el niño ronque no significa que duerma a pierna suelta; al contrario, es un problema que impide el buen descanso y, por lo tanto, necesitará un tratamiento específico.

Apnea

- No suele provocar que el niño se despierte, a no ser que sea un episodio fuerte.

Parasomnias

- Puede tratarse de *terrores del sueño* (habituales entre los 3 y 4 años de edad), que se dan en la fase más profunda del sueño; *pesadillas*, que tienen un sentido más transitorio que los terrores nocturnos; o pueden presentarse en forma de despertar ansioso.
- Estos episodios de *despertarse* en medio del sueño también pueden presentarse en forma de *sonambulismo* a partir de los 6 y los 7 años. El niño sonámbulo no recuerda nada al día siguiente de lo que ha ocurrido durante la noche. NO debemos despertarle, sino cogerle de la mano y conducirlo con suavidad de vuelta a la cama.
- También pueden darse balanceos o mecimientos; suelen ser espontáneos en los niños más pequeños, pero pueden ser problemáticos en niños mayores de 6 años.

CÓMO TRATARLOS... dependerá de cada caso y del origen del trastorno.

- Es importante tener en cuenta que para que el médico pueda realizar un diagnóstico correcto, debemos darle una información precisa y no exagerada. Por eso se recomienda el uso de un diario para anotar los períodos de sueño y las alteraciones que se producen y su frecuencia.

AL PEDIATRA SI... conviene hacer un estudio del sueño:

- El niño tiene demasiado o muy poco sueño o si sus problemas en el ciclo del sueño afectan a su día a día.
- Los problemas de sueño se dan más de 2 días a la semana.
- La apnea o los ronquidos son persistentes.
- Los terrores nocturnos son recurrentes y no permiten descansar al niño.

¡ATENCIÓN!

Es importante saber que el ciclo del sueño de un niño evoluciona a lo largo de los años. Los niños necesitan más horas de sueño, y según crecen tienen que adaptarse a un ritmo de vida. De ahí la gran importancia de marcar unas pautas de descanso correctas desde pequeños.

U

UÑA ULCERADA

ES... el crecimiento anormal de la uña. Los bordes de la uña crecen hacia abajo y se clavan en la piel.

UNA OBSERVACIÓN... Es más habitual que ocurra en el dedo gordo del pie que en otros dedos.

LO DETECTAREMOS... porque, alrededor de la uña, la piel estará más sensible, hinchada, enrojecida y dolerá al presionarla o al caminar.

LO EVITAREMOS...

- Cortando las uñas de los pies de la forma apropiada: recta y regular, y nunca demasiado cortas.
- Utilizando un calzado amplio, que no apriete los dedos de los pies.

- Si no es un caso grave, se puede poner el dedo en remojo para ablandar la zona y colocar un algodón seco debajo del extremo de la uña para evitar que ésta se hunda. Este proceso se puede practicar dos veces al día.
- Se puede aplicar crema antiséptica en la zona para evitar infecciones. Consultad antes a un médico para saber cuál usar.
- Cortando el ángulo de la uña que penetra en la piel, para que crezca normalmente.
- Si ya ha aparecido el dolor y la hinchazón, es necesario acudir al médico y seguir sus indicaciones.

AL PEDIATRA SI... la uña está muy hundida o si la infección supura o no mejora a pesar del tratamiento.

¡ATENCIÓN!

1. Si la uña ulcerada no se trata, es probable que la piel crezca sobre la uña y ésta se infecte. Por eso es importante actuar al ver que los bordes de la uña crecen hacia dentro.
2. La uña ulcerada no es grave pero sí dolorosa.

V

VAGINITIS

ES... la inflamación y/o infección de la vulva y la vagina causada por bacterias, hongos, virus u otros parásitos.

LA DETECTAREMOS... porque la niña se queja de picor y dolor en la zona genital. Al examinarla, veremos que está inflamada. Es posible que le duela al hacer pipí y que tenga un flujo vaginal más abundante, de color amarillento o grisáceo y con mal olor, aunque también puede ser blanquecino, dependiendo de la causa de la infección.

POSIBLES CAUSAS... Poca higiene, uso de ropa demasiado ajustada, que irrita la zona genital, o de jabón demasiado agresivo.

- El hongo *Candida albicans*, que produce candidiasis (ver ficha), influye en que el flujo vaginal sea blanquecino y las paredes de la vagina escuezan.
- También es posible que alguna enfermedad de transmisión sexual (ETS) produzca una inflamación de la zona genital femenina.

LA TRATAREMOS... dependiendo del origen de la infección, haciendo caso al médico.

- Si la inflamación no está causada por una infección, sino por la irritación derivada del uso de jabones agresivos o de ropa demasiado ajustada, los síntomas desaparecerán por sí solos si evitamos esas circunstancias.

AL PEDIATRA SI... la niña se queja de picor o dolor al orinar, o tiene más flujo vaginal del normal.

- Debemos consultar rápidamente si la afección no mejora en 2 semanas a pesar del tratamiento o si las infecciones vaginales son seguidas.

VARICOCELE

ES... la dilatación de las venas a lo largo del cordón que sostienen los testículos. Las válvulas internas de las venas impiden que la sangre fluya como debería; la sangre queda retenida y las venas se hinchan.

UNA OBSERVACIÓN... Es más común en niños mayores de 15 años.

LO DETECTAREMOS... porque el chico observará que las venas del escroto se han agrandado y parecen estranguladas, y sentirá molestias. Sin embargo, si la dilatación es leve es posible que no se dé cuenta.

LO TRATAREMOS...

- Que utilice ropa interior ajustada, que mantenga presión en la zona, para aliviar la molestia.
- Si el dolor es agudo o no disminuye, es posible que sea necesario un tratamiento específico.
- En casos extremos hay que pasar por quirófano.

AL PEDIATRA SI... le molesta o si un varicocele diagnosticado no mejora y el dolor perdura.

¡ATENCIÓN!
En la mayoría de los casos, el varicocele no es grave y desaparece sin necesidad de tratamiento.

VERRUGAS Y LUNARES

SON... Las *verrugas* son lesiones cutáneas, excrecentes, redondas y abultadas, provocadas por un virus de la piel. Suelen presentarse en forma de bultos de piel seca, tanto en solitario como en grupos.

Los *lunares* son pequeñas manchas persistentes en la piel, apariencia marrón y redonda, producidas por una acumulación de pigmento. Pueden tener pelitos.

UNA OBSERVACIÓN... Es posible que las verrugas tengan pequeños puntos oscuros en su interior. No se trata de suciedad, sino de pequeños vasos sanguíneos que, probablemente, hayan reventado.

CÓMO SE COMPORTAN...

Verrugas
Pueden aparecer de manera espontánea y contagiarse en diferentes zonas de la piel.

LOS TRATAREMOS...

Verrugas
- Si se trata de verrugas que están en zonas que pueden provocar infecciones a otras personas, es preferible realizar algún tipo de tratamiento. Se puede consultar al médico.
- Desaparecen de manera espontánea, sin necesidad de un tratamiento específico.

Lunares
- NO se deben tratar, ni rascar ni intentar extraer a no ser que lo haga un especialista.

AL PEDIATRA SI... se tiene alguna duda sobre el origen de la verruga o si sospechamos que puede ser algo más, si la verruga sangra, cambia de especto o pica o si los lunares crecen, tiene contornos irregulares, o son de color rojizo o azulado.

Con urgencia:
- Si las verrugas se multiplican a una velocidad considerable e infectan muchas zonas del cuerpo del niño.

¡ATENCIÓN!

1. Es importante controlar el tamaño y la forma de los lunares, ya que pueden ser indicativos de algún problema de la piel.

2. Se recomienda la extracción por parte de un especialista cuando están en zona de riesgo (roce excesivo o constante contacto con el sol), si tienen aureolas rojizas, si duelen o pican...

VÓMITOS

SON... la expulsión por la boca, normalmente incontrolada e incluso espasmódica, del contenido del estómago.

UNA OBSERVACIÓN... El vómito puede ser un síntoma de algunas enfermedades gástricas, así como de otro tipo de infecciones.

POSIBLES CAUSAS...

Síntomas	Causas
El vómito del niño es amarillo verdoso	Puede ser una obstrucción intestinal
El vómito va acompañado de diarrea	Gastroenteritis (ver ficha)
El vómito va acompañado de dolor abdominal	Apendicitis
El vómito va acompañado de heces pálidas y orina oscura	Hepatitis
El vómito aparece tras un episodio de tos	Tos convulsa
El vómito va acompañado de dolor de cabeza, cuello rígido o alguna erupción	Meningitis
El vómito va acompañado de dolor abdominal, fiebre o dolor al orinar	Infección del tracto urinario (ver ficha)

- También es posible que el niño tenga episodios de vómito a causa de una situación de estrés, durante un viaje o a mucha altura, porque se ha mareado.

AL PEDIATRA SI... el vómito dura más de 12 horas o si el niño está muy adormilado, rechaza beber...
- Si creemos que puede haber una infección del tracto urinario.

Con urgencia:
- Si sospechamos que los vómitos pueden indicar una obstrucción intestinal, apendicitis o meningitis.

¡ATENCIÓN!
La experiencia del vómito puede llegar a ser muy desagradable para el niño, por lo que se recomienda a los padres que lo acompañen, lo reconforten y le den poco a poco de beber para que se recupere.

APÉNDICES
LOS RESÚMENES: TODO A LA VISTA, TODO FÁCIL

1

EL DESARROLLO PSICOMOTOR DURANTE EL PRIMER AÑO

DESARROLLO FÍSICO Y MOTOR

Edad	Capacidad
Primer trimestre	• Se mueve por los reflejos arcaicos • Al girar la cabeza hacia un lado, el cuerpo lo sigue (la disociación se inicia a los 3 meses) • Tiene muy desarrollado el reflejo de succión • El reflejo de Moro (reflejo de abrazo) activo
Segundo trimestre	• Se inicia el proceso de definición de la relación entre el yo y el medio • El reflejo de succión desaparece • El reflejo de Moro se debilita • Adquiere habilidad bimanual • La resistencia a extender los miembros disminuye • A partir de los 5 meses, la coordinación visión-motricidad progresa (ve y sigue objetos) • A los 6 meses ya se muestra capaz de mantenerse recto • Estira los brazos para protegerse y para llamar la atención
Tercer trimestre	• Puede girar la cabeza • Tiene el reflejo de enderezamiento corporal que le permite rotar el cuerpo entre los hombros y la pelvis

Edad	Capacidad
Tercer trimestre	• Curiosidad por los pies • Pierde poco a poco la necesidad de apoyo para estar sentado • Se desplaza con las manos (gatea)
Cuarto trimestre	• Boca abajo, puede pasar a la posición de sentado • El enderezamiento corporal continúa • La capacidad de rotación y disociación pelvis-cintura permite que pueda sentarse sin apoyo • Gatea perfectamente y utiliza el mobiliario para ponerse de pie • Antes del año se atreve a soltar las dos manos y dar los primeros pasos

DESARROLLO DE LA HABILIDAD MANUAL

Edad	Capacidad
Primer trimestre	• A los 3 meses se inicia el proceso de prensión: al ver algo, mueve los brazos para cogerlo • Hay intención de coger el objeto, pero no puede
Segundo trimestre	• A los 4 meses alarga el brazo para coger cosas, pero se le caen a menudo. • A los 5 meses puede ser capaz de cogerlas con la mano en forma de zarpa (con todos los dedos menos el pulgar)
Tercer trimestre	• Entre los 7 y los 8 meses domina la trayectoria del brazo extendido • Es capaz de realizar una prensión palmar-pulgar: el pulgar permanece inmóvil y el niño acerca el objeto con el índice
Cuarto trimestre	• A partir de los 8 meses ya realiza una aproximación directa al objeto • Es capaz de coger objetos con la pinza o radio digital (prensión definitiva)

DESARROLLO DEL LENGUAJE

Edad	Capacidad
Primer trimestre	• Primer mes: realiza sonidos guturales • Segundo mes: emite vocales y el sonido «j»
Segundo trimestre	• Vocaliza • Juega y se ríe con su propia voz
Tercer trimestre	• Emite fonemas • Inicia el período de asociación
Cuarto trimestre	• Reconoce nombres y comprende lo que se le dice • Emite monosílabos

DESARROLLO DE LA CONDUCTA

Edad	Capacidad
Primer trimestre	• Recién nacido: automatismo • Se va iniciando la etapa de ejercitación de reflejos • Observa lo que le rodea y empieza la sonrisa social
Segundo trimestre	• Es más consciente de lo que hace • Se inician las primeras coordinaciones • La boca se convierte en un instrumento más de descubrimiento de texturas, sabores...
Tercer trimestre	• Comprende lo que ocurre a su alrededor • Entre los 8 y los 9 meses ya diferencia extraños de familiares • Capacidad de anticipación • Capacidad de buscar objetos escondidos
Cuarto trimestre	• La capacidad motriz le permite explorar • Imita lo que ve • Se observa en el espejo

2

SIGNOS DE ALARMA EN EL DESARROLLO DURANTE EL PRIMER AÑO

Edad	Conducta
A los 3 meses	• No fija la vista en los objetos o personas que tiene cerca • No reacciona ante la luz o el sonido • No reacciona a la voz de la madre • Presenta alteración en el reflejo de succión • No tiene control sobre la cabeza y el movimiento cervical • Sus extremidades están rígidas y presentan asimetría en sus movimientos • Tiene las manos cerradas en puños con los pulgares dentro
A los 6 meses	• No controla el movimiento del cuello • No intenta coger objetos • No levanta los brazos para reclamar y/o anticipar el abrazo • No sigue con la vista lo que le rodea • Sus extremidades inferiores presentan tensión y están estiradas • No emite sonidos ni reacciona a ellos
A los 9 meses	• No consigue llegar a la postura de sentado y tiene poco desarrollo motor • No manipula ni investiga objetos • Hay poca interacción con el medio

Edad	Conducta
A los 9 meses	• Mantiene los miembros inferiores rígidos • No reclama atención mediante la emisión de sonidos
A los 12 meses	• No consigue llegar a la postura en la que se sostiene de pie • No comprende órdenes sencillas como «da-coge» • No emite sonidos ni palabras • No distingue a familiares de extraños • No muestra interés por lo que le rodea
A los 18 meses	• No camina ni gatea • No muestra signos de comprender mecanismos básicos tales como señalarse las partes de su cuerpo cuando se las nombran • No se inicia en los juegos de imitación • No señala con el dedo para pedir o preguntar • No se interesa por los demás niños

3

PREVENCIÓN DE ACCIDENTES POR EDADES Y HÁBITOS POSTURALES

PREVENCIÓN DE ACCIDENTES

Tipo de accidente	Recomendaciones por edad	
	De 0 a 2 años	A partir de 2 años
Asfixia	• Evitar que los niños duerman en la misma cama que los adultos • Evitar el uso de cadenas para chupetes • Atención a los cinturones de seguridad	• Evitar la ingesta de caramelos o frutos secos hasta una edad avanzada • Impedir los juegos con bolsas de plástico • Atención a los cinturones de seguridad
Quemaduras	• Vigilar la temperatura del agua de la bañera • Evitar la exposición prolongada al sol y utilizar protección • Comprobar la temperatura de los biberones y/o la comida	• Vigilar la temperatura del agua a la hora de bañarlo • Evitar la exposición prolongada al sol y utilizar protección • Mantener los objetos calientes (cocina/estufas) fuera del alcance del niño y/o protegidos • Proteger los enchufes

Tipo de accidente	Recomendaciones por edad	
	De 0 a 2 años	A partir de 2 años
Caídas	• Vigilar al niño en el parque y procurar que juegue en las zonas destinadas a su edad • No dejarlo nunca solo en lugares elevados • Utilizar una correcta sujeción en sillitas, tronas...	• Vigilar al niño en el parque y procurar que juegue en las zonas destinadas a su edad • Enseñarle a agarrarse correctamente a los columpios y otros juegos • No dejarlo solo en superficies elevadas • Proteger escaleras y ventanas para evitar caídas
Heridas causadas por animales	• Procurar que no se acerque a animales desconocidos	• Evitar que se acerque a animales desconocidos • Evitar que meta la mano en lugares con poca visibilidad
Incidentes en el juego	• Realizar compras de juguetes adecuados a su edad • Vigilar la composición del juguete por si tiene materiales tóxicos	• Vigilar la composición de los juguetes y evitar la compra de aquellos elementos que presenten piezas cortantes • Comprar juegos adecuados a su edad
Intoxicación	• Mantener los productos de limpieza y los medicamentos fuera de su alcance	• Mantener los productos de limpieza y los medicamentos fuera de su alcance • Educar en un correcto uso de los medicamentos

Tipo de accidente	Recomendaciones por edad	
	De 0 a 2 años	A partir de 2 años
Ahogamiento	• No dejar al niño solo en la bañera • Vigilarlo cuando esté cerca de piscinas y zonas de baño y meterse en el agua con él	• No dejar al niño solo en la bañera • Usar protección cuando esté en zonas de baño (manguitos, flotadores...) y proteger las piscinas • Vigilar que no nade hacia zonas profundas y/o con corrientes
Accidentes de tráfico	• Hacer un correcto uso de los cinturones de seguridad adecuados a su edad	• Utilizar los sistemas de seguridad adecuados a su edad • Cogerlo de la mano por la calle y al cruzar • Educarlo en el respeto de las normas de seguridad vial

HÁBITOS POSTURALES

Edad	Hábitos posturales	
	Correctos	Incorrectos
Lactancia	• Postura boca arriba para dormir, ya que se disminuye la incidencia del Síndrome de Muerte Súbita del Lactante • Postura de decúbito prono (boca abajo) durante el día para estimular la musculatura y evitar la plagiocefalia (el niño siempre debe estar despierto y vigilado)	• Postura de decúbito prono (boca abajo) para dormir

Edad	Hábitos posturales	
	Correctos	Incorrectos
Infancia	• Posición sentada con las piernas cruzadas • Posición decúbito lateral para dormir, siempre que se use una almohada para evitar la curvatura lateral de la columna	• Posición sentada en W, porque afecta al correcto desarrollo de las extremidades • Posición decúbito prono o ventral para dormir, a no ser que se eleve la pelvis y el vientre con una almohada • Utilizar una almohada demasiado alta sobrecarga muchas zonas de la espalda
Época escolar	• Posición sentada en una silla con los pies apoyados en el suelo, rodillas y caderas en 90° y con un respaldo bajo que permita una leve lordosis lumbar • Se recomienda que el tablero de trabajo esté levemente inclinado; su altura debe permitir que los brazos descansen sobre él • Uso de la mochila con las dos asas colocadas en los hombros para repartir el peso	• Decúbito prono (utilizada a menudo para leer tumbados boca abajo) porque puede producir hiperlordosis cervical y lumbar • Posición sentada en el borde de la silla o encorvado hacia delante, pues provoca cifosis en la columna. • Mochila colgada de un solo hombro o muy baja

4

LAS VACUNAS

¿DEBO PONERLE VACUNAS A MI HIJO? ¿CUÁLES?

A los dos meses llega el temido momento de las vacunas. En la cita con el pediatra, además del detallado examen físico y sensorial de costumbre, se le administrará una primera dosis de la vacuna contra la hepatitis B (a no ser que se le hubiera puesto ya en el hospital; en tal caso, se le administraría la segunda dosis). También se le pondrán las vacunas de la difteria, del tétanos, de la tos ferina, de la polio, del *haemophilus*, del meningococo C, del neumococo y del rotavirus.

Las vacunas pueden tener algunos efectos secundarios como fiebre e irritabilidad durante las 24 horas siguientes a su administración: son síntomas normales y que desaparecen en poco más de un día.

PROGRAMA DE VACUNACIÓN EN ESPAÑA

Difteria. Enfermedad bacteriana contagiosa que causa dificultades respiratorias y puede dañar el corazón, las glándulas y los nervios.

H. influenzae tipo b. Bacteria responsable de la meningitis, la septicemia (infección de la sangre) y la neumonía.

Meningococo C. Bacteria que puede causar meningitis y septicemia.

Neumococo: bacteria que causa la meningitis neumocócica, neumonía y septicemia, entre otras graves afecciones.

Paperas (parotiditis). Enfermedad viral que puede acarrear serias complicaciones como la meningitis, sordera y esterilidad en los varones.

Polio. Enfermedad viral altamente contagiosa que afecta al sistema nervioso central y puede causar parálisis.

Rubéola(o sarampión alemán). Enfermedad viral contagiosa con síntomas leves que si se contrae durante el embarazo puede causar graves daños al feto.

Sarampión. Enfermedad vírica muy contagiosa que puede producir inflamación de oídos, problemas en el sistema nervioso, daños cerebrales y neumonía.

Tétanos. Causada por una bacteria que penetra en el cuerpo a través de cortes o arañazos. Causa parálisis y contracciones musculares dolorosas.

Tos ferina. Enfermedad muy contagiosa que provoca largos accesos de tos convulsiva acompañada de un sonido característico que hace el bebé al inspirar ruidosamente entre tos y tos. Puede causar neumonía, daños cerebrales y la muerte.

Virus del papiloma humano En este caso la vacuna es administrada únicamente a las niñas.

OTRAS VACUNAS

Vuestro pediatra os informará además sobre la conveniencia de administrar otras vacunas, recomendadas por la Asociación Española de Pediatría (AEP). Las más comunes son:

Gripe. La AEP la recomienda a niños de grupos de riesgo (con enfermedades crónicas). Se administra entre los 6 meses y los 9 años. Si es la primera vez que se vacuna, se ponen dos dosis con un intervalo de un mes. Los años siguientes será una sola dosis.

Hepatitis A. Se recomienda a niños que viajan a países con altos índice de hepatitis A o a los que pertenezcan a grupos de riesgo (enfermedades crónicas del hígado o hemofilia). Se administra en dos dosis a partir de los 12 meses con un intervalo entre 6 y 12 meses.

Neumococo (NC13). Contra la otitis media, neumonía y meningitis causada por neumococo. Precisa de tres dosis: a los 2, 4 y 15 meses.

Rotavirus. Contra la gastroenteritis aguda. Se recomienda a todos los niños antes de las 24 o 26 semanas de vida.

Varicela. La Asociación Española de Pediatría establece como pauta una primera dosis a los 12 o 15 meses y una segunda entre los 2 y 4 años.

EL GRAN ERROR DE NO VACUNAR

Las estadísticas de la atención sanitaria del país ya han alertado de una peligrosa tendencia que afecta a la salud de los más pequeños: muchos nuevos padres deciden no vacunar a sus hijos. Las razones subyacentes de una decisión de este calibre son diversas: la presunta toxicidad de las propias vacunas; valorar si compensa el riesgo frente al beneficio; un supuesto retorno a una vida más natural, etc. Un vistazo rápido sobre el curso de las enfermedades y los terribles efectos secundarios que comportan debería ser un argumento más que suficiente para vacunar a un hijo.

Hace veinticinco años se administraban vacunas para apenas cuatro enfermedades mientras que en la actualidad es posible prevenir casi una docena. En un mundo ideal donde todas las enfermedades estuvieran erradicadas y todos los niños que rodean a nuestros bebés estuvieran sanos cabría la posibilidad de no vacunar, pero la realidad es muy distinta. De hecho, continuamente se tiene noticia de antiguas patologías que rebrotan a raíz de medidas temerarias como no vacunar.

CALENDARIO 2016 DE VACUNAS EN ESPAÑA

El nuevo calendario del 2016 de vacunas elaborado por la Asociación Española de Pediatría ha sido elaborado de la siguiente manera. (En caso de haber adquirido el presente volumen posteriormente al año 2016, se puede consultar el calendario correspondiente en Internet, ya que es actualizado anualmente)

Las diferentes vacunas han sido clasificadas en tres categorías diferenciadas

Las **Sistemáticas Financiadas** las reciben todos los niños españoles universalmente de manera gratuita.

Las **Sistemáticas No Financiadas** se recomienda que las reciban todos los niños sin embargo, debido a su relación coste-efectividad, dependerá de la posibilidad de que sea financiada públicamente o no.

Las **Vacunas para Grupos de Riesgo** son las que son recomendadas para niños según su situación personal o situación ambiental. Son utilizadas de manera universal en Cataluña, Ceuta y Melilla.

Calendario de vacunaciones de la Asociación Española de Pediatría 2016

Vacuna	Edad en meses							Edad en años		
	2	3	4	5	6-7	12	13-15	2-4	6	11-12
Hepatitis B[1]	HB		HB			HB				
Difteria, tétanos y tos ferina[2]	DTPa		DTPa			DTPa			Tdpa	Tdpa
Poliomielitis[3]	VPI		VPI			VPI			VPI	
Haemophilus influenzae tipo b[4]	Hib		Hib			Hib				
Neumococo[5]	VNC		VNC			VNC				
Meningococo C[6]			MenC			MenC				MenC/ MenACWY
Sarampión, rubeola y parotiditis[7]						SRP		SRP		
Varicela[8]						Var		Var		
Virus del papiloma humano[9]										VPH 2 d.
Meningococo B[10]		MenB		MenB	MenB		MenB			
Rotavirus[11]	RV		RV		RV					
Gripe[12]						Gripe (anual)				
Hepatitis A[13]						HA - 2 dosis				

Sistemáticas financiadas

Sistemáticas no financiadas

Vacunas para grupos de riesgo

Fuente: web oficial de la AEP (Asociación Española de Pediatría)
http://vacunasaep.org/profesionales/calendario-de-vacunaciones-de-la-aep-2011

[1] Vacuna antihepatitis B (HB). 3 dosis según tres pautas equivalentes: 0, 1, 6 meses o 0, 2, 6 meses o 2, 4, 6 meses, todas adecuadas para hijos de madres seronegativas, siendo las dos primeras pautas también adecuadas para hijos de madres portadoras del virus de la hepatitis B. Estos últimos recién nacidos recibirán en las primeras 12 h de vida la 1ª dosis de vacuna y 0,5 ml de inmunoglobulina antihepatitis B, la 2.ª dosis de vacuna a la edad de 1 o 2 meses y la 3.ª dosis a los 6 meses. Si la serología materna es desconocida debe administrarse la 1.ª dosis de vacuna en las primeras 12 h de vida e investigar la serología inmediatamente y, si resultara positiva, administrar la inmunoglobulina antihepatitis B en la primera semana de vida (preferentemente en las primeras 72 h de vida). La administración de 4 dosis de vacuna HB es aceptable si se emplea la vacuna combinada hexavalente a los 2, 4 y 6 meses en niños vacunados de la primera dosis al nacer. Los niños y adolescentes no vacunados según las pautas anteriores recibirán a cualquier edad 3 dosis según la pauta 0, 1, 6 meses.

[2] Vacuna frente a difteria, tétanos y tos ferina acelular (DTPa/Tdpa). 6 dosis: primovacunación con 3 dosis de vacuna DTPa; refuerzo a los 15-18 meses (4.ª dosis), 4-6 años (5.ª dosis) con DTPa y a los 14-16 años (6.ª dosis) con el preparado para adultos de baja carga antigénica de difteria y tos ferina (Tdpa).

[3] Vacuna antipoliomielitis inactivada (VPI). 4 dosis: primovacunación con 3 dosis y refuerzo a los 15-18 meses (cuarta dosis).

[4] Vacuna conjugada frente a Haemophilus influenzae tipo b (Hib). 4 dosis: primovacunación a los 2, 4, 6 meses y refuerzo a los 15-18 meses (4.ª dosis).

[5] Vacuna conjugada frente a neumococo (VNC). 4 dosis: las tres primeras a los 2, 4, 6 meses con un refuerzo entre los 12 y 18 meses de edad (4.ª dosis).

[6] Vacuna conjugada frente a meningococo C (MenC). 3 dosis: la 1.ª a los 2 meses, la 2.ª a los 4 o 6 meses y la 3.ª preferentemente entre los 12 y 15 meses.

[7] Vacuna frente a sarampión, rubeola y parotiditis (SRP). 2 dosis de vacuna sarampión-rubeola-parotiditis (triple vírica). La 1.ª a los 12-15 meses y la 2.ª a los 3-4 años.

[8] Vacuna frente a varicela (Var). 2 dosis: la 1.ª a los 12-15 meses y la 2.ª a los 3-4 años. En pacientes susceptibles fuera de las anteriores edades, vacunación con 2 dosis con un intervalo entre ellas de, al menos, un mes.

[9] Vacuna frente al virus del papiloma humano (VPH). Solo para niñas. 3 dosis entre los 11-14 años. Pauta de vacunación según preparado comercial.

[10] Vacuna frente al meningococo B (MenB). 4 dosis: las 3 primeras a los 2,5-3 meses, 4,5-5 y 6-7 meses, con un refuerzo entre los 13-15 meses de edad, para minimizar su reactogenicidad y evitar la coadministración con MenC.

[11] Vacuna frente a rotavirus (RV). 2 o 3 dosis de vacuna frente a rotavirus según el preparado comercial.

[12] Vacuna antigripal (Gripe). 1 dosis de vacuna antigripal inactivada a partir de los 6 meses. Vacunación anual de pacientes con factores de riesgo para gripe; 1 dosis en mayores de 9 años; entre 6 meses y 9 años se administrarán 2 dosis la primera vez con un intervalo de un mes y en los años siguientes, si persiste el factor de riesgo, vacunación anual con 1 dosis. A la edad de 6 a 35 meses la dosis es de 0,25 ml, mientras que a partir de 36 meses es de 0,5 ml.

[13] Vacuna antihepatitis A (HA). 2 dosis con un intervalo de 6-12 meses a partir de los 12 meses. Vacunación de pacientes con indicación por viajes internacionales a países con endemicidad intermedia o alta, o por pertenecer a grupos de riesgo.

5

LA INTRODUCCIÓN DE LA ALIMENTACIÓN COMPLEMENTARIA DURANTE EL PRIMER AÑO

ALIMENTACIÓN COMPLEMENTARIA

La leche materna sigue siendo el mejor alimento y el que más necesita hasta que tu bebé cumpla un año y hasta los 2 años será el mejor complemento a una alimentación variada.

Al llegar a los 6 meses, tu bebé necesita y está preparado para comer otros alimentos.

Observarás que tiene interés por la comida: Ya está preparado para comer nuevos alimentos.

¿Qué alimentos?

A partir de los 6 meses tu bebé podrá empezar a comer **prácticamente «de TODO»** menos miel y verduras de hoja verde. No añadas sal ni azúcar a sus comidas y si hay alergias a alimentos en tu familia, consulta a tu pediatra antes de ofrecerle alimentos nuevos. Ve probando poco a poco, si le ofreces solo un nuevo alimento cada día, podrás distinguir mejor si algo no le sienta bien. ¿Qué cantidad y cómo? Hasta que cumpla 1 año, tu bebé necesita más tu leche que otros alimentos y aceptará mejor «lo nuevo» si no está demasiado hambriento. Por eso para probar, ofrécele primero el pecho y después el nuevo alimento (al principio querrá sólo unas cucharadas o pedacitos pero tú estarás tranquila porque está bien alimentado). Empieza por una toma al día y ve aumentando hasta ofrecerle 3 veces al día entre los 6-8 meses. De los 9 a los 12 añade 2 tentempiés (almuerzo y merienda). La cantidad no es importante, deja que tu bebé decida cuanto quiere comer. A medida que crece irá tomando más papilla, pero debe seguir haciendo al menos 5 tomas de pecho al día. ¿Y si algo no le gusta o lo rechaza? Los bebés pueden necesitar probar varias veces un alimento antes de aceptarlo bien. No le fuerces pero vuelve a ofrecérselo unos días después. A veces hacen falta más de 10 pruebas, pero con el tiempo aprenderá a comerlo. ¿Muy triturado, en cuchara, con tenedor...? A partir de los 6 meses tu bebé puede manejar alimentos densos y en seguida notarás que aprende a masticar con las encías. Empieza por alimentos en cuchara (chafados, triturados o en puré) y poco a poco ve aumentando la consistencia. Los alimentos deben ser suficientemente espesos para que no se caigan de la cuchara. ¿Y agua? Los bebés no necesitan agua al menos los primeros 6 meses. Después con los alimentos sólidos, puedes ofrecérsela, aunque si estás a su lado te pedirá pecho cuando tenga sed. Así además tendrá una ración extra de defensas. Si no quiere agua es que no la necesita. Los alimentos preparados en casa son más sanos, evita los potitos No le ofrezcas alimentos muy dulces, si no quiere más no le fuerces. Ofrécele el pecho antes de los nuevos alimentos, estará mejor alimentado.

Carnes, pescado, huevos y verdura

Son los primeros alimentos a ofrecer porque son muy ricos en hierro y cinc que tu bebé necesita a partir de los 6 meses. Preparación: Se preparan con patata o arroz y algo de verduras. Con 1 parte de Carne o pescado, 2 partes de patata o arroz y 1 parte de verduras: 1 de color naranja (zanahoria, calabaza o tomate) y otra verdura de cualquier tipo (cebolla, puerro, calabacín, judía,...) más un poco de aceite tendrás un excelente plato para comenzar. Cuécelo todo con poco agua o en la olla. O puedes cocer las verduras con la patata o el arroz aparte y luego mezclarlo todo. Si tienes leche tuya extraída también puedes añadírsela al puré después de cocinado. Los primeros días ofrece a tu hijo un poco de arroz o patata en puré y añade en los días siguientes los otros ingredientes. Cualquier carne vale, se suele recomendar el pollo por ser de sabor suave pero puedes ofrecerle la que más te guste. De las aves elige las partes que tienen más hierro (muslo, contra muslo, higadito). Puedes cocerlas con las verduras (mejor en olla exprés) o hacerlas a la plancha y añadirlas luego. Siempre bien hechas para evitar infecciones. Si añades legumbres hazlo en cantidades muy pequeñas hasta el año, porque tienen mucha fibra y pueden impedir que aproveche otras vitaminas. Cuando le pongas pescado ten cuidado de desmigarlo con las manos y asegurarte de que no tiene espinas. El pescado azul es especialmente beneficioso pero no el de conserva ya que tiene mucha más sal. Las verduras de color naranja son ricas en carotenos y necesarias para tu bebé. Poco a poco podrás ir aumentando la consistencia de los alimentos y dándoselos en trozos pequeñitos, picados o en dados que puede ir tomando con sus dedos y llevándolos a la boca a partir de los 7-8 meses: albóndigas, patata, zanahoria o judías en daditos, guisantes o maíz, arroz cocido, pequeñas porciones de carne tierna a la plancha... Evita los platos precocinados y los potitos, son menos sanos que lo que tú le prepares y no le ayudarán a comer la comida que coméis todos en casa. El huevo, siempre bien cocido para evitar infecciones, puedes ofrecérselo de muchas maneras: añadiendo yema rallada al puré, rallando también la clara cocida y en forma de tortilla. Evita el huevo frito y pasado por agua hasta que sea mayor para evitar infecciones.

Una vez que tu bebé ya ha probado la carne con verduras, será el momento de ofrecerle fruta. Es refrescante, divertida y rica en vitaminas y antioxidantes además de azúcares.

FRUTA

Cualquier fruta es buena, la mejor la de temporada, bien pelada y lavada (para evitar pesticidas y gérmenes). La fruta fresca recién mantiene todas sus propiedades, la fruta cocida o en zumo pierde mucho. ES posible que algunas frutas más dulces le gusten más que otras. Lava bien las frutas con pelillo en la piel (melocotón...) y evita darle trozos de frutas duras los primeros meses. No es necesario ofrecerle una papilla de varias frutas que algunos bebés aceptan mal, pero si le gusta es una buena merienda. También puedes mezclarla con tu leche. No le añadas azúcar. Evita los potitos de frutas o las papillas de cereales con fruta La fruta debe prepararse al momento de ofrecerla al bebé. Se puede dar triturada, rayada o pisada con el tenedor, eso depende de la preferencia de cada bebé. Algunas madres mezclan fruta con arroz cocido y triturado junto con la fruta, muchos bebés la toman mejor. Puedes dárselas varias juntas o por separado, en puré o en trocitos.

CEREALES

Los cereales contienen energía y vitaminas del grupo B principalmente. Algunos como el arroz y el maíz no contienen gluten. Estos son los primeros a ofrecer a tu bebé, se dan cocidos con las carnes, pescados o con la fruta o con tu leche. Una vez que ha probado estos empieza a ofrecerle en pequeñas cantidades trigo o avena o cebada o centeno (que contienen gluten). Es bueno que tu bebé pruebe el gluten antes de los 7 meses pero en pequeñas cantidades (una pizca de pan rallado al puré basta). También puedes ofrecerle los cereales hidrolizados (listos para preparar sin cocer) que se venden para bebés. No debe tomarlos antes de los 6 meses si no te lo dice el pediatra. A partir de entonces, siempre con cuchara. Puedes añadirlos a tu leche, o a la fruta (en pequeñas cantidades) o a caldo o simplemente con agua, Son menos sanos que los que tú puedes cocer en casa pero son más cómodos de preparar. Tienen azúcar añadido, por lo que son más dulces y pueden hacer que tu bebé rechace después otros alimentos, es mejor ofrecerlos después de carnes, verdura y frutas. Migas de pan, copos de avena, cereales de desayuno no azucarados son otra opción.

A partir de los 6 meses puedes ofrecerle a tu bebé, después de las tomas de pecho: Carnes, **pescado y huevos.**

A partir de los 6 meses, triturados, rallados o en trozos pequeños, acompañados de verdura y patata o arroz. Fruta. Todas las frutas, recién peladas y lavadas. Los zumos y la fruta cocida o en potito tienen poco valor nutricional Verduras y hortalizas: acompañando a carnes, pescado o huevo. Añade siempre alguna que de mucha energía (como la patata, la batata, boniato), alguna de color naranja (zanahoria, calabaza, tomate) y en menos cantidad alguna otra variedad (judía, calabacín, cebolla, guisante,..). Legumbres: en pequeñas cantidades, siempre con carne, pescado, huevo o cereales integrales son fuente de proteínas, pero por tener mucha fibra, es mejor que las ofrezcas en muy pequeñas cantidades (y mejor después de los 8 meses). Cereales: ofrece primero cereales sin gluten (arroz, maíz) cocidos por ti o disueltos en caldo, zumo o agua si los compras de los preparados para bebés (hidrolizados). Después, pero antes de los 7 meses, pequeñas cantidades de cereales con gluten (trigo, avena, cebada o centeno) en forma de una pizca de pan rallado en el puré, o de harina de trigo o de avena, o añadiendo ¼ de cucharadita de cereales con gluten de caja (con miel, de chocolate, con frutas—son demasiado dulces). A partir de los 7 meses puedes ir aumentando la cantidad de gluten (puedes darle pan acompañando las comidas). NO hace falta comprar una leche para preparar los cereales si le estás dando pecho a tu bebé. ¿Cuánto? Empieza por una o dos cucharadas el primer día y ve aumentando según veas que tu bebé quiere comer más. De los 6 a los 9 meses: Ve aumentando el n° de veces que le ofreces cosas nuevas después de las tomas de leche hasta llegar a 3 tomas. De los 9 meses a los 12 meses: Añade 2 tentempiés más (desayuno, almuerzo, comida, merienda y cena) después de las tomas de leche. NO añadas sal ni azúcar Aunque las primeras cucharadas sean de puré, cuando veas que maneja bien la comida dentro de la boca, ofrece a tu bebé alimentos blandos en trozos : migas de pan, arroz cocido, zanahoria o patata cocida, aguacate, tomate pelado.

6

LA ALIMENTACIÓN DEL ESCOLAR. TEST DEL BUEN DESAYUNO. CUANDO UN NIÑO NO COME Y NO ENGORDA. LAS CHUCHERÍAS. CUÁNDO COMER CON LOS DEDOS. LAS FAMILIAS VEGETARIANAS Y VEGANAS

LA ALIMENTACIÓN DEL ESCOLAR

- A partir de los 5 años, el niño necesita mayor cantidad de energía a medida que va creciendo. Por eso la alimentación es tan importante.
- Es necesario respetar las 5 comidas (desayuno, segundo desayuno, comida, merienda y cena). De esta manera podrá mantener una actividad física y mental adecuada a su edad.
- La dieta debe ser variada y equilibrada y debe respetar los horarios. Asimismo, se deben inculcar unos hábitos alimenticios y de participación en la preparación de la comida, para que sean conscientes de qué es lo que comen.
- La alimentación debe ser rica en vitaminas, hierro y otros minerales, y calcio, ya que a esta edad los huesos están formándose y necesitan los elementos que los fortalecen y que fijan el calcio.
- Es MUY importante que beban suficiente agua a lo largo del día.

Comida	Características
Desayuno	• Es la comida más importante del día • Debe contener hidratos de carbono (cereales, pan...), lácteos, fruta, grasas, azúcares
Segundo desayuno	• Permite al niño mantener el nivel de atención y de energía necesarios a lo largo de la mañana • Puede constar de zumo de frutas y bocadillo • EVITAR la bollería, ya que son azúcares de combustión rápida que no le sirven para aguantar toda la mañana
Comida	• Es importante que esta ingesta se componga de proteínas, verdura y/o hortalizas, además de hidratos de carbono y fruta
Merienda	• Lácteos y cereales (pan, cereales, galletas...)
Cena	• Debe seguir un equilibrio con lo ingerido en la comida, pero debe ser más ligera, para facilitar el sueño

TEST DEL BUEN DESAYUNO

• El desayuno es la comida más importante del día. Para saber si el niño toma un desayuno equilibrado y completo, se puede realizar el siguiente test:

Número de horas de sueño diarias:

Más de 10:	1	
De 8 a 10:	0,5	
Menos de 8:	0	
¿Desayuna en casa?:	Sí: 1	No: 0
¿Se sienta a la mesa toda la familia?:	Sí: 1	No: 0,5
¿Mira la TV durante el desayuno?:	Sí: 0	No: 1
¿Toma algún lácteo?:	Sí: 1	No: 0

¿Come cereales?:	Sí: 1	No: 0
¿Come fruta?:	Sí: 1	No: 0
¿Toma margarina y/o mermelada?	Sí: 1	No: 0
¿Toma un 2.º desayuno a media mañana?:	Sí: 1	No: 0,5
¿Come bollería industrial?:	Sí: 0	No: 1
¿Come bollería más de tres veces a la semana?:	Sí: 0	No: 1

Valoración:

- 9 puntos o más: desayuna adecuadamente.
- De 6 a 8 puntos: debería mejorar sus hábitos de desayuno.
- 5 o menos puntos: no desayuna de manera adecuada y es necesario mejorar o reeducar ese hábito.

CUANDO UN NIÑO NO COME Y NO ENGORDA

Cómo actuar
• Establecer unos horarios fijos para comer y no dejar que pique entre horas
• Establecer unos hábitos asociados a la hora de comer y cumplirlos siempre
• Dejar que el niño coma por sí mismo si ya tiene edad
• NO poner la televisión para que se distraiga
• NO poner en el plato demasiada comida, para evitar que se desanime al ver tanta
• NO hacer comentarios negativos respecto al hecho de que coma poco
• NO convertir la comida en un castigo
• Conseguir que se interese por la comida, por su preparación, por la diversión que comporta, que descubra nuevos sabores, texturas

Cómo conseguir que las comidas sean más nutritivas
• Añadir alguna salsa a la pasta y al arroz, para mejorar el sabor y aportarles más nutrientes
• Añadir aceite a los bocadillos y tostadas, para hacerlos más apetecibles
• Se puede añadir maizena o patata a las cremas y los purés

LAS CHUCHERÍAS

Qué son	• Alimentos vacíos: calóricos pero pobres en nutrientes
Cuáles son	• Podemos considerar chucherías no sólo las golosinas sino también los dulces (barras de caramelo, bombones, etc.) y los aperitivos fritos
Cuándo consumirlas	• Sólo cuando los padres lo crean oportuno • Hay que recordar que llenan el estómago del niño pero no lo alimentan • NO se deben prohibir, pero se deben moderar y/o pactar • NO dejar que el niño decida cuándo tomarlas

CUÁNDO COMER CON LOS DEDOS

- A partir del año de edad, el niño puede aprender a comer por sí mismo.
- Al no recibir la atención paterna, que antes le daba la comida, puede no querer comer.
- Preparar alimentos que pueda coger con los dedos ayudará a que siga comiendo y podrá compaginarse con el aprendizaje para comer con cubiertos.

Qué pueden comer con los dedos
• Fruta fresca pelada y cortada
• Hortalizas cocidas, como guisantes o maíz, y otras hortalizas crudas, como zanahoria a tiras o rallada
• Pasta cocida y troceada
• Pollo y pescado blanco a trozos
• Queso cortado a tiras
• Cereales sin leche o tostadas cortadas a tiras

LAS FAMILIAS VEGETARIANAS Y VEGANAS

- Es importante consultar con un dietista para establecer los alimentos adecuados para cada edad.
- La gran cantidad que existe de productos con soja (tofu, bebidas de soja...) permiten una alimentación adecuada.

Se debe prestar atención...
• A que el niño reciba el aporte adecuado de minerales como el hierro, ya que el hierro de la carne no se fija de la misma manera que el de la verdura
• A que el niño con dieta vegana (y no ovolactovegetariana) reciba un aporte de calcio adecuado a su edad
• A que el niño reciba el aporte necesario de vitaminas D y B_{12} (bajo en las dietas veganas)
• A que la dieta del niño tenga un nivel de fibra correcto y no excesivo, pues podría sentirse saciado antes de tiempo

Para facilitar la elaboración del menú, se ideó la *pirámide vegetariana*, adaptación de la pirámide de los alimentos que distribuye los grupos alimentarios desde la base hasta el vértice en escalones, según la cuantía de consumo recomendado. Esta pirámide vegetariana funcionaría así: en la base están los cereales, las legumbres, las frutas y las verduras, con la recomendación de ingesta en cada comida; en la zona intermedia, los frutos secos, las semillas, los aceites, la soja, la leche y, para los vegetarianos no estrictos, los huevos, con la recomendación de consumo diario; por último, en el vértice, dulces y pasteles, para consumir de vez en cuando o en pequeña cantidad.

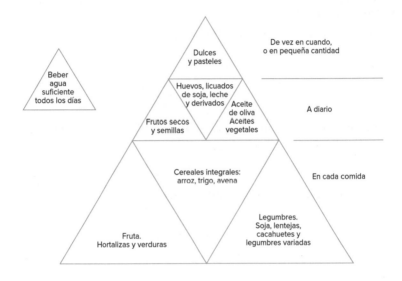

Otro método para que los vegetarianos y los veganos se alimenten de forma completa y saludable es la *guía del complemento proteico*, en la que los alimentos se clasifican en cuatro grupos:

- A: cereales.
- B: legumbres.
- C: frutas y verduras.
- D: frutos secos y semillas.

Para conseguir una dieta equilibrada hay que elegir en cada comida alimentos del grupo A, suplementados por alguno de las categorías B, C o D. En la dieta diaria deben combinarse alimentos de todos los grupos, aunque no es necesario que el complemento se realice en cada comida.

La leche a base de soja no modificada no es apta para los lactantes debido a la presencia de azúcares como la resinosa y la estaquiosa, así como de otros hidratos de carbono no digeribles y con importantes efectos secundarios gastrointestinales.

La leche de soja no modificada o de otros vegetales, como arroz, almendras, etc., no deben emplearse en el primer año de vida porque carecen de la proporción adecuada de macronutrientes y de la cantidad necesaria de vitaminas y oligoelementos, además de su menor biodisponibilidad. Pueden formar parte de la dieta diversificada del niño mayor de 1 año con un crecimiento normal.

LA ALIMENTACIÓN DEL ADOLESCENTE

En la adolescencia hay un pico de crecimiento:

- En el caso de las chicas, entre los 11 y los 15 años.
- En el caso de los chicos, entre los 13 y los 16 años.

Pueden tener deficiencia de	Qué deben hacer
Hierro	• Aumentar el consumo de alimentos ricos en hierro (carne magra, pescado, verduras de color verde, frutos secos...) • Consumir alimentos ricos en vitamina C, para mejorar la absorción del hierro
Calcio	• Mantener un buen aporte de lácteos y alimentos ricos en calcio • Consumir vitaminas y minerales necesarios para la fijación del calcio, como vitamina D o fósforo • Hacer ejercicio físico

HÁBITOS ALIMENTICIOS

Buenos hábitos
• Mantener las cinco comidas al día y reiterar la importancia del desayuno
• Fomentar tentempiés sanos, como zumos y bocadillos, para satisfacer las necesidades energéticas
• Permitir que ellos conozcan sus necesidades energéticas (su metabolismo y su desarrollo es diferente y se debe respetar)
• Fomentar el ejercicio físico
• Fomentar la idea de que la imagen física no es lo único importante

Problemas alimenticios	
Por tendencias estéticas y/o alimentarias	• Pueden saltarse comidas para adelgazar • Pueden promover la anorexia nerviosa
Por consumir demasiada comida	• Puede llevar a un aumento de peso e incluso a padecer obesidad • La obesidad puede provocar rechazo en el entorno y problemas de salud
Por falta de ejercicio físico	• A la larga, puede derivar en sobrepeso y/o en problemas cardiovasculares

8

LOS ESPECIALISTAS: CUÁNDO CONSULTAR CON...

EL ORTOPEDA

Si se encuentran anomalías en la columna y el aparato locomotor:

Edad	Qué se explora	Qué puede encontrar
Entre los 5 y 6 años	• La columna vertebral, tanto en el plano frontal como sagital • El raquis y la flexión del tronco, tanto en visión frontal como lateral • Los miembros inferiores en posición de bipedestación • Los pies y la forma de caminar	• Asimetría en la columna • Pies planos o cavos • Anomalías en la torsión • Cifosis
Entre los 9 y 10 años	• El raquis en ambos planos • La extensibilidad de la musculatura isquiosural • Disposición de los miembros inferiores • Colocación de los pies y la forma de caminar	• Asimetría de la columna • Cifosis patológica • Problemas posturales de rodilla o de pies
Entre los 13 y los 14 años	• La exploración es similar a la edad anterior • Estudiar la extensibilidad isquiosural • No es necesario realizar el estudio de los miembros inferiores	• En esta edad, la desalineación sagital del raquis puede incrementarse • Cifosis • Escoliosis

EL OCULISTA

Edad	Al oculista si...
Recién nacido	• Hay un riesgo alto de deficiencias
Durante el primer año	• Exámenes regulares de salud visual, pero los puede hacer el pediatra
A los 3 años	• Medición de la agudeza visual
A los 5 años	• Deben ser examinados aquellos niños que no hayan pasado la evaluación de vista y alineación de los ojos por el médico de cabecera
A partir de los 5 años	• Se derivará al oculista si en el chequeo habitual se detecta algún problema de vista • Si los profesores o los padres perciben algún problema de vista
A cualquier edad	• Examen anual a aquellos niños que llevan gafas

EL DENTISTA Y EL ODONTOPEDIATRA

• Puede iniciarse la primera revisión cuando la primera dentadura (dientes de leche) esté completa.
• Se recomienda realizar una visita anual para prevenir problemas dentales.

Visita obligatoria si hay...
• Caries: pueden aparecer a cualquier edad y suelen producir pinchazos en los dientes al masticar
• Gingivitis: problemas en las encías (sangrado, dolor al cepillar)
• Deformidad de la dentadura (causada por una mala colocación de los dientes, por la presión de las muelas al salir...)
• Sensibilidad dental
• Rotura de alguna pieza o aparición de alguna pequeña perforación

EL PSICÓLOGO

Se recomienda visitarlo...
• Si se sospecha que puede estar sufriendo una depresión (cansancio excesivo, aburrimiento, melancolía...)
• Si las regresiones de comportamiento son persistentes
• Si se sospecha que tiene hiperactividad o algún otro trastorno del comportamiento
• Si no tiene un comportamiento social o un desarrollo emocional adecuado a su edad
• Si tiene un miedo excesivo y recurrente a ir a la escuela
• Si el niño es demasiado temerario o tiene una actitud demasiado violenta
• Si tiene un rendimiento escolar bajo pero es muy inteligente y su interés es mayor que el de otros niños de su edad
• Si presenta un lenguaje demasiado sexual para su edad, pues puede haber abusos

EL LOGOPEDA

Se recomienda visitarlo...
• Si al llegar a la edad en la que el habla se perfecciona, persiste ceceo, defectos en la pronunciación, tartamudeo...
• Si presenta problemas de lenguaje oral: problemas de articulación...
• Si se sospecha una dislexia o problemas de aprendizaje en la lectura y la ortografía

MI BOTIQUÍN DE URGENCIA EN CASA NO ES UN ALMACÉN DE MEDICAMENTOS

- DÓNDE guardar el botiquín: fuera del alcance de los niños, en un lugar fresco, seco y apartado de puntos de calor.
- NO se deben guardar los restos de medicamentos empleados anteriormente por prescripción médica. Cuando caduquen, podemos llevarlos a un punto de reciclaje.
- NO hay que automedicar al niño con medicamentos específicos.

Qué debe contener un botiquín	
Material para vendajes	• Tiritas infantiles • Esparadrapo en rollo • Solución desinfectante (alcohol yodado) • Vendas elásticas • Gasas • Pinzas • Tijeras pequeñas sin puntas
Material y medicamentos para pequeñas emergencias y/o dolencias	• Cánulas estériles • Una linterna • Termómetro • Supositorios antipiréticos • Antitérmicos y analgésicos • Suero fisiológico • Pomada con antibiótico para heridas, erosiones, quemaduras • Crema contra las picaduras, contra insolaciones o alergias
Medicamentos específicos	• Aquellos que hayan recetado el médico, el pediatra o el especialista para patologías específicas

DIRECCIONES IMPORTANTES

USP Institut Universitari Dexeus
Dr. Eduard Estivill
Consultas:
Gran Via Carles III, 75, Edifici Jardín, 1.ª planta.
08028 Barcelona

Estudios del sueño:
Clínica del sueño Estivill
Rosales, 9 bajos
08017 Barcelona
Tels.: 93 212 13 54 (Institut Dexeus y Clínica)
www.doctorestivill.es

Unidad Valenciana del Sueño. Hospital Quiron Valencia
Dr. Gonzalo Pin
Avda. Blasco Ibáñez, 12
46010 Valencia
www.quiron.es
www.uv-si.com
E-mail: pinarboledasgonzalo@gmail.com

Clínica Pediátrica Pin Arboledas
Álvaro de Bazán, 17
46010 Valencia
Tels.: 96 360 54 96; 96 369 06 00

INSTITUCIONES DE SALUD

- Instituto de Salud Carlos III
  http://www.isciii.es
- Ministerio de Sanidad, Política Social e Igualdad
  http://www.msps.es
- Asociacion Española de Pediatría
  www.aeped.es
- Sociedad Española de Pediatría Extrahospitalaria y Atención Primaria
  www. sepeap.org
- Asociación Española de Pediatría de Atención Primaria
  http://www.aepap.org/familia/index.htm
- Sociedad Española de Quimioterapia (SEQ)
  http://seq.es/
- Sociedad Española de Urgencias de Pediatría (SEUP)
  http://www.seup.org/
- Sociedad Española de Infectología Pediátrica (SEIP)
  http://www.seipweb.es
- Sociedad Española de Enfermedades Infecciosas y Microbiología Clínica (SEIMC)
  http://www.seimc.org
- Sociedad Española del Sueño
  www.sesueno.org/
- Instituto Nacional del Gestión Sanitaria
  http://www.ingesa.msc.es/
- Agencia española de medicamentos y productos sanitarios
  http://www.aemps.es/

- Centro Nacional de Epidemiología
  http://www.isciii.es/htdocs/centros/epidemiologia/epidemiologia_pre
  sentacion.jsp
- Centro Nacional de Investigación Oncológica
  http://www.cnio.es/es/index.asp
- Organización Nacional de Trasplantes
  http://www.ont.es/Paginas/default.aspx
- Organización Médica Colegial de España
  http://www.cgcom.org/
- Fundación para la Formación de la O.M.C.
  http://www.galenics.com/
- Organización Mundial de la Salud
  http://www.who.int/es/index.html
- Departamento de Salud y Seguridad Social de Cataluña
  http://www.gencat.cat/salut/depsalut/index.html
- Consejería de Salud Andalucía
  http://www.juntadeandalucia.es/salud/sites/csalud/portal/index.jsp
- Departamento de Salud, Consumo y Bienestar Social de Aragón
  http://portal.aragon.es/portal/page/portal/DGA/DPTOS/SALUDY
  CONSUMO
- Consejería de Salud y Servicios Sanitarios de Asturias
  http://www.asturias.es/portal/site/Asturias/menuitem.422074a6333461a7
  a10a1a8dbb30a0a0/?vgnextoid=5a88d321fd22a010VgnVCM100000bb030
  a0aRCRD
- Consejería de Salud y Consumo de Baleares
  http://portalsalut.caib.es/psalutfront
- Consejería de Salud y Consumo de Canarias
  http://www2.gobiernodecanarias.org/sanidad/
- Consejería de Salud, Consumo y Bienestar Social de Cantabria
  http://www.scsalud.es/
- Consejería de Sanidad de Castilla-La Mancha
  http://sescam.jccm.es/web1/home.do

- Consejería de Sanidad y Bienestar Social de Castilla y León
  http://www.salud.jcyl.es/sanidad/cm
- Consejería de Sanidad y Consumo de Extremadura
  http://www.saludextremadura.com/
- Consejería de Sanidad de Galicia
  http://www.sergas.es/
- Consejería de Salud y Servicios Sociales de La Rioja
  http://fundacionriojasalud.org/old/content/category/4/99/351/
- Consejería de Sanidad de Madrid
  http://www.madrid.org/csSatellite? pagename=PortalSalud/Page/PTSA_home
- Consejería de Sanidad y Consumo de Murcia
  http://www.murciasalud.es/principal.php
- Departamento de Salud de Navarra
  http://www.navarra.es/home_es/Gobierno+de+Navarra/Organigrama/
  Los+departamentos/Salud/
- Departamento de Sanidad del País Vasco
  http://www.osanet.euskadi.net/r85-9312/es/
- Consejería de Sanidad de la Comunidad Valenciana
  http://www.san.gva.es/

TELÉFONOS DE URGENCIAS

- Emergencias generales: 112
- Cruz Roja Emergencias: 901 222 222
- Ambulancias: 061; 112
- Contra los malos tratos: 016
- Servicio Nacional de Toxicología: 91 562 04 20
- Bomberos: 080
- Bomberos Generalitat de Catalunya: 985
- Protección Civil: 1006

- Guardia Civil: 062
- Policía local: 092
- Mossos d'Esquadra: 088
- Policía autonómica otras comunidades: 112

PÁGINAS WEB DE INTERÉS

- Directorio de las asociaciones españolas por la discapacidad:
  http://campus.usal.es/~inico/texto/enlaces/asociaciones/espanolas.htm
- Asociación Española de Pediatría/más páginas webs especializadas:
  http://www.aeped.es/g-vad/direcciones
- Guía de las infecciones pediátricas:
  http://www.guia-abe.es
- Más sobre medicamentos y productos sanitarios:
  http://www.agemed.es/
- Portal de lactancia del servicio de pediatría del Hospital de Dénia (Alicante):
  http://www.e-lactancia.org/
- Guía médica infantil:
  http://www.guiainfantil.com/
- Enlaces de Federación de Planificación Familiar de España:
  http://www.fpfe.org/
  CJAS España:
   Centro Joven de Anticoncepción y Sexualidad (Albacete)
   www.asexorate.org
   Centre d'Anticoncepció i Sexualitat (Barcelona)
   www.centrejove.org
   Centro Xove de Anticoncepción e Sexualidade (Galicia)
   centroxove@yahoo.es
   En Euskadi: www.goxoki.com
   Centro Joven de Anticoncepción y Sexualidad (Madrid)
   www.centrojoven.org

- Coordinadora gai-lesbiana, en Barcelona (COGAILES): www.cogailes.org
- Colectivo de lesbianas, gays, transexuales y bisexuales de Madrid (COGAM): www.cogam.org
- Fundación Triángulo (por la igualdad social de gays, lesbianas, bisexuales y transexuales): www.fundaciontriangulo.es
- Fundación de Familias Monoparentales Isadora Duncan: http://isadoraduncan.es/
- Asociación de padres de familia separados (APFS): www.afps.es
- Instituto Nacional de la Salud de Estados Unidos: http://www.nlm.nih.gov/medlineplus/spanish/
- Portal «Tu otro médico»: http://www.tuotromedico.com/
- Sobre parásitos: http://www.telmeds.org/atlas/parasitologia/
- Consejos del Ministerio de Sanidad para viajar: http://bit.ly/lasaludtambienviaja
- Sobre diarrea en los viajes: http://www.guia-abe.es/diarreadelviajero
- Sobre paludismo: http://www.guia-abe.es/paludismo
- Centro para el control de enfermedades y la prevención en todo el mundo (en inglés): http://wwwnc.cdc.gov/travel/